Pocket Guide

Psychopharmaka von A bis Z

Otto Benkert

Pocket Guide

Psychopharmaka von A bis Z

2., überarbeitete und aktualisierte Auflage

Unter Mitarbeit von:

G. Gründer, P. Heiser, C. Hiemke, H. Himmerich, F. Kiefer, C. Lange-Asschenfeldt, M.J. Müller, M. Paulzen, F. Regen, A. Steiger

Springer

Prof. Dr. med. Otto Benkert, Mainz
Prof. Dr. med. G. Gründer, Aachen
Prof. Dr. med. P. Heiser, Nordhausen/Freiburg
Prof. Dr. rer. nat. C. Hiemke, Mainz
Prof. Dr. med. H. Himmerich, Leipzig
Prof. Dr. med. F. Kiefer, Mannheim
Priv.-Doz. Dr. med. C. Lange-Asschenfeldt, Düsseldorf
Priv.-Doz. Dr. med. Dipl.-Psych. M.J. Müller, Marburg/Gießen
Dr. med. Dipl.-Kfm. M. Paulzen, Aachen
Dr. med. Francesca Regen, Berlin
Prof. Dr. med. A. Steiger, München

Anregungen bitte unter: **www.ottobenkert.de**

ISBN-13 978-3-642-20101-1 ISBN 978-3-642-20102-8 (eBook)
DOI 10.1007/978-3-642-20102-8

Die Deutsche Nationalbibliothek verzeichnet diese Publikation
in der Deutschen Nationalbibliografie;
detaillierte bibliografische Daten sind im Internet über http://dnb.d-nb.de abrufbar.

Springer Medizin

Planung: Renate Scheddin, Heidelberg
Projektmanagement: Renate Schulz, Heidelberg
Lektorat: Karin Dembowsky, München
Projektkoordination: Michael Barton, Heidelberg
Umschlaggestaltung: deblik Berlin
Satz: Fotosatz Detzner, Speyer

Gedruckt auf säurefreiem und chlorfrei gebleichtem Papier

Springer Medizin ist Teil der Fachverlagsgruppe Springer Science+Business Media
www.springer.com

Inhaltsverzeichnis

Einleitung und Leseanweisung

Für wen ist dieses Buch?

Der *Pocket Guide* ist für alle klinisch tätigen Psychiater geschrieben, denen das *Kompendium der Psychiatrischen Pharmakotherapie* für die Kitteltasche zu schwer geworden ist, die aber dennoch wesentliche Inhalte zu jedem Psychopharmakon täglich bei sich tragen und/oder sehr schnell informiert sein möchten. Das Wissen über Psychopharmaka ist hier – wie vom *Kompendium* gewohnt – aktuell, kompetent, kompakt und zugleich kritisch bewertet abrufbar.

Schließlich sollen auch der Arzt, Psychologe und Psychotherapeut und alle Interessierten angesprochen werden, die nicht täglich mit Psychopharmaka umgehen, aber bei passender Gelegenheit doch das Wichtigste zu einem gesuchten Präparat schnell finden möchten. Mit einem Blick sind die Vorteile und Nachteile des entsprechenden Psychopharmakons erkennbar.

Der Leser wird über den **aktuellen Wissensstand** unseres Fachgebietes in dreifacher Weise informiert: einmal im Zwei-Jahres-Abstand im *Kompendium der Psychiatrischen Pharmakotherapie*, zusätzlich über aktuelle Entwicklungen in dem vorliegenden *Pocket Guide* und schließlich sind *News* kontinuierlich über *www.kompendium-news.de* abrufbar. In diesen *News* werden die aktuellen klinisch wichtigen wissenschaftlichen Veröffentlichungen und die Veränderungen im Zulassungsstatus der Präparate regelmäßig und kostenlos dargestellt und kommentiert.

Besonders hervorgehoben ist die **Bewertung** eines jedes Psychopharmakons im *Pocket Guide*. Empfehlungen und Warnungen werden direkt ausgesprochen. Symbole erleichtern das schnelle Erkennen.

Spezielle Klassifikationen im Pocket Guide

Es wird die **Klassifikation des Interaktions-Risikos (IRis)** nach folgenden Kriterien angegeben:

IRis 1: Es gibt einige wenige zumeist pharmakodynamische Interaktionen mit klinischer Relevanz (sie werden genannt).

IRis 2: Es gibt pharmakokinetische und pharmakodynamische Interaktionen, die in jedem Fall sorgfältig beachtet werden müssen. Wenn in einigen Fällen auf die Tabelle in ▶ Anhang-INT[1] (ohne blaue Hervorhebung) hingewiesen wird, sind solche Interaktionen bekannt, eine klinische Relevanz konnte aber bisher bei angezeigter Dosierung nicht nachgewiesen werden.

IRis 3: Es gibt mehrere kritische Kombinationen mit erhöhtem Risiko für Nebenwirkungen aufgrund von Interaktionen, ggf. auch nur bei bestimmten Risiko-Patientengruppen (die wichtigsten werden genannt). Manchmal wird auf ▶ **Anhang-INT** mit blauer Hervorhebung hingewiesen; die Interaktionen sind dann sorgfältig zu beachten, die klinische Relevanz ist aber geringer als bei den Arzneimitteln der folgenden Gruppe IRis 4.

IRis 4: Es gibt kritische Kombinationen mit stark erhöhtem Risiko für Nebenwirkungen aufgrund von Interaktionen (die wichtigsten werden genannt). Zumeist wird auf ▶ **Anhang-INT**, manchmal auch auf die Tabelle in ▶ **Anhang-SUB**[1] verwiesen; die Prüfung dieser Tabellen wird dringend angeraten. Häufig wird eine Plasmaspiegelkontrolle empfohlen.

IRis 5: Es gibt viele kritische Kombinationen mit stark erhöhtem Risiko für Nebenwirkungen aufgrund von Interaktionen, oder die klinische Relevanz ist höher als in der Iris 4-Gruppe. Zumeist wird zusätzlich zu ▶ **Anhang-INT** oder allein auf ▶ **Anhang-SUB** verwiesen. Wenn sich dabei die vorgesehenen Kombinationen nur auf Psychopharmaka beziehen, ist die Prüfung der Anhang-SUB-Tabelle ausreichend; bei Kombinationen mit anderen Arzneimitteln (also Nichtpsychopharmaka) ist die An-

[1] Eine Erläuterung ist den Interaktionstabellen in ▶ Anhang-INT und ▶ Anhang-SUB (mit blauer Randmarkierung) vorangestellt.

wendung von ▶ *www.psiac.de* (oder einem vergleichbaren Programm zur Interaktionsprüfung) zu empfehlen. Eine Alternative ist der Verzicht auf diese Psychopharmaka.

Der Leser hat jetzt die Möglichkeit, mit einem Blick über die IRis-Klassifikation des Psychopharmakons die klinisch relevanten Risiken und möglichen **Wechselwirkungen schnell abzuschätzen**. Darüber hinaus kann er sich die Zeit nehmen, sich mithilfe der **Anleitung zu den beiden Tabellen im Anhang** in das System der Psychopharmaka-Interaktionen weiter **zu vertiefen** (so wie ihm diese Möglichkeit auch im *Kompendium der Psychiatrischen Pharmakotherapie* gegeben ist). Diese Option ist nun **NEU** auch in den *Pocket Guide* eingeführt.

NEU ist auch die **Klassifikation des Risikos in der Schwangerschaft (RS)** unter Psychopharmaka. Die Skalierung erlaubt bei einer notwendigen Verordnung, das Risiko gegenüber Alternativen schnell abzuschätzen.

RS 1: Es gibt mehrere Studien, die ein fehlendes Risiko für das Arzneimittel in der Schwangerschaft zeigen. Das Präparat wird über einen langen Zeitraum beobachtet.

Empfehlung: Das Arzneimittel gehört nach dem derzeitigen Wissensstand zu den Präparaten, die in der Schwangerschaft gegeben werden können.

RS 2: Es gibt einige Studien, die auf ein relativ geringes Risiko für das Arzneimittel in der Schwangerschaft hinweisen. Daneben gibt es andere Studien mit fehlendem Risiko.

Oder: Es gibt mehrere Studien, die ein fehlendes Risiko für das Arzneimittel in der Schwangerschaft zeigen (wie bei RS 1); dennoch wird in der Fachinformation vor einer Verordnung gewarnt.

Empfehlung: Wenn möglich, in der Schwangerschaft alternative Therapie vorziehen, z. B. Psychotherapie; nur wenn die Folgen nach Absetzen für die Mutter sehr hoch sind, sollte das Arzneimittel weiter eingenommen werden, und wenn kein Arzneimittel aus der Gruppe RS 1 zur Verfügung steht.

RS 3: In mehreren Studien wird ein Risiko belegt (> 2 Studien). Es gibt relativ wenige Studien oder Fallserien, die auf ein fehlendes teratogenes Risiko hinweisen. In der Fachinformation wird vor einer Verordnung gewarnt.
Empfehlung: Wenn möglich, alternative Therapien bevorzugen, z. B. Psychotherapie. Wenn die Folgen nach Absetzen für die Mutter aber sehr hoch sind, müssen sehr sorgfältig die möglichen Risiken für das Kind und die Mutter gegeneinander abgewogen werden.
RS 4: Es wird in mehreren Studien ein Risiko belegt. Studien mit fehlendem Risiko sind in der Minderzahl, oder es handelt sich um kleine Fallserien. In der Fachinformation wird vor einer Verordnung gewarnt.
Empfehlung: Die Verordnung sollte vermieden werden. Alternative Therapien haben grundsätzlich Vorrang.
RS 5: Es wird in mehreren Studien ein Risiko belegt, oder es gibt keine Fallserien (oder eine zu geringe Zahl), die ein fehlendes teratogenes Risiko belegen. Oft wird das Arzneimittel auch erst über einen im Vergleich zu anderen Präparaten kurzen Zeitraum beobachtet. In der Fachinformation wird vor einer Verordnung gewarnt.
Empfehlung: Von einer Verordnung in der Schwangerschaft wird abgeraten.

Wie ist das Buch aufgebaut?

Psychopharmaka sind von A bis Z sortiert.

Es werden alle **zugelassenen** Wirkstoffe für eine *psychiatrische Indikation* (*kursiv* gedruckt) bei Erwachsenen beschrieben. Andere Indikationen für die Wirkstoffe werden nur in Ausnahmen oder bei psychiatrienahen Indikationen erwähnt (normal gedruckt).

Es wird das Handelspräparat des Erstanbieters genannt. Alle bekannten Handelspräparate und Generika sind im ▸ Präparateverzeichnis gelistet.

Bei den Angaben zur **Dosierung** werden zunächst die Dosierungen für die zugelassenen Indikationen genannt. In einigen Fällen werden auch die Dosen für wichtige Off-label-Indikationen aufgeführt.

NEU ist außerdem die Nennung aller **sehr häufigen, häufigen** und **gelegentlichen Nebenwirkungen**; sie sind jetzt aus der Fachinformation übernommen. Wichtige seltene Nebenwirkungen werden unter **Sonstige Nebenwirkungen** aufgeführt. Bei den älteren Präparaten wird die Häufigkeit oftmals nicht untergliedert. Bei den Benzodiazepinen wird nur auf die wichtigsten Nebenwirkungen hingewiesen.

Alle **Risiken durch Kombination von Arzneimitteln** werden unter dem Abschnitt **Interaktionen** beschrieben.

Psychopharmaka, die zwar zugelassen sind, die aber aufgrund ihrer Risiken nach Meinung des Autors nicht mehr verordnet werden sollten, sind in Teilen (besonders Nebenwirkungen) verkürzt dargestellt.

Oftmals werden bei den neueren Psychopharmaka mehr Nebenwirkungen oder Interaktionen als bei den älteren Präparaten erwähnt. Dies liegt an den gründlicheren Untersuchungen, die jetzt für eine Zulassung nötig sind.

Nebenwirkungen und Interaktionen, die zum allgemeinen pharmakologischen Wissen gehören – etwa die Risiken bei Kombination von Psychopharmaka mit zentral dämpfenden Arzneimitteln und Alkohol, Überempfindlichkeitsreaktionen oder die Notwendigkeit der niedrigeren Dosierung bei älteren Patienten – werden in der Regel nicht erwähnt. Auch bei den **Kontraindikationen**, die hier im *Pocket Guide* in dem Abschnitt Bewertungen unter Vorsichtsmaßnahmen zusammengefasst sind, werden Warnungen vor der Gabe des Arzneimittels, z. B. bei gleichzeitig bestehenden schweren körperlichen und insbesondere hirnorganischen Erkrankungen, in der Regel nicht erwähnt.

Otto Benkert
Mainz, im Herbst 2012

Abkürzungsverzeichnis

A

A	Österreich
AAP	atypisches Antipsychotikum
ACE	Angiotensin-converting-Enzym
ACh	Acetylcholin
AchE-I	Acetylcholinesterasehemmer
ADHS	Aufmerksamkeitsdefizit-/Hyperaktivitätsstörung
AESB	Alkoholentzugssymptombogen
ALDH	Aldehyddehydrogenase
AM	Arzneimittel

B

BB	Blutbild
BMI	Body-Mass-Index
BPSD	*behavioral and psychological symptoms in dementia*
BtMG	Betäubungsmittelgesetz
BtMVV	Betäubungsmittelverschreibungsverordnung
BZ	Blutzucker
BZD	Benzodiazepin

C

CH	Schweiz
CK	Kreatinphosphokinase
CPAP	*continuous positive airway pressure*
CYP	Cytochrom P450

D

D_1	Dopaminrezeptor Typ 1
DA	Dopamin
DAR	Disulfiram-Alkohol-Reaktion
DAT	Dopamintransporter

E

EKG	Elektrokardiogramm
EKT	Elektrokrampftherapie
EPS	extrapyramidalmotorische Störungen
ER	*extended release*

F

FDA	*Food and Drug Administration*
FI	Fachinformation

G

GABA	γ-Aminobuttersäure
GAS	generalisierte Angststörung

H

H_1	Histaminrezeptor Typ 1
HIV	Humanes Immundefizienz-Virus
5-HT	Serotonin (5-Hydroxy-Tryptamin)
HWZ	Halbwertszeit

I

INR	*International Normalized Ratio*
IQWIG	Institut für Qualität und Wirtschaftlichkeit im Gesundheitswesen

M

mACh	muskarinischer Acetylcholinrezeptor
MAOH	Monoaminoxidasehemmer
MCI	leichte kognitive Störung (*mild cognitive impairment*)

N

NA	Noradrenalin
NAION	nichtarteriitische anteriore ischämische Optikusneuropathie
NaSSA	noradrenerges und spezifisch serotonerges Antidepressivum
NDRI	Noradrenalin- und Dopaminwiederaufnahmehemmer
NMDA	N-Methyl-D-Aspartat
NO	Stickstoffmonoxid
NSAID	nichtsteroidale Antiphlogistika
NW	Nebenwirkung(en)

O

OROS	*osmotic controlled release delivery system*
OTC	*over-the-counter*

P

PDE-5	Phosphodiesterase Typ 5
PSIAC	*Protein Structure Advisory Committee*
PTBS	posttraumatische Belastungsstörung

R

RLS	Restless-legs-Syndrom
RR	Blutdruck

S

SAD	saisonal abhängige Depression (»Winterdepression«)
SIADH	Syndrom der inadäquaten ADH-Sekretion
SNRI	selektiver Noradrenalinwiederaufnahmehemmer
SRI	Serotoninwiederaufnahmehemmer
SSNRI	selektiver Serotonin- und Noradrenalinwiederaufnahmehemmer
SSRI	selektiver Serotoninwiederaufnahmehemmer

T

$t_{1/2}$	β-Eliminationshalbwertszeit (bzw. Freisetzungshalbwertszeit bei Depotpräparaten)
TdP	Torsades de Pointes
TSH	Thyreoida-stimulierendes Hormon
TTS	transdermales therapeutisches System
TZA	trizyklisches Antidepressivum

Z

ZNS	Zentralnervensystem

Symbole

- ⊕ Vorteile
- ⊖ Nachteile
- Ⓡ Routineuntersuchungen bzw. -hinweise
- ⚠ Warnhinweise, auch mit **Cave**. Kontraindikationen (»Keine Verordnung«) werden hier genannt.
- Ⓢ Schwangerschaftsrisiko (**RS 1 – RS 5**)
- ⍟ Für derart gekennzeichnete Wirkstoffe gibt es keine Generika.

Acamprosat ⊛

- Entwöhnungsmittel; Anti-Craving-Mittel.
- Indirekter antagonistischer Effekt auf NMDA-Rezeptorkomplex. *Acamprosat* hat eine abstinenzerhaltende Wirkung.

Campral (AWD Pharma)	
Tbl.	333 mg (48, 84, 168 Tbl.)

Indikationen

- *Unterstützung der Aufrechterhaltung der Abstinenz bei alkoholabhängigen Patienten.*
- Beginn der Behandlung unmittelbar nach der Entgiftung.
- *Acamprosat* weist im Gegensatz zu *Naltrexon* keine trinkmengenreduzierenden Effekte auf, der Einsatz setzt die Durchführung einer Alkoholentgiftungsbehandlung zur Erreichung der Ausgangsabstinenz voraus. Ein rückfallverhütender Effekt besteht in der Regel nur, solange die Substanz eingenommen wird.

Dosierung

- Körpergewicht bis 60 kg: 4 Tbl. (1332 mg), > 60 kg 6 Tbl. (1998 mg)/Tag; Einnahme 3 × täglich.
- Empfohlene Behandlungsdauer 1 Jahr, wobei die Therapie im Falle eines Rezidivs nicht unterbrochen werden sollte.

Nebenwirkungen

Sehr häufig: Durchfall

Häufig: Bauchschmerzen, Übelkeit, Erbrechen, Blähungen, Juckreiz, makulopapulöser Hautausschlag, erniedrigte Libido, Frigidität oder Impotenz.

Gelegentlich: Erhöhte Libido.

A

Interaktionen: IRis 1

- Keine Wirkungsverstärkung von Alkohol.
- Keine Wechselwirkungen mit *Diazepam* oder *Disulfiram*.
- Bei der Kombination mit *Naltrexon* verbesserte Wirkung zur Alkoholrückfallprophylaxe. Eine Dosisanpassung von *Acamprosat* ist nicht nötig.
- Die Einnahme von *Acamprosat* mit Nahrungsmitteln vermindert die Bioverfügbarkeit.

Bewertung

⊕ Sinnvoll in der Anwendung mit begleitenden psycho- und soziotherapeutischen Maßnahmen. Rückfallverhütender Effekt ist belegt. Kein Abhängigkeitspotenzial. Nach abruptem Absetzen keine Entzugssymptome. Gute Verträglichkeit. Keine Interaktionen.

⊖ Der dreimal tägliche Einnahmemodus muss eingehalten werden.

Ⓡ Routinelabor mit Serum-Kalzium. Nierensteinanamnese.

⚠ Acamprosat ist **nicht** zur Behandlung des Alkoholentzugs geeignet. **Keine Verordnung** bei Niereninsuffizienz und schwerer Leberinsuffizienz.

Ⓢ **RS 5:** Es fehlen ausreichende Studien. Von einer Verordnung während der Schwangerschaft wird abgeraten.

Agomelatin ⊛

- Antidepressivum.
- Melatoninrezeptoragonist (MT_1, MT_2). Durch Antagonismus am $5\text{-}HT_{2C}$-Rezeptor vermittelte Verstärkung dopaminerger und noradrenerger Neurotransmission. Keine anticholinergen und antihistaminergen Eigenschaften.

Valdoxan (Servier)
Tbl. 25 mg (28, 98 Tbl.)

Indikationen

- *Episoden einer Major Depression.*

Dosierung

- Initial 25 mg, max. 50 mg/Tag in einer spätabendlichen Einzeldosis (**direkt** vor dem Schlafengehen).
- Der Hersteller empfiehlt eine Erhaltungsdosis von 25 mg und eine Erhöhung auf 50 mg im Falle einer nicht ausreichenden Wirkung nach 2 Wochen.

Nebenwirkungen

Häufig: Kopfschmerzen, Migräne, Schwindel, Müdigkeit, Schläfrigkeit, Schlaflosigkeit, Angst, Übelkeit, Diarrhö, Obstipation, Bauchschmerzen, vermehrtes Schwitzen, Rückenschmerzen, erhöhte Transaminasenwerte.
Gelegentlich: Agitiertheit, Aggression, Albträume, ungewöhnliche Träume, Parästhesien, verschwommenes Sehen, Ekzeme, Pruritus.
Sonstige NW: Selten Hepatitis.

Interaktionen: IRis 3

- Zu einer Kombination mit SSRI, SNRI oder MAOH liegen bisher keine klinischen Daten vor.
- Keine Kombination mit **CYP1A2-Inhibitoren** (► **Anhang INT**); besonderes Risiko mit *Ciprofloxacin* oder *Fluvoxamin.*
- Von einem gleichzeitigen Konsum von Alkohol wird abgeraten.
- Bei Rauchern kann es aufgrund der Metabolisierung über CYP1A2 sinnvoll sein, die Tagesdosis auf 50 mg/Tag zu erhöhen, wenn nach 2 Wochen keine ausreichende Wirksamkeit beobachtet wird.

Bewertung

⊕ Neuer Wirkmechanismus. Günstiges NW-Profil: Keine Gewichtszunahme, keine sexuellen Funktionsstörungen, in der

A

Regel keine Tagesmüdigkeit, keine gastrointestinalen NW. Regulation des Tiefschlafs ohne Beeinflussung des REM-Schlafs (aber auch *Mirtazapin*, *Trazodon* und *Trimipramin* unterdrücken nicht den REM-Schlaf). Keine Absetzsymptome.

⊖ Auf Interaktionen achten. Transaminasenkontrolle.

Ⓡ Routinelabor. **Transaminasenkontrolle** zu Beginn und nach Dosissteigerung nach ca. 3, 6, 12 und 24 Wochen.

⚠ Bei Anstieg der Transaminasen über das 3-Fache des oberen Normbereichs: *Agomelatin* absetzen. Zu Beginn der Therapie, besonders bis zum Alter von 24 J.: engmaschiges Monitoring der Suizidalität wie bei allen Antidepressiva; bisher aber bei Erwachsenen kein erhöhtes Risiko erkennbar. **Keine Verordnung** bei eingeschränkter Leberfunktion.

Ⓢ **RS 5:** Bisherige Daten erlauben keine sichere Einschätzung. Von einer Verordnung während der Schwangerschaft wird abgeraten.

Alprazolam

- Anxiolytikum.
- Triazolobenzodiazepin, HWZ 12–15 h.

Tafil (Pfizer)
Tbl. 0,5/ 1,0 mg (10, 20, 50 Tbl.)

Indikationen

- *Zur symptomatischen Behandlung von akuten und chronischen Spannungs-, Erregungs- und Angstzuständen.*

Dosierung

- 3 × 0,25–0,5 mg; max. 4 mg/Tag. Wegen HWZ mehrfache Verabreichung über den Tag.

Nebenwirkungen

Es werden nur die wichtigsten NW genannt:
Tagesmüdigkeit, Beeinträchtigung der Aufmerksamkeit und des Reaktionsvermögens, Fatigue, Depression, Ataxie, Vergesslichkeit, Nervosität, Einschränkung der Fahrtüchtigkeit und Alltagssicherheit. Selten sind Hypotonie, trockener Mund, Speichelfluss, Halluzinationen, Manie. Atemdepression, Leberfunktionsstörung. Beim Absetzen Rebound-Effekte. Sehr selten anterograde Amnesie. Sturzgefahr.
Unter BZD sind paradoxe Disinhibitionsphänomene möglich: Agitiertheit, Euphorisierung, Erregungszustände, Schlaflosigkeit und Aggressivität. Sie treten unter höherer Dosierung und bei älteren Menschen auf.

Interaktionen: IRis 4

- Wirkverstärkung durch andere sedierende Substanzen einschließlich Alkohol.
- Die Kombination mit Narkoanalgetika (z. B. Opiaten) kann zu einer Verstärkung der euphorisierenden Wirkung und damit zu beschleunigter Abhängigkeitsentwicklung führen.
- Unter *Fluvoxamin* wurde ein Anstieg des Serumspiegels von *Alprazolam* um ca. 100% beobachtet, wahrscheinlich durch Hemmung des Abbaus von *Alprazolam*.
- Vorsicht bei Kombination von *Alprazolam* mit *Digoxin*, besonders bei älteren Patienten, Anstieg der Plasmaspiegel von *Digoxin*.
- Vorsicht bei Kombination mit **CYP3A4-Inhibitoren** (z. B. *Cimetidin, Erythromycin*): Anstieg der Plasmaspiegel von *Alprazolam*, evtl. verstärkte Sedierung (► **Anhang INT**).
- **CYP3A4-Induktoren** wie *Carbamazepin, Phenytoin* oder *Johanniskraut* können den Plasmaspiegel von *Alprazolam* senken (► **Anhang INT**).

A

Bewertung

(+) Relativ schneller Wirkungseintritt. Bei Panikstörungen gut untersucht (in den USA ist mit Xanax XR die retardierte Form von *Alprazolam* auch zur Behandlung der Panikstörung mit und ohne Agoraphobie zugelassen). Indiziert auch bei Myokardinfarkt. Im Vergleich zu anderen BZD weniger Tagesmüdigkeit.

(−) **Abhängigkeitsrisiko** (möglicherweise höher als bei anderen BZD), Toleranzentwicklung. Relativ hohes Interaktionsrisiko.

(R) Aufklärung über BZD-Risiken, u. a. Abhängigkeitsentwicklungen, Entzugssyndrome, eingeschränktes Reaktionsvermögen.

(!) Vorsicht bei schweren Leber- und Nierenerkrankungen, Atemwegserkrankungen, Schlafapnoe-Syndrom. **Keine Verordnung** bei Myasthenia gravis, akutem Engwinkelglaukom, Ataxie, bekannter Abhängigkeitsanamnese (ambulant).

(S) **RS 5:** Von einer Verordnung während des 1. Trimemon wird dringend abgeraten. Auch die Verordnung nach dem 1. Trimenon sollte, wenn möglich, vermieden werden, obwohl nur in relativ wenigen Studien Fehlbildungen beobachtet wurden.

Amisulprid

- Atypisches Antipsychotikum.
- Benzamid; selektive Blockade von D_2-artigen Rezeptoren ($D_2 = D_3 > D_4$). Keine Wirkung auf Serotoninrezeptoren.

Solian (Sanofi-Synthelabo)

Tbl.	100 mg (20, 50, 100 Tbl.); 200 mg (50, 100 Tbl.)
Filmtbl.	400 mg (20, 50, 100 Tbl.)
Lsg.	100 mg/ml (60 ml)

Indikationen

- *Akute und chronische schizophrene Störungen.*
- *Primäre Negativsymptomatik mit Affektverflachung, emotionalem und sozialem Rückzug.*

Dosierung

- **Akutsymptomatik/Positivsymptomatik:** 400–800, max. 1200 mg/Tag (auf 2 Einnahmezeitpunkte verteilt).
- **Primäre Negativsypmtomatik:** 50–300 mg/Tag.
- Rezidivprophylaxe: mindestens 400 mg/Tag.

Nebenwirkungen

In niedriger Dosierung geringe NW-Rate; Akathisie; EPS bei > 400 mg/Tag möglich, aber in Frequenz und Intensität gering ausgeprägt.

Sehr häufig: Dosisabhängig und in der Regel gering ausgeprägt EPS, vermehrter Speichelfluss, Akathisie, Dyskinesien (sehr gering bis 300 mg).

Häufig: Schläfrigkeit, Schlaflosigkeit, Schwindel, Angst, Agitiertheit, akute Dystonien, Hypotension, Verstopfung, Übelkeit, Erbrechen, Gewichtszunahme, Mundtrockenheit, Prolaktinanstieg u. U. mit Galaktorrhö, Amenorrhö, Zyklusstörungen, Gynäkomastie, Brustschmerzen, Brustvergrößerung, Prolaktinome, erektile Dysfunktion, Orgasmusstörungen.

Gelegentlich: Krampfanfälle, Spätdyskinesien, Bradykardie, Hyperglykämie, Transaminasenanstieg, allergische Reaktionen.

Sonstige NW: Selten oder in Einzelfällen malignes neuroleptisches Syndrom, dosisabhängige QTc-Zeit-Verlängerung, ventrikuläre Arrhythmien, venöse Thromboembolien, tiefe Venenthrombose, möglicherweise Leukopenie, akute Absetzsymptome wie Übelkeit, Erbrechen und Schlaflosigkeit.

Interaktionen: IRis 3

- Vorsicht bei Kombination mit zentral sedierenden Substanzen einschließlich Alkohol.

A

- Keine Kombination mit *L-Dopa*.
- Keine Kombination mit AM, die schwerwiegende Herzrhythmusstörungen auslösen können (z. B. *Amiodaron, Chinidin, Disopyramid, Flecainid, Methadon, Mexiletin, Pimozid, Propafenon, Sotalol, Thioridazin*).
- Vorsicht bei Kombinationen mit anderen die QTc-Zeit verlängernden AM oder AM, die zu Hypokaliämie führen können (Diuretika, Abführmittel, *Amphotericin*, z. B. Glukokortikoide (Tetracosactide), TZA, Lithiumsalze, Antihistaminika (*Astemizol, Terfenadin*) oder bestimmte Antimalariamittel (z. B. *Mefloquin*).
- Vorsicht bei Kombination mit bradykardie-induzierenden AM (z. B. β-Rezeptorenblocker, *Diltiazem, Verapamil, Clonidin, Guanfacin*, Digitalisglykoside).

Bewertung

⊕ Nur geringe Gewichtszunahme. Relativ geringes Risiko für Sedierung und EPS. Zugelassen auch bei Negativsymptomatik. Keine pharmakokinetischen Interaktionen bekannt. Kombination mit *Clozapin* und *Olanzapin* ist möglich und kann vorteilhaft sein.

⊖ Deutliche Prolaktinerhöhung; hoher Prolaktinanstieg korreliert streng mit Amenorrhö. Verordnung bei jungen Frauen eher vermeiden.

Ⓡ Routinelabor. BZ, Blutfette. Gewicht, RR, Prolaktin.

⚠ Vorsicht bei leichter bis mittlerer Nierenfunktionsstörung: Dosis reduzieren (1/2 bis 1/3). Vorsicht bei M. Parkinson. **Keine Verordnung** bei M. Parkinson, stark eingeschränkter Nierenfunktion, Epilepsie, Prolaktinom.

Ⓢ **RS 5:** Bisherige Daten erlauben keine Einschätzung. Von einer Verordnung während der Schwangerschaft wird abgeraten.

Unter allen Antipsychotika kann das Risiko für plötzliche kardial bedingte Todesfälle erhöht sein. Vorsichtsmaßnahmen: geringstmögliche wirksame Dosis, besonders bei kardialen Risiken und im höheren Alter; regelmäßige EKG- und Elektrolytkontrollen (QTc < 480 ms); keine die QTc-Zeit verlängernde Komedikation.
Verordnung bei psychotischen Symptomen im Rahmen von Demenzerkrankungen **nur nach sehr sorgfältiger Nutzen-Risiko-Abwägung**, besonders bei kardiovaskulären und zerebrovaskulären Risiken bei Patienten > 65 J. (*off label*).

Amitriptylin

- Trizyklisches Antidepressivum.
- Gleich starke Hemmung der Noradrenalin- und Serotoninwiederaufnahme. Stark ausgeprägte antiadrenerge, anticholinerge und antihistaminerge Wirkung.

Saroten (Bayer Vital)

Tbl.	50 mg (20, 50, 100 Tbl.) (**Saroten Tabs**)
Tbl.	75 mg (20, 50, 100 Tbl.) (**Saroten retard Tabs**)
Amp.	50 mg/2 ml (5 Amp.)

Indikationen

- *Depressive Erkrankungen.*
- *Schlafstörungen.*
- Langfristige Schmerzbehandlung im Rahmen eines therapeutischen Gesamtkonzepts.

Dosierung

Oral

- **Depression:** Initial 2–3 × 25 mg, Erhaltungsdosis → 3 × 50 mg oder 2 × 75 mg; max. ambulant 150 mg/Tag, stationär 300 mg/Tag. Retardpräparation: auch Einmalgabe (abends) möglich.

- **Schlafstörungen** ohne depressive Symptomatik: 25–50 mg.
- **Schmerzbehandlung:** Initial 25 mg abends, Erhaltungsdosis 75–100 mg abends, in Einzelfällen bis 150 mg/Tag. Fibromyalgiesyndrom: 25-50 mg/Tag; Migräneprophylaxe: 25–150 mg/Tag.
- Ältere Patienten: In der Regel halbe Dosis.

Parenteral

- Tropfinfusion 25-100 mg in 500 ml Standardinfusionslösung in aufsteigender Dosierung (3–7 Tage über mindestens 90 min mit Tropfgeschwindigkeit von 1,5 ml/min); dann orale Medikation; auch i.m.-Injektion möglich, jedoch ohne klinischen Nutzen.

Nebenwirkungen

Sehr häufig: Müdigkeit, Benommenheit, Schwindel, Hypotonie, orthostatische Dysregulation (insbesondere bei älteren Patienten), Tachykardie, Herzrhythmusstörungen, Schwitzen, Sprachstörungen, Tremor, Mundtrockenheit, verstopfte Nase, Akkommodationsstörungen, Obstipation, Gewichtszunahme, meist passageres Ansteigen der Leberenzymaktivität.
Häufig: Innere Unruhe, Durstgefühl, Hyponatriämie, Miktionsstörungen, Hautausschläge, Libidoverlust, Impotenz. Bei älteren Patienten erhöhtes Risiko für delirante Syndrome, insbesondere unter rascher Dosissteigerung.
Gelegentlich: Kollapszustände, Erregungsleitungsstörungen, Verstärkung einer bestehenden Herzinsuffizienz, allergische Reaktionen der Haut, allergische Vaskulitis; Ileus, Harnsperre, Blutbildveränderungen (insbesondere Leukopenien), Leberfunktionsstörungen (z. B. cholestatische Hepatose), Galaktorrhö.
Sonstige NW: Sehr selten Agranulozytose, Krampfanfälle, Glaukomanfälle, Kardiomyopathien, Verlängerung der QTc-Zeit mit TdP.

Antidepressiva mit (selektiver) Hemmung der Serotoninwiederaufnahme gehen mit einem **erhöhten Risiko für gastrointestinale Blutungen** vergleichbar demjenigen unter einer Behandlung mit Thrombozytenaggregationshemmern einher.

Interaktionen: IRis 4

- Vorsicht bei gleichzeitigem Konsum von Alkohol oder Einnahme anderer zentral dämpfend wirkender Substanzen: mögliche Wirkverstärkung.
- Keine Kombination mit MAOH (unter stationären Bedingungen möglich).
- Keine Kombination mit anticholinergen Substanzen, z. B. *Biperiden*; *Benztropin*, *Trihexiphenyl* oder *Metixen*.
- QTc-Zeit-Verlängerung bekannt: Keine Kombination mit *Thioridazin* und *Pimozid*. Vorsicht mit anderen die QTc-Zeit verlängernden AM.
- Vorsicht bei Kombination mit AM, die eine Hypokaliämie/Hypomagnesiämie verursachen können (Risiko für Arrhythmien).
- Bei Kombination mit Antikoagulanzien regelmäßige Kontrolle der Blutgerinnung.
- Vorsicht bei Kombination mit **CYP2D6-** oder **CYP1A2-Inhibitoren**, z. B. *Bupropion*, *Cimetidin*, Fluoxetin, *Fluvoxamin*, *Metoprolol*, *Paroxetin* oder *Propranolol*, ebenso bei Kombination mit **CYP3A4-Induktoren**, z. B. *Carbamazepin* (▶ **Anhang INT**); Kontrolle der Plasmaspiegel empfohlen.

! Unter Kombination mit *Fluoxetin* ist über schwere Intoxikationen berichtet worden.

! Keine TZA bei kardialer Vorschädigung; keine Kombination mit Antiarrhythmika und AM, die zur QTc-Zeit-Verlängerung oder zu Erregungsleitungsstörungen führen, z. B. *Pimozid, Thioridazin*. Bei > 100 mg/Tag steigt das Risiko für kardiale NW.

A

Bewertung

⊕ Sedierende Wirkung und Vorteile bei Schlafstörungen, gleichzeitig bestehende Suizidalität. Zugelassen auch zur Schmerzbehandlung.

⊖ Oft ausgeprägter (meist anfänglicher) sedierender Effekt. Starke anticholinerge Eigenschaften. Gewichtszunahme. Therapeutische Breite geringer als bei neueren Präparaten.

Ⓡ Routinelabor (Blutbild!), Elektrolyte. Gewicht. EKG und RR regelmäßig. Anfallsanamnese.

⚠ Vorsicht bei Leber- und Nierenfunktionsstörungen und bei erhöhter Anfallsbereitschaft. Vorsicht insbesondere bei älteren Patienten wegen der anticholinergen NW. Störungen der Blutbildung. Besonders zu Beginn der Therapie engmaschiges Monitoring der Suizidalität. **Keine Verordnung** bei schweren Leber- und Nierenerkrankungen, Harnverhalt, Engwinkelglaukom, Prostatahyperplasie, Delir, Pylorusstenose, Ileus, Hypokaliämie, kardialer Vorschädigung wie insbesondere Erregungsleitungsstörungen und koronare Herzerkrankung, Bradykardie, angeborenes Long-QT-Syndrom.

Ⓢ **RS 4:** In wenigen früheren Studien zeigte Amytriptylin ein relativ günstiges Risikoprofil. Da aber zu Amytriptylin in den letzten Jahren keine großen Studien vorliegen, ist auch das Risiko im Vergleich zu anderen Antidepressiva in der Schwangerschaft nur schwer einzuschätzen. Allein aus diesem Grunde sollte die Verordnung während der Schwangerschaft vermieden werden.

Amitriptylinoxid

- Trizyklisches Antidepressivum.
- Pharmakodynamik wie ▶ *Amitriptylin*. Im Vergleich zu *Amitriptylin* geringere periphere bei gleich starker zentraler anticholinerger Wirkung.

Equilibrin (Aventis Pharma)
Tbl. 30/ 60/ 90/ 120 mg (20, 50, 100 Tbl.)

Indikationen

- *Depressive Erkrankungen.*

Dosierung

- Initial 60 mg, danach 90–120 mg; max. ambulant 150 mg, stationär 300 mg/Tag.
- Dosisverteilung wie ▶ *Amitriptylin.*
- Ältere Patienten: In der Regel halbe Dosis.

Nebenwirkungen

Wie ▶ *Amitriptylin*, vegetative NW sollen geringer sein.

Interaktionen: IRis 4

Wie ▶ *Amitriptylin.*

Bewertung

Wie ▶ *Amitriptylin.*
Ein im Vergleich zu *Amitriptylin* günstigeres NW-Profil ist klinisch nicht abgesichert.

A

Amphetamin

- Psychostimulans.
- *D,L-Amphetamin bzw. D-Amphetamin.*

Amphetamin-Kapseln
Kps. 10 mg (40 Kps.)
Amphetamin-Saft (D,L-Amphetaminsulfat 0,2%) (100 ml)
5 ml Saft = 10 mg reines D,L-Amphetamin
Attentin (D-Amphetamin, Medice)
Tbl. 5 mg (20, 50, 100 Tbl.)

Indikationen

- Attentin ist zur Behandlung einer schwer behandelbaren ADHS, die mit einer ausreichend langen Behandlung mit *Methylphenidat* und *Atomoxetin* in jeweils höchster Dosierung und verträglicher Dosis nicht behandelt werden kann, für Kinder und Jugendliche ab einem Alter von 6 J. neu zugelassen.
- Amphetamin-Kapseln/Saft: Bei Erwachsenen ist bei ADHS, Narkolepsie und primärer Hypersomnie eine Off-label-Verordnung möglich. Therapieoption in der Behandlung der ADHS bei Kindern und Jugendlichen.
- *Amphetamin* ist **BtM-pflichtig**.

Dosierung

- Attentin: 5–40 mg/Tag.
- Amphetamin-Kapseln/Saft: initial: 5–10 mg (langsam einschleichen), max. 40 mg/Tag.
- ADHS: ca. 0,5 mg/kg KG, max. 60 mg.

Bewertung

⊖ Da bei **Erwachsenen** nur eine Off-label-Verordnung möglich ist und *Amphetamin*-Präparate bei Patienten mit kardialen

Risikofaktoren nicht gegeben werden sollten, ist von einer Verschreibung **abzuraten.** *Amphetamin* besitzt als dopaminerg wirkendes Psychostimulans grundsätzlich ein Missbrauchs- und Abhängigkeitspotenzial. Vor und während Verordnungen von *Amphetamin* sollte die Ableitung eines EKG erfolgen. Eine regelmäßige Aufzeichnung der Herzfrequenz und des Blutdrucks ist bei allen Patienten v. a. vor der Behandlung, bei jeder Dosisanpassung und während der Behandlung (mindestens alle 6 Monate) verpflichtend.

Aripiprazol ⍟

- Atypisches Antipsychotikum.
- Partieller Agonist an D_2- und D_3-Rezeptoren und damit keine Hochregulierung dieser Rezeptoren; partieller Agonismus an 5-HT_{1A}-Rezeptoren und reiner Antagonismus an 5-HT_{2A}- und 5-HT_{2c}-Rezeptoren.

Abilify (Bristol-Myers Squibb/Otsuka)

Tbl.	5 mg (49 Tbl.); 10/ 15 mg (14, 49, 98 Tbl.); 30 mg (49 Tbl.)
Schmelztbl.	10/ 15 mg (49 Tbl.)
Lösung	150 ml (1 ml = 1 mg)
Durchstechfl.	9,75 mg (1,3 ml); Injektionslsg. nur i.m.

Indikationen

Oral

- *Schizophrenie ab 15 Jahre.*
- *Mäßige bis schwere manische Episoden der Bipolar-I-Störung und Prävention manischer Episoden (bei Patienten, die überwiegend manische Episoden hatten und auf Aripiprazol ansprachen).*

A

Parenteral

- *Schnelle Kontrolle von Agitiertheit und Verhaltensstörungen bei Patienten mit Schizophrenie oder bei Patienten mit manischen Episoden der Bipolar-I-Störung.*
- *Zur kurzzeitigen Anwendung, wenn eine orale Behandlung nicht angebracht ist.*

Dosierung

Oral

- **Schizophrenie:** Initial 10–15 mg, Erhaltungsdosis 15 mg, max. 30 mg/Tag. Bei empfindlichen Patienten eher langsame Dosissteigerung; > 20 mg in der Regel keine gesteigerte Wirksamkeit.
- **Manische Episoden bei bipolarer Störung:** Anfangs- und Erhaltungsdosis 15 mg/Tag.
- Dosis 1 × täglich unabhängig von der Mahlzeit.
- Umsetzen: Beibehaltung der Vormedikation über 2 Wochen nach Erreichung der Zieldosis von *Aripiprazol*, danach langsames Ausschleichen der Vormedikation, ggf. über mehrere Wochen (Plateautitration). Bei anfänglicher Agitation kann es sich auch um ein Rebound-Phänomen handeln.
- Bei Off-label-Augmentation bei unipolarer oder bipolarer Depression: 2,5–10 mg/Tag.

Parenteral

- Anfangsdosis 9,75 mg (1,3 ml) als einmalige i.m.-Injektion. Wirksamer Dosisbereich von 5,25–15 mg Injektionslösung. Zweite Injektion 2 h nach der ersten; max. 3 Injektionen innerhalb von 24 h (entspricht der max. Tagesdosis von 30 mg).

Nebenwirkungen

Sehr häufig: Am häufigsten Akathisie und Übelkeit (> 3%).
Häufig: Kopfschmerzen, Schwindel, Abgeschlagenheit, Sedierung, Ruhelosigkeit, Schlaflosigkeit, Angstgefühl, EPS (neben

Akathisie auch Tremor), Dyspepsie, Erbrechen, Übelkeit, Verstopfung, Hypersalivation, verschwommenes Sehen.
Gelegentlich: Depression, Tachykardie, orthostatische Hypotonie.
Sonstige NW: Selten oder in Einzelfällen Krampfanfälle, malignes neuroleptisches Syndrom, Suizidalität, Spätdyskinesien, Blutbildungsstörungen, Hyperglykämie, Hyponatriämie, Gewichtszunahme, Gewichtsverlust, QTc-Zeit-Verlängerung und TdP, Bradykardie, Synkopen, Hypertonie, zerebrovaskuläre Ereignisse, thromboembolische Ereignisse, Alopezie, Hyperhidrosis, Rhabdomyolyse und Myalgien, periphere Ödeme, Priapismus.
Bei der Add-on-Therapie jüngerer depressiver Patienten (18–24 J., *off label*) mit *Aripiprazol* wird in den ersten beiden Monaten auf ein erhöhtes Suizidrisiko – wie auch bei den meisten Antidepressiva – hingewiesen.
Depressivität und Suizidalität, Agitation, Hypersexualität; es wurden auch Fälle mit einer Verschlechterung der psychotischen Symptomatik berichtet und auf den partiell dopaminagonistischen Wirkmechanismus der Substanz zurückgeführt.
Parenteral: Unter *Aripiprazol* i.m. besonders auf Hypotonie achten (RR, Puls, Atemfrequenz, Bewusstseinszustand).

> **Bei gleichzeitiger Gabe von *Aripiprazol* i.m. und einem parenteralen BZD kann es zu exzessiver Sedierung, kardiorespiratorischer Depression und Blutdruckabfall kommen. Dagegen wird die Kombination *Aripiprazol* i.m. und orales BZD vertragen.**

Interaktionen: IRis 3

- Vorsicht bei der Kombination mit anderen zentral wirksamen Substanzen und mit Alkohol.
- Vorsicht bei Kombination mit AM, die zur QTc-Zeit-Verlängerung oder Störung des Elektrolythaushalts führen, obwohl grundsätzlich keine bedeutsame Verlängerung des QTc-Intervalls im Vergleich zu den anderen Antipsychotika.

A

- Vorsicht bei Kombination mit **CYP3A4-** (z. B. *Ketoconazol*) oder **CYP2D6-Inhibitoren** (z. B. *Chinidin*, *Fluoxetin* oder *Paroxetin*): Dosis verringern (bis 50%); bei Verabreichung von **CYP3A4-Induktoren** (z. B. *Carbamazepin*, *Efavirenz*, *Johanniskraut*-Präparate, *Nevirapin*, *Phenytoin*, *Primidon*, *Rifabutin*, *Rifampicin*) Dosis erhöhen (bis zur Verdopplung) (► **Anhang INT**).
- Keine Plasmaspiegelveränderungen von *Lamotrigin*, *Lithium* oder *Valproat* bei Kombination mit *Aripiprazol*.

Bewertung

⊕ Einziges Antipsychotikum mit partiellem Dopaminagonismus. Im Vergleich zu anderen AAP geringes Risiko von EPS, keine Prolaktinerhöhung, keine Gewichtszunahme und Lipiderhöhungen, keine bedeutsame Verlängerung der QTc-Zeit. Kaum Sedierung. *Aripiprazol* vermag bei den meisten Patienten die Agitation ohne Sedierung zu dämpfen. Vorteile für Patienten mit Hyperprolaktinämie und mit Diabetes, Lipidstörungen, Gewichtszunahme/Adipositas. In der Schweiz und den USA zur Augmentationstherapie bei unipolarer Depression zugelassen (2,5–5 mg/Tag). Verordnung in der KJP ab 15 J. möglich. Metabolische Störungen inkl. Gewichtszunahme unter anderen AAP werden bei Umsetzen auf *Aripiprazol* signifikant reduziert.

⊖ Zu Beginn oft Unruhe und Agitation. Bei Umstellung von stark sedierenden Antipsychotika bei akut psychotischen Patienten auf *Aripiprazol* kann es zu Beginn ebenfalls zur Agitation kommen; es ist eine mehrwöchige Plateautitration angezeigt; die Abbruchrate ist leicht erhöht. Eine Kombination mit BZD kann die Agitation reduzieren.

Ⓡ Routinelabor. BZ, Blutfette. Gewicht, RR. Anfallsanamnese.

⚠ Vorsicht bei kardiovaskulären Erkrankungen, erhöhte Anfallsbereitschaft. **Cave:** Enge Überwachung bei Patienten mit hohem Risiko für Suizidalität.

S RS 5: Im Tierversuch Hinweise auf Teratogenität. Von einer Verordnung während der Schwangerschaft wird abgeraten.

Unter allen Antipsychotika kann das Risiko für plötzliche kardial bedingte Todesfälle erhöht sein. Vorsichtsmaßnahmen: geringstmögliche wirksame Dosis, besonders bei kardialen Risiken und im höheren Alter; regelmäßige EKG- und Elektrolytkontrollen (QTc < 480 ms).
Verordnung bei psychotischen Symptomen im Rahmen von Demenzerkrankungen **nur nach sehr sorgfältiger Nutzen-Risiko-Abwägung**, besonders bei kardiovaskulären und zerebrovaskulären Risiken bei Patienten > 65 J. (*off label*).

Asenapin ⊛

- Atypisches Antipsychotikum; Antimanikum.
- Dibenzoxepinpyrrol; tetrazyklisches Antipsychotikum. Hochaffiner Antagonist an 5-HT_{2A}- und 5-HT_{2C}-Rezeptoren sowie besonders Antagonist an D_2- und D_3-Rezeptoren Keine nennenswerte Affinität zu Acetylcholinrezeptoren und β-adrenergen Rezeptoren.

Sycrest (Lundbeck)
Sublingualtbl. 5/ 10 mg (60 Tbl.)

Indikationen

- *Mäßige bis schwere manische Episoden bei Bipolar-I-Störung.*

Dosierung

- Anfangs- und Erhaltungsdosis 2 × 10 mg/Tag, bei NW auf 2 × 5 mg reduzieren.
- Die Sublingualtabletten sollen unter die Zunge gelegt werden bis zur vollständigen Auflösung (erfolgt innerhalb weniger Sekunden) und dürfen nicht gekaut oder geschluckt werden. Essen und Trinken innerhalb von 10 min nach Einnahme vermeiden.

A

Nebenwirkungen

Sehr häufig: Angst, Somnolenz.
Häufig: Appetit-und Gewichtszunahme, Akathisie, Dystonie, Muskelrigidität, Dykinesien, Parkinsonoid, Sedierung, Schwindel, Geschmacksstörungen, orale Hypästhesie, Transaminasenerhöhung (ALT).
Gelegentlich: Hyperglykämie, Synkopen, Dysarthrie, Krampfanfälle, QTc-Zeit-Verlängerung, Schenkelblock, Hypotonie, geschwollene Zunge, sexuelle Funktionsstörungen, Amenorrhö, EPS, Sinusbradykardie, Dysphagie, Glossodynie, orale Parästhesie.
Sonstige NW: Selten oder in Einzelfällen Neutropenie, Akkommodationsstörungen, malignes neuroleptisches Syndrom, Rhabdomyolose, Lungenembolie, Gynäkomastie, Galaktorrhö.

Interaktionen: IRis 3

- Vorsicht bei Kombination mit zentral sedierenden Substanzen und mit Alkohol. Die Kombination mit BZD ist möglich.
- Verstärkung der Wirkung einiger Antihypertonika.
- QTc-Zeit-Verlängerung (relativ gering) wurde beobachtet; Vorsicht bei Kombination mit anderen die QTc-Zeit verlängernden AM.
- Bei gleichzeitiger Verabreichung von **CYP1A2-Inhibitoren** (besonders *Fluvoxamin*) sollte die Dosis verringert werden (▶ **Anhang INT**), CYP2C19-, CYP3A4-, CYP2D6-Inhibitoren (z. B. *Paroxetin*, *Imipramin*, *Cimetidin*) haben keinen wesentlichen Einfluss. Bei Verabreichung von Induktoren (z. B. *Carbamazepin*) ergaben sich keine klinischen Implikationen.

Bewertung

⊕ Relativ geringes Risiko für EPS (entspricht *Olanzapin*) und Gewichtszunahme (geringer als *Risperidon*, trotz H_1-Rezeptorblockade) und relativ geringes Risiko für Prolaktinanstieg.

⊖ Da ausschließlich sublinguale Darreichungsform, muss die Akzeptanz abgewartet werden. Weitere Wirksamkeitsvergleiche gegen bekannte AAP bei Manie fehlen. Risiko für (relativ geringe) QTc-Zeit-Verlängerung vorhanden.
Ⓡ Routinelabor. BZ, Blutfette. EKG. Anfallsanamnese.
⚠ Vorsicht bei kardiovaskulären Erkrankungen, erhöhter Anfallsbereitschaft, mäßigen Leberfunktionsstörungen und schweren Nierenfunktionsstörungen. **Cave:** Enge Überwachung bei Patienten mit hohem Risiko für Suizidalität. **Keine Verordnung** bei schwerer Leberinsuffizienz und bei Patienten mit bekannter QTc-Zeit-Verlängerung oder angeborenem Long-QT-Syndrom.
Ⓢ **RS 5:** Bisherige Daten erlauben keine Einschätzung. Von einer Verordnung während der Schwangerschaft wird abgeraten.

Unter allen Antipsychotika kann das Risiko für plötzliche kardial bedingte Todesfälle erhöht sein. Vorsichtsmaßnahmen: geringstmögliche wirksame Dosis, besonders bei kardialen Risiken und im höheren Alter; regelmäßige EKG- und Elektrolytkontrollen (QTc < 480 ms).
Verordnung bei psychotischen Symptomen im Rahmen von Demenzerkrankungen **nur nach sehr sorgfältiger Nutzen-Risiko-Abwägung**, besonders bei kardiovaskulären und zerebrovaskulären Risiken bei Patienten > 65 J. (*off label*).

Atomoxetin ⊛

- Medikament zur Behandlung der ADHS.
- Selektiver Noradrenalinwiederaufnahmehemmer.

Strattera (Lilly)
Tbl. 10/ 18/ 25/80/100 mg (7, 28, 56 Tbl.)

Indikationen

- *Bei Jugendlichen, bei denen die Symptomatik in das Erwachsenenalter fortbesteht und die eindeutig von der Behandlung pro-*

A

fitierten, kann es angemessen sein, die Behandlung in das Erwachsenenalter hinein fortzuführen. Der Beginn einer Behandlung im Erwachsenenalter ist jedoch nicht angemessen.
- Zur Behandlung der ADHS bei Kindern ab 6 J. und bei Jugendlichen als Teil eines umfassenden Behandlungsprogramms.

Dosierung
- Bis 70 kg KG: Initialdosis max. 0,5 mg/kg KG für mindestens 7 Tage, dann Dosis entsprechend der klinischen Wirksamkeit auftitrieren. Die empfohlene Erhaltungsdosis beträgt etwa 0,8–1,2 mg/kg KG. Für höhere Tagesdosen konnte kein zusätzlicher Nutzen nachgewiesen werden.
- > 70 kg Körpergewicht: Initialdosis max. 40 mg für mindestens 7 Tage, dann Dosis entsprechend klinischer Wirksamkeit ggf. auf 80 mg steigern, für höhere Dosen konnte kein zusätzlicher Nutzen nachgewiesen werden. Max. Tagesdosis 100 mg.
- Gesamte Tagesdosis kann am Morgen eingenommen werden, bei fehlendem Ansprechen und mangelnder Verträglichkeit Verteilung der Dosis auf den Morgen und den späten Nachmittag. Langsam aufdosieren.
- Umstellung von *Methylphenidat* überlappend möglich.

Nebenwirkungen (für Erwachsene)
Sehr häufig: Schlaflosigkeit, Übelkeit, verminderter Appetit, trockener Mund.

Häufig: Kopfschmerzen, Müdigkeit, Zittern, abdominelle Beschwerden, Gewichtsabnahme, Dyspepsie, Schüttelfrost, Schwindel, Palpitationen, Tachykardie, Hitzewallungen, vermehrtes Schwitzen, Parästhesien, Hautausschlag, Dermatitis, Harnverhalt, Dysurie, Menstruationsstörungen, sexuelle Funktionsstörungen, Prostatitis.

Gelegentlich: Kältegefühl in den Extremitäten, Ohnmacht, Migräne, Blutdruckerhöhung.

Sonstige NW: Selten Krampfanfälle, psychotische Symptome, Aggression, QTc-Zeit-Verlängerungen, erhöhte Leberwerte, Ikterus, Priapismus.

Eine regelmäßige Aufzeichnung der Herzfrequenz und des Blutdrucks ist bei allen Patienten v. a. vor der Behandlung, bei jeder Dosisanpassung und während der Behandlung (mindestens alle 6 Monate) verpflichtend.

Es wurde über suizidale Verhaltensweisen, Feindseligkeit sowie emotionale Labilität bei Kindern und Jugendlichen berichtet. Sorgfältiges Monitoring ist auch bei Erwachsenen indiziert.

Interaktionen: IRis 4

- Vorsicht bei Kombination mit *Salbutamol* oder anderen α_2-Agonisten, da die blutdrucksteigernde Wirkung verstärkt werden kann.
- Vorsicht bei Kombination mit Antihypertensiva; *Atomoxetin* kann die blutdrucksenkende Wirkung verhindern.
- Mögliches Risiko für QTc-Zeit-Verlängerung bei Kombination mit AM, die das QTc-Intervall verlängern, insbesondere bei hohen Wirkspiegeln von *Atomoxetin*.
- Patienten mit einem nichtfunktionalen CYP2D6-Enzym oder mit einem **CYP2D6-Inhibitor** als Begleitmedikation, wie z. B. *Paroxetin* oder *Metoprolol* (► **Anhang INT**), bauen einen mehrfach höheren *Atomoxetin*-Spiegel auf im Vergleich zu Patienten mit funktionalem Enzym (*extensive metabolizers*, EM). *Poor metabolizers* (PM) weisen ein erhöhtes Risiko für unerwünschte Wirkungen auf. Eine entsprechende Dosisanpassung wird dann notwendig. Es gibt allerdings auch Hinweise auf besseres Ansprechen von PM als von EM. Bei Patienten mit bekanntem PM-Genotyp langsames Auftitrieren!

A

Bewertung

⊕ Im Gegensatz zu den Psychostimulanzien verändert *Atomoxetin* nicht direkt den Dopaminstoffwechsel, daher kein Abhängigkeitsrisiko. Bei zusätzlichen begleitenden emotionalen Auffälligkeiten, Tic-Störungen, Gefahr eines Substanzmissbrauchs und wenn eine 24-Stunden-Wirkung notwendig ist, gehört *Atomoxetin* bei ADHS zur 1. Wahl bei Kindern, Jugendlichen und Erwachsenen (aber Neueinstellungen von Erwachsenen *off label*).

⊖ Relativ hohes Interaktionsrisiko. Intensives Herz-Kreislauf-Monitoring.

Ⓡ Routinelabor. Kardiale Diagnostik mit regelmäßiger Puls- und RR-Kontrolle. Anfallsanamnese. Kontrolle des Längenwachstums bei Kindern und Jugendlichen.

⚠ Vorsicht bei Herz-Kreislauf-Erkrankungen, Leberinsuffizienz (Dosis reduzieren), Engwinkelglaukom, Suizidalität. **Keine Verordnung** bei Krampfanfällen in der Anamnese.

Ⓢ **RS 5:** Ausreichende Daten liegen nicht vor. Von einer Einnahme in der Schwangerschaft wird abgeraten.

Benperidol

- Hochpotentes konventionelles Antipsychotikum.
- Butyrophenon; Antagonist mit hoher Affinität zu D_2- und mittelstarker Affinität zu D_3-Rezeptoren; Blockade von 5-HT_2-Rezeptoren; geringe Wirkung auf α_1- und H_1-Rezeptoren.

Glianimon (Bayer Vital)	
Tbl.	2 mg (20, 50 Tbl.), 5/10 mg (50 Tbl.)
Trpfl.	2 mg = 20 Trpf. = 1 ml (30 ml)
Pipettenfl.	100 ml
Amp.	2 mg/2 ml (5 Amp.)

Indikationen

- *Akute psychotische Syndrome mit Wahn, Halluzinationen, Denk-Störungen und Ich-Störungen; katatone Syndrome; delirante und andere exogen psychotische Syndrome.*
- *Symptomsuppression und Rezidivprophylaxe bei chronisch verlaufenden endogenen und exogenen Psychosen.*
- *Maniforme Syndrome.*
- *Psychomotorische Erregungszustände.*

Dosierung

Oral

- Initial und Erhaltungsdosis 1–6 mg, max. 40 mg/Tag. 2–4 Einzeldosen, Hauptdosis zur Nacht.
- Ältere Patienten: niedrigere Dosis, Beginn mit 0,3–3 mg/Tag.

Parenteral (i.v. oder i.m.)

- Beginn mit 1–3 mg; dann 1–3 × täglich 0,5–4 mg (1/4–2 Amp.); max. 40 mg/Tag.

B

Nebenwirkungen

Sehr häufig: Dosisabhängig EPS (*Benperidol* wird meist in schweren Akutphasen eingesetzt, daher oft hohe Dosierung): Frühdyskinesien, Parkinson-Syndrom und Akathisie, Müdigkeit, insbesondere bei höherer Dosierung (Sedierung ist in Notfallsituationen meist erwünscht), nach langfristiger hochdosierter Anwendung Spätdyskinesien.
Häufig: Initial orthostatische Hypotonie und Tachykardie, QTc-Zeit-Verlängerung und/oder ventrikuläre Arrhythmien, Gewichtszunahme, Hyperglykämie, Diabetes, Menstruationsstörungen, Brustvergrößerung, Verminderung von Libido und Potenz (durch Hyperprolaktinämie), Galaktorrhö.
Gelegentlich: Kopfschmerzen, Schwindel, Lethargie, depressive Verstimmungen (insbesondere bei Langzeitanwendung), Erregungszustände, delirante Symptomatik, Leukopenie, passagere Erhöhung der Leberenzymaktivität.
Sonstige NW: Selten oder in Einzelfällen malignes neuroleptisches Syndrom, cholestatische Hepatose.

Interaktionen: IRis 3

- Vorsicht bei der Kombination mit anderen zentral wirksamen Substanzen und mit Alkohol.
- QTc-Zeit-Verlängerung wurde beobachtet. Vorsicht bei Kombination mit anderen die QTc-Zeit verlängernden AM.
- Keine Kombination mit Polypeptid-Antibiotika (z. B. *Capreomycin*, *Colistin*, *Polymyxin B*) wegen möglicher Verstärkung der Atemdepression.
- In Kombination mit *Lithium* Gefahr neurotoxischer Symptome.
- In Kombination mit α_1-Adrenozeptorantagonisten Verstärkung der Wirkung von Antihypertensiva möglich.
- Erniedrigung der *Benperidol*-Plasmakonzentration durch *Carbamazepin*, *Phenobarbital*, *Phenytoin* oder *Rifampizin* möglich.

Bewertung

⊕ Sedierung bei psychomotorischen Erregungszuständen, wenn ein hochpotentes konventionelles Antipsychotikum indiziert ist. Keine anticholinergen Effekte.

⊖ Hohes EPS-Risiko. Prolaktinerhöhung.

Ⓡ Routinelabor. BZ, Blutfette. Gewicht, EKG und RR. Anfallsanamnese.

⚠ Vorsicht bei M. Parkinson, Hyperthyreose, Leberfunktionsstörung, kardialer Vorschädigung, prolaktinabhängigen Tumoren, Epilepsie. **Keine Verordnung** bei Erkrankungen des hämatopoetischen Systems.

Ⓢ **RS 5:** Bisherige wenige Daten erlauben keine Risikoeinschätzung. Von einer Verordnung während der Schwangerschaft wird abgeraten.

Unter allen Antipsychotika kann das Risiko für plötzliche kardial bedingte Todesfälle erhöht sein. Vorsichtsmaßnahmen: geringstmögliche wirksame Dosis, besonders bei kardialen Risiken und im höheren Alter; regelmäßige EKG- und Elektrolytkontrollen (QTc < 480 ms); keine die QTc-Zeit verlängernde Komedikation.
Verordnung bei psychotischen Symptomen im Rahmen von Demenzerkrankungen **nur nach sehr sorgfältiger Nutzen-Risiko-Abwägung**, besonders bei kardiovaskulären und zerebrovaskulären Risiken bei Patienten > 65 J. (*off label*).

B

Bromazepam

- Anxiolytikum.
- 1,4-Benzodiazepin, HWZ 15–28 h.

Lexotanil (Roche)
Tbl. 6 mg (10, 20, 50 Tbl.)

Indikationen

- *Zur symptomatischen Behandlung von akuten und chronischen Spannungs-, Erregungs- und Angstzuständen.*
- Der Einsatz von *Bromazepam* als Schlafmittel ist nur dann gerechtfertigt, wenn gleichzeitig eine Tranquilisation am Tage erforderlich ist.

Dosierung

- Initial 3–6 mg/Tag in 2–4 Einzeldosen, in Einzelfällen bis 12 mg, stationär bis 18 mg/Tag.

Nebenwirkungen

Es werden nur die wichtigsten NW genannt:
Tagesmüdigkeit, Somnolenz, Benommenheit, Beeinträchtigung der Aufmerksamkeit und des Reaktionsvermögens, Einschränkung der Fahrtüchtigkeit und Alltagssicherheit, Angstzustände, Herzversagen, Kopfschmerzen, Schwindelgefühl, Ataxie, reversible Sehstörungen, Atemdepression, Übelkeit, Erbrechen, Mundtrockenheit, Muskelschwäche, Appetitzunahme, Hypotonie, Sturzgefahr. Beim Absetzen Rebound-Effekte. Sehr selten anterograde Amnesie.
Unter BZD sind paradoxe Disinhibitionsphänomene möglich: Agitiertheit, Euphorisierung, Erregungszustände, Schlaflosigkeit und Aggressivität. Sie treten unter höherer Dosierung und bei älteren Menschen auf.

Interaktionen: **IRis 4**

- Wirkverstärkung durch andere sedierende AM einschließlich Alkohol.
- Vorsicht bei Kombination mit **CYP3A4-Inhibitoren** (z. B. *Cimetidin* oder *Erythromycin*): Anstieg der Plasmaspiegel von *Bromazepam*, evtl. verstärkte Sedierung (▶ **Anhang INT**).
- *Carbamazepin*, *Phenytoin*, *Johanniskraut* oder andere **CYP3A4-Induktoren** können den Plasmaspiegel von *Bromazepam* senken (▶ **Anhang INT**).

Bewertung

(+) Bewährtes Anxiolytikum.

(−) **Abhängigkeitsrisiko**, Toleranzentwicklung, Interaktionsrisiken.

(R) Aufklärung über BZD-Risiken, u. a. Abhängigkeitsentwicklungen, Entzugssyndrome.

(!) Vorsicht bei schweren Leber- und Nierenerkrankungen, Atemwegserkrankungen, Schlafapnoe-Syndrom. **Keine Verordnung** bei Myasthenia gravis, akutem Engwinkelglaukom, Ataxie, bekannter Abhängigkeitsanamnese (ambulant).

(S) **RS 5:** Es gibt keine Daten zur Risikoeinschätzung. Von einer Verordnung während der Schwangerschaft wird abgeraten.

Bromperidol

- Hochpotentes konventionelles Antipsychotikum.
- Butyrophenon; hohe Affinität zu D_2-artigen Rezeptoren.

Impromen (Janssen-Cilag)
Trpf. 2 mg = 20 Trpf. = 1 ml (100 ml)

Indikationen

- *Akute, subakute und chronische Schizophrenien.*

B

Dosierung

- Erhaltungsdosis: 1–10 mg, durchschnittlich 4–6 mg (1 × täglich); max. 50 mg. Hauptdosis zur Nacht.

Nebenwirkungen

Bromperidol ist in der psychiatrischen Pharmakotherapie entbehrlich; NW sind der FI zu entnehmen.

Interaktionen: IRis 4

- Vorsicht bei Kombination mit zentral dämpfenden Substanzen und Alkohol.
- Durch Polypeptid-Antibiotika (z. B. *Capreomycin*, *Colistin*, *Polymyxin B*) hervorgerufene Atemdepression wird verstärkt.
- Kombinationen mit AM, die die QTc-Zeit verlängern oder zu Hypokaliämie führen können, nur unter sorgfältiger Kontrolle (► Hinweis).
- Verminderter stimulierender Effekt von Stimulanzien vom Amphetamin-Typ.
- Vorsicht bei Kombination mit **CYP3A4-Inhibitoren** (z. B. *Ketoconazol*) oder **-Induktoren** (z. B. *Carbamazepin*, *Efavirenz*, *Johanniskraut*-Präparate, *Nevirapin*, *Phenytoin*, *Primidon*, *Rifabutin*, *Rifampicin*). Dosis anpassen (► **Anhang INT**).

Bewertung

⊕ Als hochpotentes Antipsychotikum wahrscheinlich geringeres Risiko für metabolisches Syndrom als AAP.

⊖ Hohes EPS-Risiko. Prolaktinerhöhung. Nicht geeignet zur Behandlung ausgeprägter Erregungszustände. Fehlende bessere Verträglichkeit gegenüber *Haloperidol* macht das Präparat **entbehrlich**.

Ⓡ Routinelabor. BZ, Blutfette. Gewicht, EKG und RR. Anfallsanamnese.

⚠ Vorsicht bei M. Parkinson, Leber- und Nierenfunktionsstörungen, kardiovaskulären Störungen. **Keine Verordnung** bei

Erkrankungen des hämatopoetischen Systems, Hyperthyreose, Krampfanfällen.

S RS 5: Bisherige wenige Daten erlauben keine Risikoeinschätzung. Von einer Verordnung während der Schwangerschaft wird abgeraten.

Unter allen Antipsychotika kann das Risiko für plötzliche kardial bedingte Todesfälle erhöht sein. Vorsichtsmaßnahmen: geringstmögliche wirksame Dosis, besonders bei kardialen Risiken und im höheren Alter; regelmäßige EKG- und Elektrolytkontrollen (QTc < 480 ms); keine die QTc-Zeit verlängernde Komedikation.
Verordnung bei psychotischen Symptomen im Rahmen von Demenzerkrankungen **nur nach sehr sorgfältiger Nutzen-Risiko-Abwägung,** besonders bei kardiovaskulären und zerebrovaskulären Risiken bei Patienten > 65 J. (*off label*).

Brotizolam ⊛

- Hypnotikum.
- Thienodiazepin, HWZ 4–7 h.

Lendormin (Boehringer Ingelheim)
Tbl. 0,25 mg (10, 20 Tbl.)

Indikationen

- *Zur kurzzeitigen Behandlung von Ein- und Durchschlafstörungen.*

Dosierung

- 0,125–0,25 mg zur Nacht.
- Ältere Patienten: zumeist 0,125 mg/Tag.

Nebenwirkungen

Es werden nur die wichtigsten NW genannt:

Benommenheit, Kopfschmerzen, gastrointestinale Störungen, Muskelschwäche, veränderte Libido, Schwindel, Ataxie, Sehstörungen, Mundtrockenheit, Erhöhung der Leberwerte, Sturzgefahr.
Bei hohen Dosen sind, besonders bei älteren Patienten, Hangover-Effekte mit verminderter psychomotorischer Leistungsfähigkeit und Reaktionsbereitschaft (eingeschränkte Verkehrstüchtigkeit, eingeschränkte Leistungsfähigkeit bei Alltagstätigkeiten) bekannt.
Unter BZD sind auch paradoxe Disinhibitionsphänomene möglich: Agitiertheit, Euphorisierung, Erregungszustände, Schlaflosigkeit und Aggressivität. Sie treten unter höherer Dosierung und besonders bei älteren Menschen auf.
Beim Absetzen Rebound-Effekte, Muskelschwäche, Ataxie, Sturzgefahr, Sehstörungen, Mundtrockenheit, erhöhte Leberwerte. Sehr selten anterograde Amnesie.

Interaktionen: IRis 3

- Vorsicht bei der Kombination mit anderen zentral dämpfenden Substanzen, einschließlich Alkohol.
- Bei Kombination mit **Inhibitoren** oder **Induktoren** von **CYP3A4** (▶ **Anhang INT**) kann es zu einer veränderten Pharmakokinetik kommen. Die Effekte scheinen klinisch nicht relevant zu sein. Bei Risikopatienten und im Alter allerdings besondere Vorsicht.

Bewertung

⊕ Keine Kumulationsgefahr.
⊖ **Abhängigkeitsrisiko.** *Brotizolam* sollte nicht bei Einschlafstörungen (dafür eher *Zaleplon*, *Zolpidem*, *Zopiclon*), sondern nur bei Durchschlafstörungen verordnet werden.
Ⓡ Aufklärung über BZD-Risiken, u. a. Abhängigkeitsentwicklungen, Entzugssyndrome, Toleranzentwicklung.

Vorsicht bei schweren Nierenfunktionsstörungen. **Keine Verordnung** bei schweren Leberschäden, schwerer chronischer Ateminsuffizienz (obstruktive Atemwegserkrankungen), Myasthenia gravis, Schlafapnoe-Syndrom.

S **RS 5:** Es gibt zu wenige Daten zur Risikoeinschätzung. Von einer Verordnung während der Schwangerschaft wird abgeraten.

Buprenorphin

- Substitutionsmittel bei Opiatabhängigkeit.
- Kombinierter Opiatrezeptoragonist/-antagonist.

Subutex (Essex Pharma)
Tbl. 0,4/ 2/ 8 mg (7, 28 Tbl.)

Indikationen

- *Substitutionsbehandlung bei Opiatabhängigkeit.*
- Es gelten die gleichen Richtlinien der Bundesärztekammer zum Einsatz von Substitutionsmitteln, die Bestimmungen des Betäubungsmittelgesetztes (BtMG) und der Betäubungsmittelverschreibungsverordnung (BtMVV) wie für die Substitutionsbehandlung mit *Methadon*.
- Auch im Rahmen einer **Detoxifikationsbehandlung** einsetzbar (hierbei sind allmähliche Dosisreduktionen nach Möglichkeit vorzuziehen).
- *Buprenorphin* in ausreichender Dosierung (mindestens 8 mg/ Tag) ist in der Regel einer *Methadon*-Substitution gleichwertig; in Einzelfällen ist eine bessere Wirkung der *Methadon*-Substitution beschrieben worden.

B

Umstellung

- Eine Umstellung von Patienten, die bereits auf *Methadon/ Levomethadon* stabil eingestellt sind, ist möglich.
- Die unmittelbare Verabreichung von *Buprenorphin* insbesondere nach der Gabe eines reinen µ-Opiatagonisten kann jedoch ein Entzugssyndrom auslösen.
- Vor der Umstellung sollte daher die maximale Tagesdosis *Methadon* auf 60 mg reduziert werden.
- Eine Medikationspause von mindestens 36 h bei einer bisherigen Tagesdosis von 30–60 mg *Methadon* bzw. von 24 h bei einer bisherigen Tagesdosis von < 30 mg *Methadon* ist einzuhalten.

Dosierung

- Mit der Gabe der ersten Dosis sollte bis zum Auftreten eines **Opiatentzugssyndroms** gewartet werden, in der Regel ca. 6–8 h nach der letzten Heroininjektion, 24–36 h nach der letzten *Methadon*-Einnahme.
- Initial 4 mg, bei stärkster Abhängigkeit 8 mg, bei Vorliegen einer Alkohol- oder BZD-Intoxikation 2 mg. Bei ausreichender Behandlungsdosis sollten innerhalb von 60 min die Entzugssymptome nachhaltig zurückgehen, bei persistierenden Entzugszeichen sollte die Erstdosis nochmals verabreicht werden.
- Weitere Nachuntersuchungen sollten jeweils in Abständen von 2–4 h erfolgen. Bei persistierenden Entzugssymptomen sollten weitere 4–8 mg *Buprenorphin* bis zu einer max. Tagesdosis von 24 mg gegeben werden. Bei einer begleitenden Alkohol- oder BZD-Intoxikation bzw. therapeutischer BZD-Gabe ist eine Dosisreduktion erforderlich, eine sorgfältige Überwachung ist zu gewährleisten. Die kumulative Tagesdosis des 1. Tages sollte am 2. Tag als Einmalgabe morgens verabreicht werden.

- Ziel der Behandlung ist eine vollständige Suppression der Entzugssymptome, insbesondere des Opiatverlangens.
- Bei weiter bestehenden Entzugssymptomen kann die Tagesdosis erhöht werden, bei Müdigkeit und anderen Intoxikationszeichen sollte eine Dosisreduktion vorgenommen werden.
- Der effektive Dosisbereich zur Substitutionsbehandlung liegt in der Regel bei 8–16 mg/Tag; max. Tagesdosis in Deutschland 24 mg, in Österreich 32 mg, in der Schweiz 16 mg. Dosierungen < 8 mg/Tag sind in der Regel nicht ausreichend wirksam.
- Die *Buprenorphin*-Einnahme kann bei Ausschluss eines Alkohol- oder BZD-Gebrauchs auf ein Intervall von 2–3 Tagen (Alternate-day-Verordnung) umgestellt werden. Bei dieser Verordnungsweise nimmt der Patient die doppelte bzw. 3-fache *Buprenorphin*-Tagesdosis alle 2–3 Tage ein. Während der Umstellungsphase sollte der Patient mindestens 4–6 h auf das Auftreten von Intoxikationszeichen überwacht werden. In klinischen Studien wurde die Wirksamkeit und Sicherheit von *Buprenorphin* für die alternierende Gabe jeden 2. Tag in Dosen von 8–34 mg/70 kg KG sublingual bzw. bei alternierender Gabe für ein 3-Tages-Intervall in Dosen von 12–44 mg/70 kg KG *Buprenorphin*-Lösung sublingual gezeigt.
- Bei Durchführung einer **opiatgestützten Entgiftungsbehandlung** – insbesondere *Methadon* – oder bei **buprenorphinsubstituierten Patienten** sollte die *Buprenorphin*-Dosis auch unter stationären Bedingungen über einen Zeitraum von ca. 4 Wochen ausgeschlichen werden. Bei Dosierungen von > 8 mg/Tag wird eine wöchentliche Dosisreduktion um 4 mg, bei Dosierungen von ≤ 8 mg/Tag eine wöchentliche Dosisreduktion um 2 mg empfohlen. Im ambulanten Behandlungssetting werden teilweise doppelt so lange Reduktionsintervalle empfohlen.
- Bei der **Opiatdetoxifikation nur heroinabhängiger Patienten** unter stationären Bedingungen kann möglicherweise

B

ein rascheres Absetzen über einen Zeitraum von 2–3 Wochen erwogen werden. Der Vorteil liegt in der etwas kürzeren Behandlungsdauer, der Nachteil besteht in den höheren Abbruchraten bei der kürzeren Behandlung. Bei der beschleunigten Opiatentgiftung sollte die *Buprenorphin*-Dosis initial bis zum Sistieren der Entzugszeichen aufdosiert, dann täglich um 2 mg bis zu einer Tagesdosis von 8 mg reduziert, danach alle 2–3 Tage um 2 mg bis zu einer Tagesdosis von 2 mg reduziert und anschließend abgesetzt werden. Bei Auftreten erheblicher Entzugszeichen sind die Dosisintervalle zu strecken.

! ***Buprenorphin* kann nach Auflösung der i.v.-Gabe missbraucht werden. Aus diesem Grund hat der Hersteller ein Kombinationspräparat aus ▶ *Buprenorphin/Naloxon* (Suboxone) mit einem Mischungsverhältnis von 4:1 entwickelt.**

Nebenwirkungen

Sehr häufig: Asthenie, Schlaflosigkeit, Kopfschmerzen, Entzugssyndrom.

Häufig: Abhängigkeitsentwicklung vom Opiattyp (geringer als bei reinen Opiatagonisten); Benommenheit, Schwindel, Kopfschmerzen, Angst, Frösteln, Schwitzen, Bauchschmerzen, gastrointestinale Störungen, Blutdruckabfall, Verlängerung des QTc-Intervalls möglich (jedoch wohl seltener als unter *Methadon/Levomethadon*), Rückenschmerzen, Nasenfluss, Tränenfluss.

Gelegentlich: Halluzinationen, Atemdepression, Lebernekrose, Hepatitis.

Sonstige NW: In Einzelfällen TdP-Arrhythmien, im Gegensatz zu *Methadon* sind Todesfälle nicht beschrieben.

Interaktionen: IRis 4

- Keine Kombination mit MAOH, BZD (wechselseitige Wirkungsverstärkung mit dem Risiko einer letalen Überdosierung), insbesondere *Flunitrazepam*, Opiatantagonisten (Ausnahme: Intoxikationstherapie), partiellen und vollen Agonisten.
- QTc-Zeit-Verlängerung bekannt: Vorsicht mit anderen die QTc-Zeit verlängernden AM.
- Erniedrigte Serumkonzentrationen möglich bei gleichzeitiger Einnahme von CYP3A4-Induktoren, wie z. B. *Carbamazepin* (▶ Anhang INT).
- Erhöhte Serumkonzentrationen möglich bei gleichzeitiger Einnahme von CYP3A4-Inhibitoren, z. B. *Cimetidin*, *Clarithromycin*, *Erythromycin* oder *Ketoconazol* (▶ Anhang INT).

Bewertung

⊕ Der Vorteil von *Buprenorphin* besteht in der relativ breiten **Sicherheitsspanne** im Vergleich zu reinen μ-Opiatrezeptoragonisten. Überbrückung von Feiertagen und Wochenenden ohne tägliche Kontakte möglich. Niedrigere Rate von Komplikationen unter *Buprenorphin* im Vergleich zu *Methadon*.

⊖ Mangelhafte Suppression des Opiatverlangens bei Schwerstabhängigen oder Unterdosierung.

Ⓡ Sorgfältige kardiologische Voruntersuchung. Regelmäßig EKG.

⚠ Dosisanpassung ist bei begleitender Gabe von BZD erforderlich. Vorsicht bei verlängerter QTc-Zeit, Bradykardie, gleichzeitiger Behandlung mit Antiarrhythmika Klasse I–III, Hypokaliämie, nach Schädel-Hirn-Traumata, bei erhöhtem intrakraniellem Druck, Erkrankungen der Atemorgane, Erkrankungen der Nieren, Diabetes, Prostatahypertrophie, abdominalen Erkrankungen, Suizidalität oder im höheren Lebensalter. **Keine Verordnung** bei schweren Leberfunktionsstörungen, schwerer respiratorischer Insuffizienz, akuter Alkoholintoxikation oder Delirium tremens.

B

S **RS 4:** Relative Kontraindikation: Bei korrekter Anwendung sind die Gefahren im Vergleich zu einem fortgesetzten i.v.-Heroinkonsum mit rezidivierend auftretenden Entzugserscheinungen geringer einzuschätzen.

Buprenorphin/Naloxon (★)

- Substitutionsmittel bei Opiatabhängigkeit.
- Kombinationspräparat aus dem partiellen μ-Opiatagonisten *Buprenorphin* und dem reinen Opiatantagionisten *Naloxon*. Durch *Naloxon* wird die initial euphorisierende Wirkung von *Buprenorphin* in der Anflutungsphase gehemmt, um das Abhängigkeitspotenzial zu minimieren.

Suboxone (Essex Pharma)
Tbl. 2 mg/5 mg, 8 mg/2 mg (Buprenorphin/Naloxon) (7, 28 Tbl.)

Indikationen

- *Substitutionsbehandlung bei Opiatabhängigkeit bei Erwachsenen und Jugendlichen > 15. Lj.;* ▶ *Buprenorphin.*
- Auch im Rahmen einer **Detoxifikationsbehandlung** einsetzbar (▶ *Buprenorphin*).

Umstellung

- Eine Umstellung von Patienten, die bereits auf *Methadon/Levomethadon* stabil eingestellt sind, ist möglich.
- Die unmittelbare Verabreichung von *Buprenorphin/Naloxon* insbesondere nach der Gabe eines reinen μ-Opiatagonisten kann jedoch ein Entzugssyndrom auslösen.
- Vor der Umstellung sollte daher die max. Tagesdosis *Methadon* auf 30 mg reduziert und eine Medikationspause von 24 h eingehalten werden.

Dosierung

- Mit der Gabe der ersten Dosis sollte bis zum Auftreten eines Opiatentzugssyndroms gewartet werden, in der Regel ca. 6–8 h nach der letzten Heroininjektion, 24–36 h nach der letzten *Methadon*-Einnahme.
- Initiale Dosierung 4/1 mg *Buprenorphin/Naloxon*, bei stärkster Abhängigkeit 8/2 mg *Buprenorphin/Naloxon*, bei Vorliegen einer Alkohol- oder BZD-Intoxikation 2/0,5 mg *Buprenorphin/Naloxon*. Weitere Behandlungsdetails ► *Buprenorphin*.
- Der effektive Dosisbereich zur Substitutionsbehandlung liegt in der Regel zwischen 8/2–16/4 mg *Buprenorphin/Naloxon* pro Tag; max. Tagesdosis 24/6 mg *Buprenorphin/Naloxon*, Dosierungen < 8/2 mg/Tag sind nicht ausreichend wirksam.
- Zum Einsatz im Rahmen einer ambulanten opiatgestützten Entzugsbehandlung ► *Buprenorphin*.
- *Buprenorphin/Naloxon* eignet sich aufgrund der langen HWZ für die Gabe einer entsprechend höheren Einmaldosis alle 2–3 Tage (Alternate-day-Verordnung) sowie ggf. für eine Take-home-Vergabe (► *Buprenorphin*); max. Einzeldosis 24/6 mg *Buprenorphin/Naloxon*.

Nebenwirkungen

Sehr häufig: Entzugssyndrom; Kopfschmerzen, Schlaflosigkeit, gastrointestinale Störungen, Schwitzen.

Häufig: Schwindel, Somnolenz, Migräne, Nervosität, Depressionen, abnormes Denken, Fieber, Frösteln, Schmerzen, Myalgie, Krämpfe in den Beinen, Hypertonie, Gewichtsabnahme, Albuminurie, Leberfunktionsstörung, verstärkter Husten, Rhinitis, Pharyngitis, Amblyopie, Tränenflussstörung, Parästhesien, Urtikaria, Ödeme, verminderte Libido.

Gelegentlich: Entwicklung einer **Drogenabhängigkeit**; Gähnen, abnorme Träume, Euphorie, Apathie, Agitiertheit, Krämpfe, Tremor, Tachykardie, Bradykardie, Myokardinfarkt, Hypotonie, Dyspnoe, Blutzellstörungen, Hyper- und Hypoglykämie,

Hyperlipidämie, Miosis, Konjunktivitis, exfoliative Dermatitis, Alopezie, Hauttrockenheit, Arthritis, Nierenstörungen, sexuelle Störungen, Hypothermie.

B

Interaktionen: IRis 4

- ► *Buprenorphin.*

Bewertung

⊕ Vorteil von Suboxone gegenüber Subutex (*Buprenorphin*) oder *Methadon* ist das geringere Risiko einer missbräuchlichen i.v.-Anwendung. Im Gegensatz zu Subutex bei Jugendlichen > 15 J. zugelassen.

⊖ Mangelhafte Suppression des Opiatverlangens bei Schwerstabhängigen oder Unterdosierung. Klinische Erfahrungen sind im Vergleich zu *Buprenorphin* noch begrenzt.

Ⓡ Kardiologische Voruntersuchung. EKG.

⚠ ► *Buprenorphin.* Insbesondere sollten die gleichen Vorsichtsmaßnahmen bezüglich einer möglichen QTc-Zeit-Verlängerung wie unter *Buprenorphin* vorgenommen werden (wenngleich darauf in der FI nicht hingewiesen wird).

Ⓢ **RS 5:** Von einer Anwendung in der Schwangerschaft wird abgeraten. Bei Eintritt einer Schwangerschaft unter *Buprenorphin-/Naloxon*-Behandlung sollte auf eine *Buprenorphin*-Monotherapie umgestellt werden.

Bupropion ⊛

Antidepressivum

- Kombinierter selektiver Noradrenalin-Dopamin-Wiederaufnahmehemmer (NDRI).

Elontril (GlaxoSmithKline)	
Tbl.	150/ 300 mg (30, 90 Tbl.)

Indikationen

- *Episoden einer Major Depression.*

Dosierung

- Morgens 150 mg → max. 300 mg/Tag als Einmalgabe möglich.
- Bei Leber- oder Nierenfunktionsstörungen: 150 mg/Tag.
- Tablette mit veränderter, d. h. diffusionskontrollierter Wirkstofffreisetzung (im Gegensatz zur Retardtablette Zyban).

Nebenwirkungen

Sehr häufig: Schlaflosigkeit; Kopfschmerzen; Mundtrockenheit, Übelkeit und Erbrechen.
Häufig: Schwindel, Zittern, Agitiertheit, Angst, Asthenie, Appetitlosigkeit, Geschmacksstörungen, Sehstörungen, Tinnitus, Gesichtsröte, erhöhter Blutdruck (manchmal schwerwiegend), Hautausschlag, Schwitzen, Fieber, Brustschmerzen, Bauchschmerzen, Obstipation.
Gelegentlich: Konzentrationsstörungen, Depressionen, Verwirrtheit, Gewichtsverlust, Tachykardie.
Sonstige NW: Sehr selten erhöhte Leberenzymwerte, Ikterus, Hepatitis, Änderungen in der Miktionsfrequenz und/oder Harnverhalt, Halluzinationen, ungewöhnliche Träume, paranoide Vorstellungen. Dosisabhängiges Risiko für Krampfanfälle.
Die NW sind in der Häufigkeit ihres Auftretens und der Relevanz bezüglich einer Nutzen-Risiko-Bewertung je nach Anwendung von *Bupropion* als Antidepressivum oder in der Raucherentwöhnungsbehandlung (s. unten) unterschiedlich bewertet worden. Manche der als NW aufgeführten Symptome können auch in der jeweils anderen Indikation aufgetreten sein. Dies gilt möglicherweise auch für die vom Hersteller angegebene NW »Depression«.

B

Interaktionen: IRis 5

- Keine Kombination mit MAOH. *Bupropion* kann 14 Tage nach Absetzen eines irreversiblen MAOH bzw. 24 h nach Absetzen von *Moclobemid* angesetzt werden.
- Keine Kombination mit *Tamoxifen* (*Citalopram*, *Escitalopram*, *Venlafaxin* können mit *Tamoxifen* kombiniert werden).
- Vorsicht bei Kombination mit Dopaminergika (*L-Dopa*) (vermehrte NW möglich).
- Die gleichzeitige Gabe von Substanzen, die die Krampfschwelle herabsetzen können (Antipsychotika, Antidepressiva, *Theophyllin*, systemische Steroide, Antimalariamittel, Chinolone, sedierende Antihistaminika) kann das Risiko für Krampfanfälle erhöhen.
- Vorsicht bei Kombination mit **CYP2B6-Inhibitoren** (► **Anhang INT**). *Bupropion* hemmt CYP2D6. Vorsicht ist daher geboten mit AM, die **Substrate** von **CYP2D6** (► **Anhang SUB**) sind.
- Bei Konsum von Alkohol möglicherweise verminderte Alkoholtoleranz, möglichst Vermeidung von Alkoholkonsum.
- **Rauchen** steigert die Aktivität von CYP1A2 durch Enzyminduktion. Wenn *Bupropion* zur Raucherentwöhnung eingesetzt wird, ist mit einer verminderten Clearance und einem Anstieg der Plasmakonzentrationen von solchen AM zu rechnen, die **Substrate** von **CYP1A2** (► **Anhang SUB**), z. B. *Clozapin*, *Olanzapin*, sind.
- Vor Kombinationen wird *www.psiac.de* dringend empfohlen.

Wenn bei fehlender Therapie-Response unter *Bupropion* mit einem SSRI kombiniert werden soll, ist im unteren Dosisbereich mit dem SSRI zu beginnen.

Bewertung als Antidepressivum

(+) Keine sexuelle Dysfunktion, Gewichtszunahme, Prolaktinerhöhung oder Müdigkeit. Bei bipolarer Depression Hinweise auf geringeres Switch-Risiko als unter *Venlafaxin*. In den USA bei der SAD zugelassen. Vorteile bei Anhedonie. Positive Wirkung auf Erschöpfung und Hypersomnie.

⊖ Blutdruckkontrolle, v. a. bei vorbestehender Hypertonie. Hohes Interaktionsrisiko. Erhöhtes, dosisabhängiges Risiko für Krampfanfälle, wenn Risikofaktoren für Herabsetzung der Krampfschwelle vorliegen.

Ⓡ Routinelabor. Elektrolyte. RR regelmäßig. **Cave:** Krampfanfälle in der Anamnese müssen sicher ausgeschlossen werden.

⚠ Vorsicht bei eingeschränkter Leber- und Nierenfunktion: unterer Dosisbereich. Zu Beginn der Therapie, besonders bis zum Alter von 24 J.: engmaschiges Monitoring der Suizidalität wie bei allen Antidepressiva. Vorsicht bei kardiovaskulären Erkrankungen und Hypertonie. **Keine Verordnung** bei Krampfanfällen in der Anamnese, schwerer Leberfunktionsstörung, abruptem Entzug von Alkohol oder abhängigkeitserzeugenden AM, Bulimie und Anorexia nervosa (auch anamnestisch).

Ⓢ **RS 5:** Von einer Verordnung während der Schwangerschaft wird abgeraten.

Raucherentwöhnungsmittel

- Retardtablette (andere Darreichungsform als in Elontril-Tabletten).
- Kombinierter selektiver Noradrenalin-Dopamin-Wiederaufnahmehemmer (NDRI); gleicher Wirkstoff wie Elontril.

Zyban (GlaxoSmithKline)	
Tbl.	150 mg (30, 60, 100 Tbl.)

Indikationen

- *Hilfe bei der Raucherentwöhnung nikotinabhängiger Patienten* in Verbindung mit unterstützenden motivierenden Maßnahmen.
- Zyban ist im Gegensatz zu Nikotinersatzstoffen verschreibungspflichtig, jedoch nicht erstattungsfähig; Ausschluss aus

dem Leistungskatalog der GKV; Verordnung auf Privatrezept.
- Die Behandlung sollte noch während des aktiven Rauchens begonnen werden. Ab der 2. Behandlungswoche sollte das Rauchen beendet werden.
- Empfohlene Behandlungsdauer: 7–9 Wochen.

Dosierung

- Raucherentwöhnung: Initial 150 mg, ab dem 7. Tag 300 mg (in 2 Einzelgaben in mindestens 8-stündigem Abstand) max. 300 mg/Tag.
- Ältere Personen: 1 × 150 mg/Tag.

Nebenwirkungen und Interaktionen

▶ Antidepressivum, s. oben.

Beim Einsatz von *Bupropion* in der Raucherentwöhnung gilt das Vorliegen einer bipolaren Störung aufgrund einer möglichen Induktion einer manischen Episode als Kontraindikation. In der Indikation als Antidepressivum scheint das Risiko dagegen geringer als unter *Venlafaxin.*

Bewertung als Raucherentwöhnungsmittel

(+) Alternative bei Versagen von Nikotinersatzstoffen.

(−) **Mittel der 2. Wahl** nach Nikotinersatzstoffen. *Vareniclin* zeigt im Vergleich eine höhere Wirksamkeit, aber auch ein höheres Risiko für neuropsychiatrische und kardiovaskuläre Komplikationen. Blutdruckkontrolle, v. a. bei vorbestehender Hypertonie. Hohes Interaktionsrisiko.

(R) Routinelabor. Elektrolyte. RR regelmäßig. Krampfanfälle in der Anamnese müssen sicher ausgeschlossen werden.

(⚠) Bei eingeschränkter Leber- und Nierenfunktion: unterer Dosisbereich. Auf eine mögliche Entwicklung depressiver Symptome ist sorgfältig zu achten. Vorsicht bei kardiovaskulären Störungen und Hypertonie. **Cave:** Sorgfältiges Monitoring von Verhaltensänderungen, insbesondere Suizidalität, und Verschlim-

merung bestehender psychiatrischer Erkrankungen (Depression, bipolare affektive Störung, Schizophrenie); Aufklärung über die Symptome des Nikotinentzugs (Reizbarkeit, Ängstlichkeit, Depression, Schlafstörungen). **Keine Verordnung** bei Krampfanfällen in der Anamnese, schwerer Leberfunktionsstörung, abruptem Entzug von Alkohol oder abhängigkeitserzeugenden AM, Bulimie und Anorexia nervosa (auch anamnestisch).
S RS 5: Von einer Verordnung während der Schwangerschaft wird abgeraten.

Buspiron

- Anxiolytikum.
- Azapiron; HWZ 2–3 h. Kompletter Agonist präsynaptischer 5-HT_{1A}-Rezeptoren, partieller Agonist an 5-HT_{1A}-Rezeptoren.

Anxut (Eisai)[1]
Tbl. 5/ 10 mg (20, 50, 100 Tbl.)

[1] Es wurde ein Generikum ausgewählt. Erstanbieter bietet *Buspiron* nicht mehr an.

Indikationen

- *Symptomatische Behandlung von Angstzuständen mit der Leitsymptomatik Angst, innere Unruhe und Spannungszustände.*

Dosierung

- Initial 3 × 5 mg → 3 × 10 mg, max. 60 mg/Tag. Dosis langsam steigern. Verteilung der Tagesdosis auf 3–4 Einzelgaben. Eine Einzeldosis von 30 mg sollte nicht überschritten werden.

Nebenwirkungen

Häufig: Nichtspezifische Brustschmerzen, Nervosität, Erregung, Albträume, Schläfrigkeit, Tinnitus, Halsentzündung, Muskelschmerzen, Taubheitsgefühle, Ekzeme, Schwitzen, feuchte Hände.

Gelegentlich: Synkopen, Hyper- oder Hypotonie, Augenreizung, verändertes Geruchs- und Geschmacksempfinden, Entfremdungserlebnisse, Suizidalität, Hypersalivation, Fieber, Dröhnen im Kopf, Muskelverspannungen, Kurzatmigkeit.

Sonstige NW: Zungenbrennen, Galaktorrhö, Amenorrhö.

Interaktionen: IRis 4

- Wirkverstärkung durch andere sedierende AM.
- Keine Kombination mit MAOH.
- Vorsicht bei Kombination mit serotonergen AM: Einzelfallberichte über zentrales Serotoninsyndrom.
- **CYP3A4-Inhibitoren**, z. B. *Erythromycin*, können den *Buspiron*-Plasmaspiegel erhöhen (▶ **Anhang INT**). **CYP3A4-Induktoren**, z. B. *Carbamazepin* oder *Phenytoin*, können den Plasmaspiegel von *Buspiron* senken (▶ **Anhang INT**).
- Die Bioverfügbarkeit von *Buspiron* wird durch Grapefruitsaft durch Hemmung von intestinalem CYP3A4 erhöht.

Bewertung

⊕ Keine sedierenden oder muskelrelaxierenden Eigenschaften. Keine Abhängigkeitsentwicklungen. Keine Interaktion mit Alkohol. Keine paradoxen Disinhibitionsphänomene. Keine sexuelle Dysfunktion.

⊖ Lange Wirklatenz. Sehr viele NW (u. a. Tinnitus), hohe Interaktionsrisiken. Schwächere anxiolytische Wirkung als BZD.

Ⓡ Routinelabor. Anfallsanamnese.

⚠ **Keine Verordnung** bei Myasthenia gravis, akutem Engwinkelglaukom, schwerer Leber- und Nierenfunktionsstörung, BZD-Entzug, Krampfanfällen in der Anamnese.

Ⓢ **RS 4:** Wenige Daten, aber auch keine besonderen Hinweise auf teratogene Wirkung. Die Verordnung während der Schwangerschaft sollte vermieden werden.

Carbamazepin

- Stimmungsstabilisierer, Antikonvulsivum.

Tegretal (Novartis Pharma)	
Tbl.	200/ 400/ 600 mg (50, 100, 200 Tbl.)
Suspension	100 mg/5 ml, Suspension zum Einnehmen (250 ml)
Timonil (Desitin)	
Tbl.	150/ 200/ 300/ 400/ 600 mg (50, 100, 200 Tbl.)
Saft	20 mg/ml, Suspension zum Einnehmen (250 ml)

Indikationen

- *Rezidivprophylaxe bipolarer affektiver Störungen*, wenn *Lithium* nicht oder nicht ausreichend wirksam ist oder wenn Kontraindikationen gegen *Lithium* bestehen.
- Verhütung zerebraler Krampfanfälle im *Alkoholentzugssyndrom* (nur unter stationären Bedingungen).

Dosierung

- Einschleichen mit 200–400 mg, → Steigerung um 200 mg, max. 800 mg/Tag (Timonil, Tegretal, Tegretal retard) bzw. 900 mg/Tag (Timonil retard).
- Verteilung auf 3–4 Einnahmen täglich (Retardpräparate 1–2).
- **Dosierung nach Plasmakonzentration:** 6–12 mg/l (12 ± 0,5 h nach der letzten und vor der morgendlichen Einnahme).
- **Cave:** Einschleichend aufdosieren, da NW v. a. initial bei hohen Anfangsdosen und rascher Dosissteigerung verstärkt auftreten.

Nebenwirkungen

Sie treten bei alleiniger Verabreichung von *Carbamazepin* (Monotherapie) seltener als bei gleichzeitiger Gabe anderer Anti-

konvulsiva (Kombinationstherapie) auf. Ein Großteil der NW kann dosisabhängig, insbesondere bei Behandlungsbeginn, auftreten und verschwindet meist nach 8–14 Tagen oder nach vorübergehender Dosisreduktion. Daher einschleichend dosieren.
Sehr häufig: Schwindel, Somnolenz, Sedierung, Ataxie, Veränderungen von Leberfunktionswerten, Leukopenie.
Häufig: Kopfschmerzen, Doppelbilder, allergische Hautreaktionen mit/ohne Fieber, Eosinophilie, Thrombozytopenie, Appetitlosigkeit, Mundtrockenheit, Nausea, Hyponatriämie, Ödeme.
Gelegentlich: Verwirrtheitszustände, unwillkürliche Bewegungsstörungen.
Sonstige NW: Selten Halluzinationen, Leukozytose, Agranulozytose, Bradykardie, Herzrhythmusstörungen, Leberversagen, aseptische Meningitis mit Myoklonus, erhöhte Prolaktinspiegel, Geschmacksstörungen.
Es wurde in einigen Studien unter langfristiger Gabe von *Carbamazepin* eine **verminderte Knochendichte** festgestellt. Bei Risikopatienten (über lange Perioden immobilisiert, keine Sonnenexposition, geringe Kalziumaufnahme) sollte eine Vitamin-D-Substitution erwogen werden.

Aufklärung über Frühsymptome bei einer Knochenmarkschädigung (Fieber, Halsschmerzen, Mundulzera, Hämatome) und bei Leberfunktionsstörung (Abgeschlagenheit, Appetitlosigkeit, Übelkeit, Gelbfärbung der Haut).

Interaktionen: IRis 5

- Die gleichzeitige Gabe von SSRI kann zu einem zentralen Serotoninsyndrom führen.
- Keine Kombination mit potenziell knochenmarktoxischen Substanzen (*Clozapin*) und TZA (Strukturähnlichkeit mit *Carbamazepin*) und mit Zytostatika.
- Keine Kombination mit MAOH.
- Keine Kombination mit *Voriconazol*.

- Vorsicht bei Kombination mit AM, die eine Hyponatriämie induzieren können, z. B. SSRI, *Venlafaxin*, Diuretika (SIADH!).
- Vorsicht bei Kombination mit zentral dämpfenden Substanzen und Alkohol.
- Die gleichzeitige Anwendung von *Levetiracetam* kann die Toxizität von *Carbamazepin* erhöhen.
- Besonders bedeutsam sind die CYP3A4-induzierenden Effekte von *Carbamazepin*. Dadurch kann es zu einem beschleunigten Abbau von AM kommen, die **Substrate** von **CYP3A4** sind (z. B. *Quetiapin* oder *Aripiprazol*, *Ciclosporin*) mit dem Risiko einer Wirkabschwächung (▶ **Anhang SUB**).
- Nach Absetzen von *Carbamazepin* kann es durch **Nachlassen der Induktion** von CYP3A4 zu einem Anstieg der Plasmakonzentrationen von Präparaten kommen, die **Substrate** von **CYP3A4** sind, z. B. *Erythromycin* (▶ **Anhang SUB**). Dies kann zu vermehrten NW bis hin zur Toxizität führen.
- Vorsicht bei Kombination mit **CYP3A4-Inhibitoren**, wie z. B. *Erythromycin* oder *Ritonavir*, wegen des Anstiegs der *Carbamazepin*-Plasmakonzentration (▶ **Anhang INT**).
- Bei Kombination mit *Paliperidon* und wahrscheinlich auch mit *Risperidon* kann es durch Induktion des Effluxtransporters P-Glykoprotein zu einer verminderten Bioverfügbarkeit der beiden Antipsychotika kommen.
- Vor Kombinationen wird *www.psiac.de* dringend empfohlen.

Bewertung

⊕ Antimanische Wirkung ist nachgewiesen (aber *off label*). Bei manischen Syndromen ist die Wirksamkeit von *Valproat*, das zudem akut besser handhabbar ist, besser belegt. *Carbamazepin* hat gegenüber *Lithium* wahrscheinlich Vorteile bei der Akutbehandlung schizoaffektiver Störungen.

⊖ Phasenprophylaktische Wirksamkeit von *Carbamazepin* relativ schlecht belegt. Ungünstiges Nutzen-Risiko-Verhältnis im Vergleich zu anderen Stimmungsstabilisierern. Oft starke Sedierung. Sehr hohes Interaktionsrisiko. Verminderung der kontrazeptiven Wirkung kann nicht ausgeschlossen werden.

R **Regelmäßig Blutbild**: bei Leukozytenzahl < 4000/mm³ Kontrolle von Differenzialblutbild. Kreatinin, Elektrolyte, Leber- und Prankreasenzyme. EKG. Schilddrüsenfunktion. Plasmakonzentration (zunächst monatlich, dann halbjährlich).

⚠ Vorsicht bei schweren Leber- und Nierenerkrankungen und kardialer Vorschädigung (insbesondere Reizleitungsstörungen). Unter Antikonvulsiva scheint das Risiko für das Auftreten von Suizidalität bei depressiven Patienten leicht erhöht zu sein: sorgfältiges Monitoring! **Keine Verordnung** bei Allergie unter TZA (Strukturähnlichkeit), Reizleitungsstörungen, insbesondere AV-Block, bekannte Knochenmarkschäden, akute intermittierende Porphyrie.

S **RS 5:** Die meisten Studien zeigen für *Carbamazepin*, besonders > 400 mg, ein sehr hohes Risikoprofil. Das Risiko ist höher als bei *Lamotrigin*. Von einer Verordnung während der Schwangerschaft wird abgeraten. Es gibt Autoren, die das Risiko aufgrund neuerer Literatur aber insgesamt geringer einschätzen. Ist die Einnahme unumgänglich, sollte die niedrigste wirksame Dosis gewählt werden.

Chloralhydrat ⊛

- Hypnotikum.
- Trichlorethandiol; Verstärkung der GABA-Wirkung; HWZ Metabolit 7–9 h.

Chloraldurat 250 mg (Desitin)
Kps. 250 mg (30 Kps.)
Chloraldurat 500 mg (Desitin)
Kps. 500 mg (15, 30 Kps.)

Indikationen

- *Kurzzeitbehandlung von Schlafstörungen bei klinisch bedeutsamen Schweregrad.*

Dosierung

- Initial: 250–500 mg →1000 mg, max. 1500 mg (Einzeldosis max. 1000 mg); ½ h vor dem Schlafengehen.

Nebenwirkungen

Benommenheit, Schwindel, Kopfschmerzen, Verwirrtheit, Ängstlichkeit, Schlafstörungen, Müdigkeit am Morgen, Magen-Darm-Beschwerden, Verlängerung des QTc-Intervalls (sehr selten TdP). **Abhängigkeitsentwicklungen** wie bei den BZD. Bei plötzlichem Entzug nach längerer Anwendung Auftreten typischer Entzugssyndrome wie bei BZD.
Keine Häufigkeitsangaben vom Hersteller.

Interaktionen: IRis 3

- Vorsicht bei der Kombination mit anderen zentral dämpfenden Substanzen einschließlich Alkohol (Verstärkung der Sedierung).
- Keine Kombination mit Pharmaka, die die QTc-Zeit verlängern, wie z. B. *Amiodaron*, *Erythromycin*, *Haloperidol*, *Domperidon* oder *Methadon*, oder die zu einer Hypokaliämie führen, z. B. Antikoagulanzien, *Furosemid*, Antidiabetika.
- Keine Kombination mit *Disulfiram* (Hemmung der Bildung des aktiven Metaboliten *Trichlorethanol*).

Bewertung

⊕ Traditionelles Einschlafmittel. Keine muskelrelaxierende Begleitwirkung, dadurch geringere Sturzgefahr bei älteren Patienten.

⊖ **Abhängigkeitsrisiko.** Bereits nach etwa einer Woche Wirkungsverlust. Letale Dosis schon 5 g. Bei Alkohokonsum Gefahr der Atemlähmung. Wegen geringer therapeutischer Breite nur **Mittel der 2. Wahl.**

R Aufklärung über Abhängigkeitsentwicklungen, Wirkungsverlust, Entzugssyndrome, eingeschränktes Reaktionsvermögen.

⚠ Vorsicht bei Leber- und Nierenfunktionsstörungen (Dosisreduktion), kardialen Störungen (insbesondere Erregungsleitungsstörungen, Arrhythmien). **Cave:** Atemdepression und Hypersekretion möglich. **Keine Verordnung** bei Schlafapnoe-Syndrom, Hypokaliämie, Bradykardie, schweren Leber- und Nierenfunktionsstörungen, schwerer Herz- und Kreislauf-Schwäche, Abhängigkeitserkrankungen.

RS Es gibt zu wenige Daten zur Risikoeinschätzung. Von einer Verordnung während der Schwangerschaft wird abgeraten.

Chlordiazepoxid

- Anxiolytikum.
- 1,4-Benzodiazepin, HWZ 6–37 h, »*low clearance drug*«, dadurch bei Dauermedikation Akkumulation. Metaboliten bis 200 h.

Librium (MEDA Pharma)

Tbl. 25 mg (10, 20, 50 Tbl.) (**Librium Tabs**)

Indikationen

- *Symptomatische Behandlung von akuten und chronischen Spannungs-, Erregungs- und Angstzuständen.*

Dosierung

- Initial 25 mg abends, ggf. um jeweils ¼ bis ½ Tbl. erhöhen; max. 62,5 mg/Tag (stationär).

Nebenwirkungen

Es werden nur die wichtigsten NW genannt:
Tagesmüdigkeit, Beeinträchtigung der Aufmerksamkeit und des Reaktionsvermögens, Fatigue, Depression, Ataxie, Vergesslichkeit, Nervosität, Einschränkung der Fahrtüchtigkeit und Alltagssicherheit. Selten sind Kopfschmerzen, Hypotonie, trockener Mund, Speichelfluss, Halluzinationen, Manie. Atemdepression, Leberfunktionsstörung. Beim Absetzen Rebound-Effekte. Sehr selten anterograde Amnesie. Sturzgefahr.
Unter BZD sind paradoxe Disinhibitionsphänomene möglich: Agitiertheit, Euphorisierung, Erregungszustände, Schlaflosigkeit und Aggressivität.

Interaktionen: IRis 4

- Wirkverstärkung durch andere sedierende Substanzen einschließlich Alkohol.
- Bei Kombination mit *Cimitidin*, *Disulfiram*, *Omeprazol* und Kontrazeptiva kann die Wirkung von *Chlordiazepoxid* verändert sein.
- Bei gleichzeitiger Einnahme von **CYP3A4-Inhibitoren**, z. B. *Itraconazol*, ist mit einem Anstieg der Plasmaspiegel von *Chlordiazepoxid* zu rechnen (► **Anhang INT**). *Carbamazepin*, *Phenytoin*, *Johanniskraut* oder andere **CYP3A4-Induktoren** können den Plasmaspiegel von *Chlordiazepoxid* senken (► **Anhang INT**).

Bewertung

⊕ Keine.
⊖ **Abhängigkeitsrisiko**. Sedierung. Aufgrund hoher Kumulationsgefahr, Interaktionsrisiken und vermehrter NW ist *Chlordiazepoxid* **nicht empfehlenswert**; dies gilt auch für die Kombination *Chlordiazepoxid* mit *Amitriptylin* (Pantrop, im Handel nur in Österreich; Limbitrol, im Handel nur in Österreich und der Schweiz).

C

R Aufklärung über BZD-Risiken, u. a. Abhängigkeitsentwicklungen, Entzugssyndrome.

⚠ Vorsicht bei schweren Leber- und Nierenerkrankungen, Atemwegserkrankungen, Schlafapnoe-Syndrom. Kumulationsgefahr. **Keine Verordnung** bei Myasthenia gravis, akutem Engwinkelglaukom, Ataxie, bekannter Abhängigkeitsanamnese (ambulant).

S **RS 5:** Von einer Verordnung während der Schwangerschaft wird abgeraten.

Chlorprothixen

- Konventionelles trizyklisches Antipsychotikum, niedrigpotent.
- Thioxanthenderivat; Affinität zu D_1-Rezeptoren und geringer zu D_2- und D_3-Rezeptoren. Starke Blockade von 5-HT_2- und H_1-, $mACh(M_1)$- und α_1-Rezeptoren.

Truxal (Lundbeck)
Drg. 15/50 mg[1] (20, 50, 100 Drg.)
Saft 20 mg = 1 ml (100 ml Saft)

[1] Es werden auch Generika mit 100 mg angeboten.

Indikationen

- *Psychomotorische Unruhe und Erregungszustände im Rahmen akuter psychotischer Syndrome und zur Behandlung von maniformen Syndromen.*

Dosierung

- Ambulant (einschleichend beginnen) 30–150 mg, stationär max. 400 mg/Tag.

Nebenwirkungen

Im unteren Dosisbereich (15–30 mg/Tag) geringe NW (anticholinerg, adrenolytisch); im Vergleich zu *Haloperidol* weniger dosisabhängige EPS.

Sehr häufig: Müdigkeit (häufig erwünscht), Benommenheit, Schwindelgefühl, orthostatische Dysregulation, Hypotonie, Tachykardie, Gewichtszunahme, Obstipation, Übelkeit, Miktionsstörungen, v. a in höheren Dosen vegetative Symptome: Hypersalivation, Hypohidrosis, Mundtrockenheit, Verlängerung der Reaktionszeit, Sprechstörungen.

Häufig: Kopfschmerzen, Nervosität, Asthenie, Appetitsteigerung, Palpitationen, Störungen der Erregungsleitung, Libidoverminderung, Abgeschlagenheit, Agitiertheit, Frühdyskinesien, Dystonien, Verwirrtheit bei zerebraler Vorschädigung, Verdauungsstörungen, passagere Erhöhungen der Leberenzymaktivitäten, Akkommodationsstörungen, Sehstörungen, vermehrtes Schwitzen, Myalgie.

Gelegentlich: Depressive Verstimmung (insbesondere bei Langzeittherapie), delirante Symptome – insbesondere unter Kombination mit anticholinerg wirkenden Substanzen, Appetitminderung und Gewichtsabnahme, Erbrechen, Diarrhö, Sodbrennen, Harnverhalt, Gefühl der verstopften Nase, Parkinson-Syndrom, Akathisie, Manifestation von Spätdyskinesien, Lethargie, zerebrale Krampfanfälle, Regulationsstörungen der Körpertemperatur sowie Sprach-, Gedächtnis und Schlafstörungen, erektile Dysfunktion und Ejakulationsstörungen, Hitzewallungen, Pigmenteinlagerung in Kornea und Linse, Erhöhung des Augeninnendrucks, Okulogyration, Dermatitis, Muskelrigidität, allergische Hautreaktionen (Hautrötung, Exanthem, allergische Reaktion auf Sonnenlicht und Juckreiz), Überempfindlichkeits- oder anaphylaktische Reaktion.

Sehr selten: Blutbildungsstörungen in Form von Eosinophilie und Panzytopenie, Ausbildung von Bein- und Beckenvenenthrombosen, Thromboembolien, Polyneuropathie.

C

Sonstige NW: Selten oder in Einzelfällen Senkung der Krampfschwelle, malignes neuroleptisches Syndrom, QTc-Zeit-Verlängerung, ventrikuläre Arrhythmien, Kammerflimmern, ventrikuläre Tachykardie, TdP, Herzstillstand und plötzlicher unerklärter Tod, Spätdyskinesien, Blutbildungsstörungen, Thrombosen, lebensbedrohliche Darmlähmung, kardiovaskuläre Komplikationen (insbesondere bei Patienten mit Herz-Kreislauf-Erkrankungen), Atemnot, Choleostase, Ikterus bzw. cholestatische Hepatose, Amenorrhö, Menstruationsbeschwerden, vereinzelt sexuelle Funktionsstörungen, Störungen des Zucker- und des Salz-/Wasserhaushalts, verminderte Glukosetoleranz, Hyperglykämie, Gynäkomastie, Hyperprolaktinämie, Galaktorrhö, Neutropenie, Thrombozytopenie, Agranulozytose.
Absetzsymptome: Häufig Übelkeit, Erbrechen, Anorexie, Durchfall, Rhinorrhö, Schwitzen, Myalgie, Parästhesie, Schlaflosigkeit, Ruhelosigkeit, Angst und Agitiertheit. Auch Schwindel, wechselndes Wärme- und Kältegefühl und Tremor.

Interaktionen: IRis 4
- Vorsicht bei Kombination mit zentral dämpfenden Substanzen und Alkohol.
- Vorsicht bei Kombination mit Polypeptid-Antibiotika, erhöhtes Risiko für Atemdepression.
- Aufgrund der starken anticholinergen Komponente gibt es sehr viele pharmakodynamische Wechselwirkungen.
- QTc-Zeit-Verlängerung wurde beobachtet. Vorsicht bei Kombination mit anderen die QTc-Zeit verlängernden AM.
- Bei Kombination mit Stimulanzien vom Amphetamin-Typ Abschwächung der Amphetaminwirkung.
- Dosisanpassung bei Kombination mit **CYP2D6-Inhibitoren**, z. B. *Paroxetin*, *Fluoxetin* oder *Metoprolol* (► **Anhang INT**), ebenso bei Patienten mit genetisch bedingtem nicht aktivem CYP2D6.

Bewertung

⊕ *Chlorprothixen* wird zur Sedierung häufig angewandt (Vorteile sind aber nicht erkennbar).

⊖ Zahlreiche anticholinerge und adrenolytische NW. Relativ hohes Interaktionsrisiko. Antipsychotische Potenz reicht in der Regel nicht aus, um akute Psychosen allein mit *Chlorprothixen* zu behandeln. Dosisabhängige EPS. Prolaktinerhöhung. Keine Verordnung bei depressiver Symptomatik. **Gegenüber AAP zurzeit keine Vorteile erkennbar, nicht Mittel der 1. Wahl.**

Ⓡ Routinelabor. BZ, Blutfette. Gewicht, EKG und RR. Anfallsanamnese.

⚠ Vorsicht bei Leber- und Nierenfunktionsstörungen, schwerer Hypotonie, M. Parkinson, prolaktinabhängigen Tumoren, Hyperthyreose, Glaukom, Prostatahypertrophie, Harnverhalt, Krampfanfällen und besonders bei kardialer Vorschädigung. **Cave:** gleichzeitiges Vorliegen von Depression und Psychose. **Keine Verordnung** bei Blutzell- oder Knochenmarkschädigung, Leukopenie und anderen Störungen der Hämatopoese.

Ⓢ **RS 5:** Die wenigen Daten erlauben keine Risikoeinschätzung. Von einer Verordnung während der Schwangerschaft wird abgeraten.

> Unter allen Antipsychotika kann das Risiko für plötzliche kardial bedingte Todesfälle erhöht sein. Vorsichtsmaßnahmen: geringstmögliche wirksame Dosis, besonders bei kardialen Risiken und im höheren Alter; regelmäßige EKG- und Elektrolytkontrollen (QTc < 480 ms); keine die QTc-Zeit verlängernde Komedikation.
> **Verordnung** bei psychotischen Symptomen im Rahmen von Demenzerkrankungen **nur nach sehr sorgfältiger Nutzen-Risiko-Abwägung**, besonders bei kardiovaskulären und zerebrovaskulären Risiken bei Patienten > 65 J. (*off label*).

Citalopram

- Antidepressivum.
- Selektiver Serotoninwiederaufnahmehemmer (SSRI).

C

Cipramil (Lundbeck)
Tbl. 20/ 40 mg (20, 50, 100 Tbl.)
Amp. 20 mg = 0,5 ml Infusionslösungskonzentrat (5 Amp.)

Indikationen

- *Depressive Erkrankungen.* Dauer der Behandlung: »6 Monate oder länger, um einem Rückfall vorzubeugen« (FI).
- *Panikstörung mit/ohne Agoraphobie.*

Dosierung

Oral

- **Depression:** Morgens 20 mg (auch empfohlene Erhaltungsdosis) → max. 40 mg/Tag (Maximaldosis wurde von 60 mg auf 40 mg wegen möglicher QTc-Zeit-Verlängerung heruntergesetzt).
- **Panikstörung:** 10 mg → max. 20 mg/Tag.
- Ältere Patienten: >60 J. 10 mg.

Parenteral

- Dosis entspricht bei i.v.-Gabe der oralen Dosis.

Nebenwirkungen

Sehr häufig: Schläfrigkeit, Schlaflosigkeit, Kopfschmerzen, Asthenie, Schwitzen, Tremor, Mundtrockenheit, Übelkeit, Obstipation.

Häufig: Müdigkeit, Schwindel, Konzentrationsstörungen, Agitiertheit, Ängstlichkeit, Konzentrationsstörungen, Verwirrtheit, anormale Träume, EPS, Myalgien, Arthralgien, Gähnen, Rhinitis, Appetitmangel, Geschmacksstörungen, gastrointestinale

Beschwerden, vermehrter Speichelfluss, Gewichtsabnahme, Tachykardie, Palpitationen, orthostatische Hypotonie, Sehstörungen, Tinnitus, Parästhesien, Juckreiz, Hautausschlag, Harnretention, sexuelle Störungen.

Gelegentlich: Krampfanfälle, Appetitsteigerung, Gewichtszunahme, Synkopen, Bradykardie, Mydriasis, Purpura, Photosensibilität, Urtikaria, allergische Reaktionen, Haarausfall, Ödeme, anormale Ergebnisse von Leberfunktionstests.

Sonstige NW: Selten Hyponatriämie, SIADH, dann v. a. bei älteren Patienten. **Dosisabhängiges Risiko einer QTc-Zeit-Verlängerung**, Fälle ventrikulärer Arrhythmien einschließlich TdP sind berichtet. Patienten sollten angehalten werden, sich bei Anzeichen von Herzrhythmusstörungen wie z. B. Palpitationen, Kurzatmigkeit, Schwindel oder Synkopen unverzüglich ärztlich vorzustellen. Selten Hepatitis, Thrombozytopenie. **Alteration der Thrombozytenfunktion mit selten verlängerter Blutungszeit und/oder Anzeichen einer Blutung** unter Antidepressiva mit (selektiver) Hemmung der Serotoninwiederaufnahme. Das Risiko für gastrointestinale Blutungen ist vergleichbar demjenigen unter einer Behandlung mit Thrombozytenaggregationshemmern. In Einzelfällen zentrales Serotoninsyndrom.

Bei i.v.-Gabe in der ersten Woche vermehrt Angst möglich.

Interaktionen: IRis 4

- Keine Kombination mit MAOH (können frühestens 7 Tage nach Absetzen von *Citalopram* angesetzt werden; *Citalopram* kann 14 Tage nach Absetzen eines irreversiblen MAOH bzw. 2 Tage nach Absetzen von *Moclobemid* angesetzt werden). Keine Kombination mit *Linezolid* (Antibiotikum, schwacher, reversibler, nichtselektiver MAOH).
- **QTc-Zeit-Verlängerung bekannt**: Keine Kombination mit *Thioridazin* und *Pimozid*. Vorsicht mit anderen die QTc-Zeit verlängernden AM (formal kontraindiziert!).
- Vorsicht bei Kombination mit serotonergen AM, z. B. Triptanen, *Tryptophan*, *Ondansetron*, *Tramadol* oder *Linezolid*

(Antibiotikum, schwacher, reversibler, nichtselektiver MAOH) wegen des Risikos eines zentralen Serotoninsyndroms.
- Vorsicht bei Kombination mit AM, die eine Hypokaliämie/Hypomagnesiämie verursachen können (Risiko für Arrhythmien).
- Vorsicht bei Kombination mit (Thiazid-)Diuretika und ACE-Hemmern (Hyponatriämierisiko).
- Keine pharmakokinetischen oder -dynamischen Interaktionen mit Alkohol bekannt, dennoch sollte auf gleichzeitigen Alkoholkonsum möglichst verzichtet werden.
- Wenn neben *Citalopram* NSAID, Thrombozytenaggregationshemmer oder orale Antikoagulanzien verordnet werden müssen, sollten Substanzen mit fehlender relevanter Affinität zum Serotonintransporter wie *Mirtazapin* vorgezogen werden.
- Große Vorsicht bei Kombination mit **CYP2C19-Inhibitoren**, z. B. *Cimetidin*, oder **-Induktoren**, z. B. *Ginkgo biloba*, *Phenytoin* (► **Anhang INT**); Plasmaspiegelkontrolle dringend empfohlen. Bei notwendiger Kombination mit CYP2C19-Inhibitoren nur max. 20 mg *Citalopram* pro Tag.

Bewertung

⊕ Bei leichten bis mäßigen Nierenfunktionsstörungen ist keine Dosisanpassung erforderlich. *Citalopram* kann als schwacher CYP2D6-Inhibitor mit *Tamoxifen* kombiniert werden.

⊖ Anfängliche Übelkeit. Dosisabhängige **QTc-Zeit-Verlängerung**, aber auch bei **niedriger Dosis möglich**. Höheres Interaktionsrisiko als bei *Escitalopram*. Erhöhte Krampfbereitschaft. Studien zur Rezidivprophylaxe sind nicht bekannt.

Ⓡ Routinelabor, Elektrolyte (**Cave:** Hyponatriämie, besonders bei älteren Patienten), EKG. Risiko für Hämorrhagie abklären. Anfallsanamnese.

⚠ Vorsicht bei eingeschränkter Leberfunktion, Alter > 60 J., CYP2C19-Poor-metabolizer-Status: max. 20 mg/Tag. Vorsicht bei erhöhter Blutungsneigung, instabiler Epilepsie, erhöhtem

Risiko für Herzrhythmusstörungen. Zu Beginn der Therapie, besonders bis zum Alter von 24 J.: engmaschiges Monitoring der Suizidalität wie bei allen Antidepressiva. Erhöhtes Osteoporoserisiko unter Langzeitmedikation bei älteren Menschen. **Keine Verordnung** bei instabiler Epilepsie, schwerer Nierenfunktionsstörung, Anfallsanamnese, angeborenem Long-QT-Syndrom, bekannter Verlängerung des QTc-Intervalls.
S RS 4: Die Verordnung während der Schwangerschaft sollte vermieden werden.

Clobazam ®

- Anxiolytikum.
- 1,5-Benzodiazepin, HWZ 18 h, Hauptmetabolit *N-Desmethylclobazam* (HWZ 50 h).

Frisium 10/20 Tabs (Sanofi Aventis)
Tbl. 10/ 20 mg (10, 20, 50 Tbl.)

Indikationen

- *Zur symptomatischen Behandlung von akuten und chronischen Spannungs-, Erregungs- und Angstzuständen.*
- Zusatztherapie bei Patienten mit epileptischen Anfällen.

Dosierung

- 20–30 mg, max. 80 mg/Tag.
- Ältere Patienten: 10–15 mg/Tag.

Nebenwirkungen

Es werden nur die wichtigsten NW genannt:
Häufig: Tagesmüdigkeit (meist nur zu Beginn der Therapie), Beeinträchtigung der Aufmerksamkeit und des Reaktionsvermögens, Einschränkung der Fahrtüchtigkeit und Alltagssicherheit, Kumulationsgefahr. Sehstörungen, Artikulationsstörun-

gen, Atemdepression (bei hoher Dosis), Muskelschwäche, Gewichtszunahme, Verwirrtheit.
Unter BZD sind paradoxe Disinhibitionsphänomene möglich: Agitiertheit, Euphorisierung, Erregungszustände, Schlaflosigkeit und Aggressivität. Sie treten unter höherer Dosierung und bei älteren Menschen auf.

C

Interaktionen: IRis 4

- Wirkverstärkung durch andere sedierende Substanzen. Alkohol kann die Bioverfügbarkeit von *Clobazam* um 50 % erhöhen.
- Wenn Antikonvulsiva mit *Clobazam* kombiniert werden, EEG-Kontrolle.
- Bei Kombination mit **CYP3A4-Inhibitoren** (z. B. *Cimetidin, Erythromycin*): Anstieg der Plasmaspiegel von *Clobazam* , evtl. verstärkte Sedierung (► **Anhang INT**). Bei gleichzeitiger Einnahme von **CYP3A4-Induktoren**, z. B. *Phenobarbital*, ist mit einem Abfall der Plasmaspiegel von *Clobazam* zu rechnen (► **Anhang INT**).

Bewertung

⊕ Keine.

⊖ **Abhängigkeitsrisiko**, Toleranzentwicklung, relativ hohes Interaktionsrisiko. Aufgrund von Kumulationsgefahr ist *Clobazam* **Mittel der 2. Wahl.**

Ⓡ Aufklärung über BZD-Risiken, u. a. Abhängigkeitsentwicklungen, Entzugssyndrome, Leber-und Nierenfunktion.

⚠ Vorsicht bei Leber- und Nierenerkrankungen; Atemwegserkrankungen, Schlafapnoe-Syndrom. Kumulationsgefahr. **Keine Verordnung** bei Myasthenia gravis, akutem Engwinkelglaukom, Ataxie, bekannter Abhängigkeitsanamnese (ambulant).

Ⓢ **RS 5:** Von einer Verordnung während des 1. Trimemon wird dringend abgeraten. Die Verordnung nach dem 1. Trimenon sollte vermieden werden.

Clomethiazol ⊛

- Entgiftungsmittel.
- Verstärkt die Wirkung der inhibitorischen Neurotransmitter GABA und Glycin, insbesondere am $GABA_A$-abhängigen Chloridionenkanal. Wirkt sedierend, hypnotisch und antikonvulsiv.

Distraneurin (CHEPLAPHARM)	
Kps.	192 mg (25, 100 Kps.)
Mixtur	31,5 mg/ml (300 ml)

Indikationen

- *Behandlung von Prädelir, Delirium tremens und akuter Entzugssymptomatik unter kontrollierten stationären Bedingungen.*
- *Behandlung von Verwirrtheits-, Erregungs- und Unruhezuständen bei Patienten mit hirnorganischem Psychosyndrom im höheren Alter unter kontrollierten stationären Bedingungen.*
- *Schwere Schlafstörungen in höherem Lebensalter, wenn andere Maßnahmen zur Beeinflussung der Schlafstörungen wegen Wirkungslosigkeit oder NW nicht anwendbar sind.*

Clomethiazol sollte in der Regel nicht als Hypnotikum eingesetzt werden, allenfalls vorübergehend bei sehr schweren, anders *nicht behandelbaren Schlafstörungen* unter sorgfältiger Abwägung der Nutzen-Risiko-Relation.

Dosierung

- 1 Kps. (192 mg) und 6 ml Mixtur (189 mg) sind therapeutisch äquivalent.
- Die Dosierung kann **flexibel** nach Sedierungsgrad und Schwere der Entzugssymptome gewählt werden. Die Entzugsschwere kann mit standardisierten Befundskalen wie z. B. dem Alkoholentzugssymptombogen (AESB; ausführlich beschrieben im *Kompendium der Psychiatrischen Pharmako-*

therapie, 9. Auflage, Kap. 7) – auch von geschultem Pflegepersonal – erfasst werden.
- Orientierungshilfe für eine **festdosierte** Behandlung: Initial 2–4 Kps. oder 10–20 ml Mixtur, in den ersten 2 h bis zu 6–8 Kps., dann in ca. 2-stündigem Abstand jeweils weitere 2 Kps. bis max. 24 Kps./Tag; in Ausnahmefällen höher; bei zu starker Sedierung Dosisreduktion, nach Plateauphase von ca. 3 Tagen *Clomethiazol* ausschleichend absetzen.

Nebenwirkungen

Sehr häufig: Erhöhte Speichel- und Bronchialsekretion.
Häufig: Starke Müdigkeit, Benommenheit, Kopfschmerzen, Herzklopfen, Missempfindungen wie Taubheit oder Kribbelgefühl, Juckreiz, Hautausschläge, Bindehautentzündung.
Gelegentlich: Gastrointestinale Störungen, Brennen in Hals und Nase, Schnupfengefühl und Hustenreiz (nach einigen Tagen abnehmend).
Sonstige NW: Selten ernste Atmungs- und Kreislaufdepression. In Einzelfällen Gesichtsödem, Anstieg der Serumtransaminasen, Ikterus.

! Bereits nach relativ kurzfristiger Verordnung ist eine Abhängigkeitsentwicklung möglich. *Clomethiazol* maximal 14 Tage verordnen und nur stationär.

Interaktionen: IRis 3

- Keine Kombination mit anderen psychotrop wirkenden Substanzen, besonders **Alkohol**, Anxiolytika, Hypnotika, (schwer abschätzbare, u. U. massive Wirkungsverstärkung).
- Bei Kombination mit *Propranolol* kommt es zu einer ausgeprägten Bradykardie.
- Vorsicht bei Kombination mit *Cimetidin* (Wirkungsverstärkung und -verlängerung) durch Hemmung von CYP3A4 und damit des Abbaus von *Clomethiazol* und Anstieg der Wirkspiegel.

- Bei Kombination mit *Carbamazepin* steigt die *Clomethiazol*-Ausscheidung um 30% an durch Induktion von CYP3A4 (evtl. höhere Dosen erforderlich).

Bewertung

⊕ Wirksame und gut steuerbare Substanz zur Unterdrückung und Vorbeugung des gesamten Spektrums von Alkoholentzugssymptomen, insbesondere des Alkoholentzugsdelirs.

⊖ Hohes Abhängigkeitsrisiko, hohes Risiko bei Überdosierung. Darf nur unter stationären Bedingungen und kurzfristig eingesetzt werden.

Ⓡ Routinelabor. Sorgfältige körperliche Befunderhebung. Absicherung, dass keine sedierenden Medikamente oder Alkohol eingenommen werden.

⚠ Bei eingeschränkter Leber- und Nierenfunktion geringere Dosierung wegen längerer HWZ. **Cave:** Bei Überdosierung Absinken in Bewusstlosigkeit, Atemdepression und hypotone Blutdruckreaktionen: Notfallsituation! **Keine Verordnung** bei respiratorischer Insuffizienz bzw. obstruktiven Lungenerkrankungen (Gefahr einer Atemdepression).

Ⓢ **RS 5:** Es gibt keine klinischen Daten. Von einer Verordnung während der Schwangerschaft wird abgeraten.

Clomipramin

- Trizyklisches Antidepressivum.
- Starker, aber nichtselektiver Serotoninwiederaufnahmehemmer; auch Noradrenalinwiederaufnahmehemmung. Leichte bis mäßige 5-HT_2-, leichte D_2-Blockade. Anticholinerge und α_1-antagonistische Eigenschaften.

Anafranil (Dolorgiet)

Drg. 10/25 mg (20, 50, 100 Drg.)

Tbl. 75 mg (20, 50, 100 Tbl.) (**Anafranil retard**)

C

Indikationen

- *Depressive Erkrankungen.*
- *Zwangsstörung.*
- *Panikstörung.*
- *Phobien.*
- *Schlaflähmung, Kataplexie und hypnagoge Halluzinationen bei Narkolepsie.*
- Enuresis nocturna (ab 5 J.).
- Langfristige Schmerzbehandlung im Rahmen eines therapeutischen Gesamtkonzepts.

Dosierung

- **Depression:** Initial 25–75 mg, Erhaltungsdosis 75–150 mg als retardiertes Präparat, ambulant Erhöhung auf 3 × 75 mg, stationär raschere Aufdosierung in 3 Tagen auf 225 mg, max. 300 mg/Tag.
- **Zwangsstörung:** Zunächst oft höhere Dosen, nach Ansprechen langsame Reduktion auf übliche Erhaltungsdosis. Wirkung setzt häufig erst nach 6–8 Wochen ein.
- **Panikstörung:** Beginn mit sehr niedrigen Dosen, 10–25 mg (bei Therapiebeginn auftretende NW können als Verschlechterung verkannt werden); Erhaltungstherapie 30–100 mg/Tag.
- **Kataplexie:** 25–75 mg/Tag.
- Schmerzsyndrome: 75–150 mg/Tag.
- Enuresis: 10–50 mg/Tag am Abend, ggf. bei frühem Einnässen Teildosis um 16 Uhr.

Nebenwirkungen

Sehr häufig: Benommenheit, Müdigkeit, innere Unruhe, Schwindel, Kopfschmerzen, Tremor, Myoklonien, Schwitzen, Mundtrockenheit, Obstipation, Übelkeit, Appetitsteigerung, Gewichtszunahme, Akkommodationsstörungen, verschwommenes Sehen, Miktionsstörungen, sexuelle Funktionsstörungen.

Häufig: Delir, Verwirrtheitszustände, Halluzinationen (insbesondere bei älteren Patienten oder Parkinson-Kranken), Gedächtnis- und Konzentrationsstörungen, Angstzustände, Erregung, Schlafstörungen, Erbrechen, Diarrhö, Anorexie, Tachykardie, Palpitationen, orthostatische Dysregulation, EKG-Veränderungen (z. B. ST- und T-Veränderungen), Hitzewallungen, Gähnen, Sprachstörungen, Parästhesien, Muskelschwäche, Muskelhypertonie, Tinnitus, Mydriasis, Geschmacksstörungen, Photosensibilität, Juckreiz, Galaktorrhö, Gynäkomastie, Erhöhung der Transaminasen.
Gelegentlich: Krampfanfälle (in Dosen bis 250 mg/Tag bei ca. 0,5%, in Dosen ab 300 mg bei ca. 2% der Patienten).
Sonstige NW: Selten Störungen der Erregungsleitung des Herzens. Sehr selten Leukopenie, Agranulozytose, Thrombozytopenie, Eosinophilie, Harnverhalt. In Einzelfällen: SIADH, dann v. a. bei älteren Patienten. Dosisabhängiges Risiko einer QTc-Zeit-Verlängerung.
Alteration der Thrombozytenfunktion mit selten verlängerter Blutungszeit und/oder Anzeichen einer Blutung unter Antidepressiva mit (selektiver) Hemmung der Serotoninwiederaufnahme. Antidepressiva mit (selektiver) Hemmung der Serotoninwiederaufnahme gehen mit einem erhöhten Risiko für gastrointestinale Blutungen vergleichbar demjenigen unter einer Behandlung mit Thrombozytenaggregationshemmern einher.

Interaktionen: IRis 4

- Vorsicht bei gleichzeitigem Konsum von Alkohol oder Einnahme anderer zentral dämpfend wirkender Substanzen: mögliche Wirkverstärkung.
- Keine Kombination mit MAOH (nach der Behandlung mit *Clomipramin* Sicherheitsabstand von 2 Wochen zur Verordnung eines MAOH; nach Absetzen von *Moclobemid* Wechsel auf *Clomipramin* am übernächsten Tag möglich).

- Keine Kombination mit serotonergen AM, z. B. SSRI, SNRI, *Tryptophan*, *Tramadol* und mit 5-$HT_{1B/D}$-Rezeptoragonisten, z. B. *Sumatriptan*, *Zolmitriptan*, *Naratriptan* wegen der **Gefahr eines zentralen Serotoninsyndroms**.
- Keine Kombination mit Antiarrhythmika vom Chinidin-Typ oder Sympathomimetika.
- QTc-Zeit-Verlängerung bekannt: Keine Kombination mit *Thioridazin* und *Pimozid*. Vorsicht mit anderen die QTc-Zeit verlängernden AM.
- Vorsicht bei Kombination mit AM, die eine Hypokaliämie/Hypomagnesiämie verursachen können (Risiko für Arrhythmien).
- Wenn NSAID, Thrombozytenaggregationshemmer oder orale Antikoagulanzien verordnet werden müssen, sollten Antidepressiva mit fehlender relevanter Affinität zum Serotonintransporter vorgezogen werden.
- Vorsicht bei Kombination mit **CYP3A4-Induktoren**, z. B. *Oxybutynin*, oder **Inhibitoren** von **CYP2C19**, z. B. *Fluvoxamin* oder *Perazin*, oder **CYP2D6**, z. B. *Bupropion*, *Fluoxetin*, *Metoprolol* oder *Paroxetin* (▶ **Anhang INT**); Plasmaspiegelkontrolle empfohlen.
- Bei Rauchern ist die Elimination beschleunigt durch Induktion von CYP1A2, nach einer Entwöhnung ist mit erhöhten Wirkspiegeln zu rechnen.
- Plasmaspiegelkontrolle bei Kombination mit hohen Östrogendosen (50 mg/Tag).

! Keine TZA bei kardialer Vorschädigung; keine Kombination mit Antiarrhythmika und AM, die zur QTc-Zeit-Verlängerung oder zu Erregungsleitungsstörungen führen, z. B. *Pimozid*, *Thioridazin*. Bei > 100 mg/Tag steigt das Risiko für kardiale NW.

Bewertung

⊕ Bei Zwangsstörungen gleich gute Wirkung wie SSRI, aber stärkere NW. Gute Wirkung bei chronischen Schmerzsyndromen. Option bei therapieresistenter Depression.

⊖ Starke anticholinerge Eigenschaften. Gewichtszunahme. Therapeutische Breite geringer als bei neueren Präparaten.

Ⓡ Routinelabor (Blutbild!), Elektrolyte (**Cave:** Hyponatriämie, besonders bei älteren Patienten). Gewicht. EKG und RR regelmäßig. Anfallsanamnese.

⚠ Vorsicht bei schweren Leber- und Nierenerkrankungen, erhöhter Anfallsbereitschaft, kardialer Vorschädigung. Zu Beginn der Therapie, besonders bis zum Alter von 24 J.: engmaschiges Monitoring der Suizidalität (wie bei allen Antidepressiva). Erhöhtes Osteoporoserisiko unter Langzeitmedikation bei älteren Menschen. **Keine Verordnung** bei Harnverhalt, Engwinkelglaukom, Prostatahypertrophie, Pylorusstenose, paralytischem Ileus, Delir, kardialer Vorschädigung (insbesondere Erregungsleitungsstörungen, koronare Herzerkrankung, Myokardinfarkt, angeborenes Long-QT-Syndrom), erhöhter Anfallsbereitschaft.

Ⓢ **RS 5:** Von einer Verordnung während der Schwangerschaft wird abgeraten.

Clonidin

- »Antihypertensivum im Entzug«.
- Zentraler α_2-Agonist. Aktivitätshemmung noradrenerger Neurone im Locus coeruleus.

Catapresan (Boehringer Ingelheim)

Tbl.	0,075/ 0,15/ 0,3 mg (20, 50, 100 Tbl.)
Amp.	0,15 mg/ml (5 Amp.)

Indikationen

Es besteht für die folgenden Indikationen keine Zulassung (Off-label-Indikation); *Clonidin* ist nur als Antihypertensivum zugelassen:

C

Oral

- Opiatentzugssyndrom.
- Komedikation (z. B. mit *Chlomethiazol*) beim Alkoholentzugssyndrom bei im Vordergrund stehender (hypertoner bzw. tachykarder) Herz-Kreislauf-Symptomatik.
- *Clonidin* besitzt weder antikonvulsive noch delirverhütende Eigenschaften.

Parenteral

- Schweres Alkoholentzugssyndrom, jedoch nur unter kontinuierlicher intensivmedizinischer Überwachung und mit antikonvulsiver und delirverhütender Komedikation.

Dosierung

Oral

- Zur Behandlung eines Opiatentzugssyndroms sind Behandlungsdosen von 7–30 μg/kg KG erforderlich. Beginn mit 3–4 × 0,15 mg/Tag; Steigerung bis 1,2 mg/Tag, in Einzelfällen auch bis 2,0 mg/Tag. Nach Abklingen der Entzugssymptome stufenweise Reduktion innerhalb von 3–5 Tagen.

Parenteral

- Initial Injektion von 0,15–0,6 mg langsam i.v. Tagesdosis nach klinischen Erfordernissen 0,3–4 mg/Tag. Wenn notwendig: fortsetzende Applikation über Perfusor.

Oral und parenteral

- Bei **schlagartigem Absetzen** von *Clonidin* **überschießende Sympathikusreaktionen** möglich.

Nebenwirkungen

Sehr häufig: Schwindel, Sedierung, Mundtrockenheit, Blutdruckabfall, Pulsverlangsamung (**häufige Blutdruck- und Pulskontrollen!** Dosisreduktion bei Blutdruckabfall < 90 mmHg systolisch bzw. 55 mmHg diastolisch, Pulsfrequenz < 55/min).
Häufig: Müdigkeit, Kopfschmerzen, Schlafstörungen, depressive Verstimmungen, erektile Dysfunktion, Libidominderung.
Gelegentlich: Wahrnehmungsstörungen, Sinusbradykardien, Obstipation, Übelkeit, Erbrechen, Pruritus, Urtikaria, Parästhesien, Schmerzen in den Speicheldrüsen, Raynaud-Syndrom.
Sonstige NW: Selten Verwirrtheitszustände, Verstärkung vorbestehender Herzrhythmusstörungen, initialer Blutdruckanstieg, Gewichtsabnahme, Akkommodationsstörungen, Reduktion des Tränenflusses, Alopezie, Miktionsstörungen, Gynäkomastie.

Interaktionen: IRis 4

- Verstärkung der sedierenden Wirkung von zentral dämpfenden Substanzen und Alkohol.
- Abschwächung der blutdrucksenkenden Wirkung durch *Tolazolin*, Histamin, TZA oder Antipsychotika möglich.
- Erhöhte Gefahr von (bradykarden) Herzrhythmusstörungen bei gleichzeitiger Therapie mit Herzglykosiden oder β-Rezeptorenblockern.
- Verstärkung der antihypertensiven Wirkung von Antihypertensiva.
- Verminderung der blutdrucksenkenden Wirkung von *Clonidin* durch blutdrucksteigernde oder Natrium und Wasser retinierende Substanzen, wie nichtsteroidale Antirheumatika.
- Bei hohen i.v.-Dosen kann *Clonidin* die arrhythmogene Wirkung (QTc-Zeit-Verlängerung) hoher Dosen von *Haloperidol* verstärken.

C

Bewertung

⊕ Basismedikation im Rahmen eines nichtopiat-/opioidgestützten Opiatentzugs (aber schlechter wirksam als *Buprenorphin* oder *Methadon*). Sinnvolle Komedikation bei im Vordergrund stehender Herz-Kreislauf-Symptomatik beim Alkoholentzug.

⊖ Begleitende internistische Betreuung wichtig. **Sehr langsames Absetzen!**

Ⓡ Regelmäßig RR und Puls, EKG.

⚠ Vorsicht bei kardialer Vorschädigung, (insbesondere höhergradigen) AV-Blockierungen. **Keine Verordnung** bei Erregungsbildungs- und Erregungsleitungsstörungen des Herzens, Sick-Sinus-Syndrom, Bradykardie (< 50) oder Hypotonie, Depression, zerebralen Durchblutungsstörungen.

Ⓢ **RS 5:** Es fehlen ausreichende Studien. Von einer Verordnung während der Schwangerschaft wird abgeraten.

Clozapin

- Atypisches Antipsychotikum mit trizyklischer Struktur!
- Blockade von D_2-artigen Rezeptoren (wahrscheinlich extrastriatale Rezeptoren) und Antagonismus an 5-HT_{2A}-Rezeptoren.

Leponex (Novartis Pharma)
Tbl. 25 (teilbar) 50/ 100 (teilbar) mg (20, 50, 100 Tbl.)

Indikationen

- *Akute und chronische Formen schizophrener Psychosen* (▶ Behandlungsvoraussetzungen).
- *Therapieresistente Schizophrenie.*
- *Psychosen im Verlauf eines Morbus Parkinson* (in niedriger Dosis) nach Versagen der Standardtherapie.

Voraussetzungen für eine Behandlung mit Clozapin – nach Vorgaben der Hersteller
(Wer *Clozapin* verordnet, muss dem Hersteller die Kenntnisnahme der nötigen Untersuchungen mit Unterschrift bestätigen.)

- Vor Beginn Leukozyten > 3500/µl bei normalem Diff.-BB (Kontrolle darf nicht länger als 10 Tage zurückliegen).
- Gewährleistung von wöchentlichen Kontrollen der Leukozytenzahl in den ersten 18 Wochen, danach mindestens einmal im Monat; nach Absetzen von *Clozapin* Kontrolle über weitere 4 Wochen.
- Kein Ansprechen auf andere Antipsychotika (**zwei verschiedene, mindestens ein AAP**).
- Unverträglichkeit anderer Antipsychotika.
- Diff.-BB: zweimal pro Woche kontrollieren, wenn:
  - Abfall der Leukozyten um mindestens 3000/µl (zwischen 2 Messungen oder innerhalb von 3 Wochen),
  - Leukozytenzahl 3000–3500/µl.

Clozapin muss **abgesetzt** werden, wenn Leukozyten auf < 3000/µl und/oder neutrophile Granulozyten auf < 1500/µl absinken. Bei Eosinophilie > 3000/µl oder Thrombozytopenie < 50.000/µl ist ein Absetzen zu empfehlen.

Dosierung

- **Schizophrenie:** Beginn mit Testdosis 12,5 mg → Steigerung um höchstens 25 mg/Tag. Wird *Clozapin* mehr als 2 Tage abgesetzt, wieder mit 12,5 mg beginnen. Erhaltungsdosis 100–400 mg in der Regel in mehreren Einzeldosen; max. 600 mg, in Einzelfällen bis 900 mg/Tag.
- **Psychosen bei M. Parkinson:** Beginn mit 6,25–12,5 mg → 25–37,5 mg, max. 100 mg.
- Ältere Patienten: 6,25 mg → 25 mg, max. 50 mg.
- Hauptdosis möglichst abends oder zur Nacht.
- Es ist die niedrigste wirksame Dosis zu verabreichen. Bestimmung der **Plasmakonzentration** gehört zur Routine: 350–600 ng/ml (nur *Clozapin*, ohne Metaboliten).

C

Nebenwirkungen
Dosisunabhängig: Leukopenie, Granulozytopenie, Thrombopenie, Agranulozytose und Panzytopenie (selten).
Agranulozytoserisiko ist höher als bei anderen Antipsychotika (1–2%), Häufigkeitsgipfel in der 6.–14. Behandlungswoche; außerdem möglich: Eosinophilie, Thrombozytopenie, auch Leukozytose. Eosinophilie kann Vorbote einer Agranulozytose oder Zeichen einer Begleitpankreatitis sein.
Vor Behandlungsbeginn ist auf diese Gefahr der Agranulozytose, die dafür typischen Symptome und die notwendigen Untersuchungen hinzuweisen.
Clozapin senkt bei hohen Dosen und raschem Dosisanstieg – mehr als andere Antipsychotika – die **Krampfschwelle;** aber durch *Clozapin* induzierte Krampfanfälle, die bei ca. 1% der Patienten vorkommen und für die es ein erhöhtes Risiko bei Dosen > 600 mg/Tag oder Plasmaspiegeln > 600 ng/ml gibt, sind keine absolute Kontraindikation gegen die Beibehaltung der Medikation; ggf. kann eine Begleittherapie mit einem Antikonvulsivum (z. B. *Lamotrigin*, *Valproat*) erwogen werden.
Vor allem bei schnellem Dosisanstieg Gefahr eines (anticholinergen) Delirs (Therapie: Dosisreduktion oder Absetzen).
Sehr häufig: Anfängliche Sedierung und Schläfrigkeit, Tachykardie, sodass in manchen Fällen vorübergehend Bettruhe indiziert ist, Schwindel, Obstipation, Hypersalivation (s. oben).
Häufig: Müdigkeit, Kopfschmerzen, Krampfanfälle/Konvulsionen, myoklonische Zuckungen, Akathisie, Tremor, Rigor, EPS, EKG-Veränderungen, Hypertonie, Hypotonie, Synkopen, Übelkeit, Erbrechen, Appetitlosigkeit, Gewichtszunahme, Leukopenie, Neutropenie, Eosinophilie, Leukozytose, erhöhte Leberenzymwerte, trockener Mund, verschwommenes Sehen, Harninkontinenz, Harnverhalt, Fieber, benigne Hyperthermie (Temperaturanstieg bis 39 °C, Auftreten typischerweise nach ca. 10 Tagen, meist ohne Therapie reversibel, selten Absetzgrund), Störungen der Schweiß- und Temperaturregulation.

Gelegentlich: Malignes neuroleptisches Syndrom, Agranulozytose.

Sonstige NW: Enuresis, selten Unruhe, Agitation, Konfusion, Delir, verminderte Glukosetoleranz und Diabetes mellitus, Kreislaufkollaps, Arrhythmien, Myokarditis, Perikarditis/Perikarderguss, Thromboembolie, Aspiration von aufgenommener Nahrung, Dysphagie, Hepatitis, cholestatischer Ikterus, Pankreatitis, erhöhte CPK-Werte.

Sehr selten Thrombozytenveränderungen, Ketoazidose, hyperosmolares Koma, schwere Hyperglykämie und Hypertriglyzeridämie, Hypercholesterinämie, Spätdyskinesien, Kardiomyopathie, Herzstillstand, Atemdepression/Atemstillstand, Vergrößerung der Ohrspeicheldrüse, Ileus, fulminante Lebernekrose, Hautreaktionen, interstitielle Nephritis, Priapismus, unerklärlicher plötzlicher Tod.

In Einzelfällen auch Absetzdyskinesien bei vorheriger Behandlung mit anderen Antipsychotika, ansonsten wirksam bei der Behandlung von Spätdyskinesien; malignes neuroleptisches Syndrom, interstitielle Nephritis, Priapismus, letale Gastroenteritis, Induktion eines Lupus erythemathodes.

Eine Fallsammlung weist auf das Risiko von gastrointestinalen Motilitätsstörungen mit hohem Mortalitätsrisiko unter *Clozapin*-Behandlung hin. Der Mechanismus ist wahrscheinlich anticholinerg und antiserotonerg; Risikofaktoren sind hohe *Clozapin*-Spiegel, zusätzliche Gaben von Anticholinergika oder interkurrente Erkrankungen. Engmaschige körperliche Untersuchungen (Peristaltik) und der adäquate Einsatz von Laxanzien unter *Clozapin*-Therapie sind daher angeraten. Unter *Clozapin* (und anderen AAP) können Zwangssymptome auftreten.

Interaktionen: IRis 5

- Vorsicht bei Kombination mit zentral dämpfenden Substanzen und Alkohol, besonders auch bei Kombination mit BZD. **Keine Kombination** mit **BZD i.v.** oder **trizyklischen Depot-Antipsychotika**.

- Vorsicht bei Kombination mit AM, die Blutbildungsstörungen hervorrufen (u. a. *Carbamazepin*, möglicherweise auch *Mirtazapin* und *Valproat*) oder die Krampfschwelle erniedrigen können.
- **Cave:** Gleichzeitige Gabe von anticholinerg wirksamen AM (z. B. *Biperiden*, *Perazin*).
- Mit *Diphenhydramin*, *Doxylamin* und *Promethazin* verstärkte Sedierung **und** anticholinerge NW.
- QTc-Zeit-Verlängerung wurde beobachtet. Vorsicht bei Kombination mit anderen die QTc-Zeit verlängernden AM; dann häufigere EKG-Kontrollen empfohlen.
- Mit *Lithium* erhöhte »Neurotoxizität« möglich (Krampfanfall, Delir), erhöhtes Risiko für ein malignes neuroleptisches Syndrom.
- Vorsicht bei Kombination von *Clozapin* und *Lamotrigin*: Regelmäßige Plasmaspiegel- und Blutbildkontrollen; Hautreaktionen gezielt beobachten.
- Kombination mit **Inhibitoren** von **CYP1A2** wie *Ciprofloxacin* oder *Fluvoxamin* oder von **CYP2C19** (► **Anhang INT**) führt bis zu einem 10-fachen Anstieg der *Clozapin*-Konzentration, deshalb Plasmaspiegelkontrollen mit Dosisanpassung *bei Kombinationen, unter denen mit veränderten Plasmaspiegeln gerechnet werden muss*, ebenso bei Infektionen oder bei veränderten Rauchgewohnheiten. Dabei kann die Kombination *Clozapin* und *Fluvoxamin* durch die Abflachung des Plasmaspiegelprofils von *Clozapin* durchaus bei Therapieresistenz gegenüber einer hochdosierten *Clozapin*-Monotherapie Vorteile haben.
- *Fluoxetin* führt zu einem durchschnittlich 42%igen Anstieg, unter *Paroxetin* Anstieg der *Clozapin*-Spiegel bei hohen Dosen von *Paroxetin*.
- Rauchen und andere Induktoren von CYP1A2 und/oder von CYP3A4 (z. B. *Hypericum* oder *Carbamazepin*) beschleunigen den Abbau von *Clozapin*: Wiederauftreten der psychotischen Symptome möglich. Nach Absetzen von *Carbamaze-*

pin oder nach Raucherentwöhnung steigen die *Clozapin*-Spiegel an, und es ist mit NW zu rechnen (eine Kombination von *Clozapin* mit *Carbamazepin* ist generell nicht zu empfehlen!).

- Bei Kombinationen mit *Valproat* ist die Datenlage widersprüchlich.
- Bei Infektionen kann es durch den Anstieg von Entzündungsparametern zu einem deutlichen Anstieg der *Clozapin*-Spiegel kommen.
- Vor Kombinationen wird *www.psiac.de* dringend empfohlen.

Bewertung

⊕ Einziges AAP im engeren Sinn mit besonderer Bedeutung in der Psychopharmakologie bei schizophrener Therapieresistenz und bei nichttolerierbaren EPS. *Clozapin* hat eine antisuizidale Wirkungskomponente bei chronisch schizophrenen Patienten.

⊖ Sehr hohes NW-Risiko (u. a. Blutbild, Herz, metabolisches Syndrom, Krampanfälle). Ausgeprägt initial dämpfende Wirkung. Strenge Auflagen vor und während der Verordnung. Sehr hohes Interaktionsrisiko.

Ⓡ Routinelabor. BZ, Blutfette. Gewicht, RR. **Kardiales Risiko abklären**. Regelmäßig EKG und Blutbild. Anfallsanamnese. Die kontrollierte Anwendung von *Clozapin* mit **regelmäßigen Blutbildkontrollen** und entsprechender **Aufklärung des Patienten** (s. unten) ist in jedem Falle unabhängig von der Wahl des *Clozapin*-Präparats zu empfehlen. Plasmaspiegelkontrollen von *Clozapin* und ggf. Dosisanpassung sind bei Kombinationen, ebenso bei Infektionen oder bei veränderten Rauchgewohnheiten, dringend angeraten.

⚠ Vorsicht bei Leber- und Nierenfunktionsstörungen, Prostatahypertrophie, Engwinkelglaukom, Krampanfällen in der Anamnese, schlechtem Allgemeinzustand, schwerer Hirnleistungsstörung. **Cave:** Bei begründetem Verdacht eines kardialen Risikos: *Clozapin* sofort absetzen! **Keine Verordnung** bei hämatologischen Erkrankungen, schweren kardialen Erkrankungen, schweren Erkrankungen der abführenden Gallenwege und der Niere, aktiven und progressiven Lebererkrankungen, Darmatonie.

C

S RS 5: Wenngleich die bisherigen relativ geringen Fallzahlen auf keine typischen Fehlbildungen hinweisen, erlauben sie keine sichere Einschätzung. Vor einer Verordnung während der Schwangerschaft wird abgeraten.

Unter allen Antipsychotika kann das Risiko für plötzliche kardial bedingte Todesfälle erhöht sein. Vorsichtsmaßnahmen: geringstmögliche wirksame Dosis, besonders bei kardialen Risiken und im höheren Alter; regelmäßige EKG- und Elektrolytkontrollen (QTc < 480 ms); keine die QTc-Zeit verlängernde Komedikation.
Verordnung bei psychotischen Symptomen im Rahmen von Demenzerkrankungen **nur nach sehr sorgfältiger Nutzen-Risiko-Abwägung**, besonders bei kardiovaskulären und zerebrovaskulären Risiken bei Patienten > 65 J. (*off label*).

Codergocrin

Bewertung

⊖ *Codergocrin* (*Dihydroergotoxin*) wurde früher als Nootropikum für die Behandlung von Hirnleistungsstörungen im Alter zugelassen. Es wurden danach aber keine Studien zur Wirksamkeit als Antidementivum nach den gültigen Kriterien veröffentlicht. *Codergocrin* ist deshalb in der psychiatrischen Pharmakotherapie **nicht indiziert**.

Dapoxetin
- Medikament zur Behandlung der Ejaculatio praecox.
- Selektiver Serotoninwiederaufnahmehemmer (SSRI) mit rascher Anflutung (max. Plasmakonzentration C_{max} wird innerhalb 1–2 h nach Einnahme erreicht).

Priligy (Janssen-Cilag)
Tbl. 30/60 mg (12 Tbl.)

Indikationen
- *Ejaculatio praecox* bei Männern zwischen 18 und 64 J.

Dosierung
- 30 mg, max. 60 mg 1–3 h vor geplanter sexueller Aktivität, keine Wiederholung innerhalb von 24 h.

Nebenwirkungen
Die NW entsprechen weitgehend denen anderer SSRI.
Sehr häufig: Übelkeit (bei 60 mg bis zu 30%), Schwindel, Kopfschmerz.
Häufig: Müdigkeit, Gähnen, Aufmerksamkeitsstörungen, Insomnie, Reizbarkeit, Angstzustände, Unruhe, Agitiertheit, Tremor, Hypertonie, gastrointestinale Störungen, Tinnitus, Verschwommensehen, Nasennebenhöhlenverstopfung, Parästhesien, Hyperhidrosis, Erröten, Libidoreduktion, erektile Dysfunktion, Mundtrockenheit.
Gelegentlich: u. a. Ejakulationsversagen, genitale Parästhesien, Libidoverlust, Orgasmusstörungen; Synkopen (in der Mehrzahl in den ersten 3 h) und orthostatische Hypotonie, Tachykardie, Depression, Nervosität, Albträume, Schlafstörungen, Zähneknirschen, euphorische Stimmungslage, Gleichgültigkeit, Apathie, Stimmungsalteration, Einschlafstörung, Durchschlafstörung, Anorgasmie, Verwirrtheitszustand, Hypervigilanz, ano-

males Denken, Desorientierung, Dysgeusie, Hypersomnie, Lethargie, Sedierung, Bewusstseinstrübung, Synkopen, posturaler Schwindel, Akathisie, Mydriasis, Sehstörungen, Vertigo, Sinusarrest, Sinusbradykardie, Hitzewallungen, systolische Hypertonie, Bauchbeschwerden, epigastrische Beschwerden, Pruritus, kalter Schweiß, Asthenie, Hitzegefühl, Nervosität, anomale Empfindung, Betrunkenheitsgefühl, erhöhter diastolischer Blutdruck.

Sonstige NW: Wie andere SSRI erhöhtes Risiko für gastrointestinale Blutungen, vergleichbar demjenigen unter einer Behandlung mit Thrombozytenaggregationshemmern; Hyponatriämie, SIADH und zentrales Serotoninsyndrom sind grundsätzlich bei allen SSRI möglich. Selten sind Stuhldrang, belastungsabhängiger Schwindel, plötzlich eintretender Schlaf.

Interaktionen: IRis 4

- Keine Kombination mit MAOH, *Thioridazin*.
- Wie bei anderen SSRI kann die gleichzeitige Verabreichung zusammen mit serotonergen Substanzen (*L-Tryptophan*, Triptane, *Tramadol*, *Linezolid*, SSRI, SNRI, *Lithium*, *Johanniskraut*-Präparate) zum Auftreten von serotoninassoziierten Wirkungen führen.
- Bei Kombinationen mit **CYP3A4-Inhibitoren**, wie *Cimetidin*, *Erythromycin*, *Indinavir*, *Ritonavir* oder Grapefruitsaft (► **Anhang INT**), Anstieg der Plasmakonzentration von *Dapoxetin* um ca. 50% möglich, max. Dosis dann 30 mg.
- Bei Kombinationen mit **CYP2D6-Inhibitoren** wie *Fluoxetin* oder *Metoprolol* Anstieg der Plasmakonzentration von *Dapoxetin* um etwa 50% (► **Anhang INT**).

Bewertung

⊕ Erstes zugelassenes AM gegen Ejaculatio praecox (Ejakulationslatenz wird durch *Dapoxetin* im Mittel auf das 2- bis 3-Fache verlängert). Bei raschem Wirkungseintritt ist *Dapoxetin* als On-demand-Medikation geeignet.

⊖ Fragliche Nutzen-Risiko-Relation bei vielen NW. Interaktionsrisiko. Noch wenig klinische Erfahrung.

Ⓡ Routinelabor, Elektrolyte. Risiko für orthostatische Vorfälle und Hämorrhagie abklären.

⚠ Vorsicht bei leichten bis mäßigen Nierenfunktionsstörungen. Zu Beginn der Therapie, besonders bis zum Alter von 24 J.: engmaschiges Monitoring der Suizidalität (in der Kurzzeittherapie gibt es bisher keine Hinweise auf Suizidalität). **Keine Verordnung** bei orthostatischen Reaktionen in der Vorgeschichte, schweren Herzerkrankungen (Herzinsuffizienz NYHA II–IV, Reizleitungsstörungen, ischämischer Herzerkrankung, Herzklappenerkrankungen), mäßigen bis schweren Leberfunktionsstörungen, schweren Nierenfunktionsstörungen, psychiatrischen Erkrankungen.

Ⓢ Nicht relevant.

Diazepam

- Anxiolytikum.
- 1,4-Benzodiazepin, HWZ 20–48 h, Abbau zu pharmakologisch aktiven Metaboliten wie *N-Desmethyldiazepam* (HWZ bis 100 h), *Temazepam* und *Oxazepam*. Metaboliten bis 200 h.

Valium (Roche)

Tbl.	5/ 10 mg (20, 50 Tbl.)
Trpf.	10 mg = 30 Trpf. = 1 ml (25 ml) (**Valiquid 0,3**)
Amp.	10 mg/2 ml (5 Amp.) (**Valium 10**) 10 mg/2 ml (5 Amp.) (**Valium MM**)

Indikationen

- *Symptomatische Behandlung von akuten und chronischen Spannungs-, Erregungs- und Angstzuständen.*

- Einsatz als Hypnotikum möglich, jedoch Hang-over-Phänomene; in der Neurologie als Muskelrelaxans, Antikonvulsivum und zur Unterbrechung eines Status epilepticus.

Dosierung

Oral und Parenteral

- **Angstzustände:** Ambulant 2,5–10 mg oral, stationär bis 60 mg/Tag oral.
- **Ängstlich-agitierte Erregungszustände:** 10 mg oral, i.v. oder i.m. 1- bis 2-malige Wiederholung im Abstand von jeweils 30 min möglich, 40 mg sollten in den ersten 24 h nur in Ausnahmefällen überschritten werden.
- Einschlafstörungen: 5–20 mg abends.
- Ältere Patienten: einschleichend 2,5 mg/Tag.
- Alkoholentzugssyndrom: Am 1. Tag 3–4 × 10 mg, danach 3–4 × 5 mg/Tag, nach Bedarf fortsetzen. Bei symptomgesteuerter Alkoholentzugsbehandlung deutlich höhere Tagesdosierungen möglich.
- Bei der i.m.-Injektion von *Diazepam* werden niedrigere Plasmaspiegel erreicht als nach der peroralen Applikation.

Nebenwirkungen

Es werden nur die wichtigsten NW genannt:
Tagesmüdigkeit, Beeinträchtigung der Aufmerksamkeit und des Reaktionsvermögens, Fatigue, Depression, Ataxie, Vergesslichkeit, Nervosität, Einschränkung der Fahrtüchtigkeit und Alltagssicherheit. Hang-over-Effekte, Tremor, Inkontinenz, Harnverhalt, Ikterus, Glottisspasmen, Brustschmerzen, Bradykardie, Pulsschwankungen, Hypotonie, Arrhythmien, Schwindel, Zyklusstörungen, Appetitzunahme, erhöhte Leberenzymwerte. Sehr selten anterograde Amnesie.
Paradoxe Disinhibitionsphänomene: Agitiertheit, Euphorisierung, Erregungszustände, Schlaflosigkeit und Aggressivität; sie treten unter höherer Dosierung und bei älteren Menschen häufiger auf.

i.v.-Gabe sehr langsam! Sonst Risiko der Atemdepression erhöht.
Nach *Diazepam* i.v. sind lokale Gefäßirritationen bis hin zu Thrombophlebitiden beobachtet worden, die unter den Präparationsformen (Diazepam-Lipuro, Stesolid, Valium MM) nicht auftreten sollen.

Interaktionen: IRis 3

- Wirkverstärkung durch andere sedierende Substanzen einschließlich Alkohol.
- Kardiovaskuläre Synkopen und/oder Atemstillstand bei gleichzeitiger *Clozapin*-Einnahme und BZD-Gabe möglich (**Cave:** i.v.-Applikation von BZD unbedingt vermeiden!).
- Hemmung des Abbaus von *Diazepam* bei Kombination mit *Cimetidin, Disulfiram, Fluoxetin, Fluvoxamin, Ketoconazol, Omeprazol und Valproat*, dadurch verstärkte Sedierung.
- *Phenytoin* kann den Metabolismus von *Diazepam* beschleunigen, *Diazepam* aber den *Phenytoin*-Metabolismus hemmen. Kontrolle der Plasmaspiegel von *Phenytoin*.

Bewertung

Sehr gute sedierende Eigenschaft. *Diazepam* ist in der Notfallsituation unverzichtbar. Wirksam auch beim Alkoholentzugssyndrom.

Abhängigkeitsrisiko. Als Anxiolytika sollten BZD mit geringerem Kumulationsrisiko vorgezogen werden (z. B. *Alprazolam, Bromazepam, Lorazepam*). Auf Interaktionen ist gerade in der Notfallmedizin zu achten.

Aufklärung über BZD-Risiken, u. a. Abhängigkeitsentwicklungen, Entzugssyndrome, Toleranzentwicklung.

Vorsicht bei Leber- und Nierenerkrankungen, Atemwegserkrankungen, Ataxien, akutem Engwinkelglaukom, Kumulationsgefahr. **Keine Verordnung** bei Myasthenia gravis, schwerer Ateminsuffizienz, schwerer Leberinsuffizienz, Schlafapnoe-Syndrom, bekannter Abhängigkeitsanamnese (ambulant).

S RS 5: Von einer Verordnung während der Schwangerschaft wird abgeraten.

Dikaliumclorazepat ⊛

- Anxiolytikum.
- 1,4-Benzodiazepin, HWZ 2–2,5 h, aktiver Hauptmetabolit *N-Desmethyldiazepam* (*Nordazepam*) HWZ 25–82 h, Umwandlung in der Leber zu *Oxazepam* (HWZ 6–25 h).

D

Tranxilium (Sanofi Aventis)
Kps. 5/ 10/ 20 mg (10, 20, 50 Kps.)
Tbl. 20 mg (10, 20, 50 Tbl.) (**Tranxilium Tabs**)
Tranxilium Injizierbar (Sanofi Aventis)
Amp. 50 mg (5 × 5 Trockenamp. mit Lösungsmittelamp. 2,5 ml)

Indikationen

- *Symptomatische Behandlung akuter oder chronischer Spannungs-, Erregungs- und Angstzustände.*

Dosierung

Oral

- 10–20 mg als abendliche Einmaldosis oder in 2–3 Einzelgaben, max. ambulant 150 mg, stationär 300 mg/Tag.

Patenteral

- i.v.-Injektion langsam (nicht mehr als 100 mg pro Injektion). Tranxilium Injizierbar ist nach Zubereitung der Lösung zur unmittelbaren Verwendung bestimmt (nicht über einen längeren Zeitraum stabil).

Nebenwirkungen

Es werden nur die wichtigsten NW genannt:
Tagesmüdigkeit (meist nur zu Beginn der Therapie), Beeinträchtigung der Aufmerksamkeit und des Reaktionsvermögens, Einschränkung der Fahrtüchtigkeit und Alltagssicherheit, Kumulationsgefahr. Sehstörungen, Artikulationsstörungen, Atemdepression (bei hoher Dosis), Muskelschwäche, passagere Leberwerterhöhung, Magen-Darm-Beschwerden, Libidominderung, Menstruationsbeschwerden.
Unter BZD sind paradoxe Disinhibitionsphänomene möglich: Agitiertheit, Euphorisierung, Erregungszustände, Schlaflosigkeit und Aggressivität. Sie treten unter höherer Dosierung und bei älteren Menschen auf. Anterograde Amnesie.

Interaktionen: IRis 4

- Wirkverstärkung durch andere sedierende Substanzen einschließlich Alkohol.
- Kombination mit *Clozapin* erhöht die Gefahr eines Atem- und/oder Kreislaufversagens.
- Vorsicht bei Kombination mit **Inhibitoren** von **CYP2C19** (z. B. *Fluvoxamin* oder *Moclobemid*) oder **CYP3A4**. Anstieg der Plasmaspiegel des aktiven Metaoliten *Nordazepam*, evtl. verstärkte Sedierung (▶ **Anhang INT**). **CYP3A4-Induktoren** wie *Carbamazepin*, *Phenytoin* oder *Johanniskraut* können den Plasmaspiegel des aktiven Metaboliten von *Nordazepam* senken (▶ **Anhang INT**).

Bewertung

⊕ Keine.
⊖ **Abhängigkeitsrisiko**. Aufgrund von Kumulationsgefahr und relativ hoher Interaktionsrisiken ist *Dikaliumclorazepat* **Mittel der 2. Wahl.**
Ⓡ Aufklärung über BZD-Risiken, u. a. Abhängigkeitsentwicklungen, Entzugssyndrome, Toleranzentwicklung.

⚠ Vorsicht bei schweren Nierenfunktionsstörungen, Atemwegserkrankungen. Kumulationsgefahr. **Keine Verordnung** bei Myasthenia gravis, akutem Engwinkelglaukom, Ataxie, schwerer Leberinsuffizienz, bekannter Abhängigkeitsanamnese (ambulant), Schlafapnoe-Syndrom.

S RS 5: Von einer Verordnung während der Schwangerschaft wird abgeraten.

D

Diphenhydramin

- Hypnotikum.
- Dimethylethylamin; vorwiegend H_1-Rezeptorantagonist, auch anticholinerge Eigenschaften; HWZ 4–6 h.

Dolestan (Krewel Meuselbach)

Tbl.	25 mg (20 Tbl.)
Tbl.	50 mg (20 Tbl.) (**Dolestan forte**)

Indikationen

- *Kurzzeitbehandlung von Schlafstörungen von bedeutsamem Schweregrad.*

Dosierung

- 25–50 mg ½ h vor dem Schlafengehen, max. 50 mg. Schlafdauer von 7–8 h muss gewährleistet sein.

Nebenwirkungen

Häufig: Somnolenz, Schwindel, Konzentrationsstörungen, Kopfschmerzen, Muskelschwäche, Magen-Darm-Störungen, anticholinerge Effekte wie Mundtrockenheit, Obstipation, gastroösophagealer Reflux, Sehstörungen, Miktionsstörungen.
Sonstige NW: Änderungen des Blutbilds, cholestatischer Ikterus, paradoxe Reaktionen (Ruhelosigkeit, Nervosität, Erregung,

Angstzustände, Zittern, Schlafstörungen), Verlängerung des QTc-Intervalls, erhöhte Lichtempfindlichkeit der Haut.

Interaktionen: IRis 4

- Vorsicht bei der Kombination mit anderen zentral dämpfenden Substanzen; während der Behandlung darf kein Alkohol getrunken werden. Blutdrucksenkende AM können zu verstärkter Müdigkeit führen.
- Keine Kombination mit MAOH.
- Wegen seiner anticholinergen Wirkung darf *Diphenhydramin* nicht mit Anticholinergika (z. B. *Biperiden*) oder anticholinergen Antipsychotika/TZA (**Cave:** besonders *Chlorprothixen*, *Clozapin*, *Levomepromazin*, *Perazin*, *Thioridazin*) kombiniert werden.
- Keine Kombination mit AM, die die QTc-Zeit verlängern, wie z. B. *Amiodaron*, *Erythromycin*, *Haloperidol*, *Domperidon* oder *Methadon*, oder zu einer Hypokaliämie führen können.
- Vorsicht bei Kombination mit **Inhibitoren** von **CYP2D6** (z. B. *Fluoxetin*, *Metoprolol*, *Paroxetin*) Anstieg der Wirkspiegel von *Diphenhydramin* (► **Anhang INT**), dadurch auch erhöhtes Risiko für QTc-Zeit-Verlängerung.

Bewertung

⊕ Keine.

⊖ Längere Anflutungsdauer als bei BZD. Schlafinduzierende Wirkung geringer als bei BZD-Hypnotika. Abhängigkeitsentwicklungen in Einzelfällen bekannt. Die anticholinergen Wirkkomponenten erhöhen die Toxizität und komplizieren das Vergiftungsbild. Aufgrund einer relativ hohen NW- und Interaktionsquote wird **dringend abgeraten**, *Diphenhyramin* zu empfehlen (nicht rezeptpflichtig).

Ⓡ Eingeschränktes Reaktionsvermögen, mögliches Abhängigkeitsrisiko, Toleranzentwicklung. Anfallsanamnese.

⚠ Vorsicht bei Leber- und Nierenfunktionsstörungen (niedrigere Dosis), Krampfneigung. **Keine Verordnung** bei Abhän-

gigkeitsentwicklungen, Engwinkelglaukom, Prostatahypertrophie mit Restharn, kardialen Störungen, Bradykardie, Asthma bronchiale. Suizidalität (Gefahr der Überdosierung und Intoxikation). Hypokaliämie, Hypomagnesiämie, Phäochromozytom, angeborenes Long-QT-Syndrom, andere kardiale Störungen.
S RS 5: Von einer Verordnung während der Schwangerschaft wird abgeraten.

D

Disulfiram ⊛

- Entwöhnungsmittel.
- Irreversible Hemmung der Aldehyddehydrogenase (ALDH); Anstieg des Alkoholabbauprodukts *Acetaldehyd* auf das 10-Fache, dadurch tritt im Falle von Alkoholkonsum die **Disulfiram-Alkohol-Reaktion** auf.

Antabus[1]

[1] In D vom Markt genommen; erhältlich über internationale Apotheken z. B. aus Frankreich (Esperal Tbl. 0,5 g), Österreich (Colme Trpf. 60 mg/ml) und der Schweiz (Antabus Disp. 0,4 g).

Indikationen

- Adjuvans zur *Rückfallprophylaxe bei Alkoholabusus und Alkoholabhängigkeit* im Sinne einer Aversivbehandlung.

Dosierung

- Zieldosis nach Aufdosierung: 200–500 mg/Tag; individuell ist die wirksame Dosis unterschiedlich. Ein »Probetrunk« eines alkoholhaltigen Getränks zur Demonstration der DAR (s. unten) ist nicht mehr üblich.

Nebenwirkungen (ohne gleichzeitigen Alkoholkonsum)

Sehr häufig: Müdigkeit, unangenehmer Mund- und Körpergeruch, diffuse Oberbauchbeschwerden, Schweregefühl im Kopf, Blutdruckabfall.

Gelegentlich: Kopfschmerzen, Polyneuropathien, Optikusneuropathie mit Sehstörungen, Depression, Verwirrtheitszustände, Psychosen, Obstipation, Durchfall, Anstieg von Transaminasen, Bilirubin und alkalischer Phosphatase, Hepatotoxizität.
Sonstige NW: Selten schwere Ataxien, Dysarthrien, Blutdruckanstieg.
In Einzelfällen: Leberversagen und die Entwicklung metabolischer Störungen wie bei einer Laktatazidose.

Symptome der Disulfiram-Alkohol-Reaktion (DAR)

- Übelkeit, Erbrechen, pochender Kopfschmerz, Flush, Durst, Tachypnoe, Dyspnoe, Herzrasen, Brustschmerz, Schwindel, Angst.
- In Extremfällen (Notfallsituation!): Atemdepression, massive Hypotonie, Arrhythmien, Krampfanfälle.
- Wirkdauer einer DAR ca. 60–180 min mit den oben beschriebenen Symptomen.
- Eine DAR kann noch bis zu 2 Wochen nach der letzten Einnahme auftreten.
- Intensität mit starken interindividuellen Schwankungen ist von der *Disulfiram*- und Alkoholkonzentration abhängig.

Interaktionen: IRis 4

- Keine Kombination mit *Metronidazol*, einigen Antibiotika (Cephalosporine, *Chloramphenicol*), MAOH und *Isoniazid* (schwere toxische ZNS-Symptomatik), *Amitryptilin*.
- Bei gleichzeitiger Gabe oraler Antidiabetika, v. a. Biguanide, Begünstigung einer Laktatazidose.
- *Disulfiram* kann die Wirkung von *Chlordiazepoxid*, *Chloroxazon*, *Desipramin*, *Diazepam*, *Imipramin*, *Phenytoin*, *Theophyllin* (nicht aber von *Lorazepam* und *Oxazepam*) verstärken (reduzierte Clearance).
- **Cave:** Acetaldehydsyndrom unter *Paraldehyd*.

D

Bewertung

⊕ Im Einzelfall bei complianten, sozial stabilen Patienten im Rahmen einer supervidierten Therapie hilfreich.

⊖ **Keine Standardtherapie** in der Alkoholrückfallprophylaxe wegen Komplikationen einer DAR und Risiko der Hepatotoxizität.

Ⓡ Routinelabor. Häufige Kontrollen der Leberenzyme.

⚠ Vorsicht bei Depressionen, Polyneuropathie, Asthma bronchiale. **Keine Verordnung** bei schweren Leberfunktionsstörungen, floriden Ulzera, kardiovaskulären Erkrankungen, Epilepsien, psychotischen Störungen, Ösophagusvarizen, Hyperthyreose.

Ⓢ **RS 5:** Im ersten Drittel der Schwangerschaft sind Missbildungen und Schädigungen beim Kind beobachtet worden. Vor der Gabe in der Schwangerschaft wird dringend abgeraten.

Donepezil ⊛

- Antidementivum.
- Reversibler selektiver Acetylcholinesterasehemmer.

Aricept (Eisai, Pfizer)

Tbl.	5/10 mg (28, 56, 98 Tbl.)

Aricept Evess (Eisai, Pfizer)

Schmelztbl.	5/10 mg (28, 98 Tbl.)

Indikationen

- *Leichte bis mittelschwere Demenz bei Alzheimer-Krankheit.*
- Wirksam auch bei *schwerer Demenz bei Alzheimer-Krankheit* (in USA zugelassen).
- Verbesserung der begleitenden Verhaltensstörungen (BPSD).
- Moderate Effekte bei der vaskulären Demenz.

Dosierung

- Initial 5 mg/Tag, nach einem Monat ggf. 10 mg/Tag (Einmalgabe zur Nacht).

Nebenwirkungen

Häufig: Kopfschmerzen, Schlaflosigkeit, Müdigkeit, Schwindelgefühl, Halluzinationen, Erregungszustände, aggressives Verhalten, Appetitlosigkeit, Übelkeit, Erbrechen, Diarrhö, Synkopen, Muskelkrämpfe, Ausschlag, Juckreiz, Harninkontinenz.
Gelegentlich: Bradykardie, Krampfanfälle, Magen- und Zwölffingerdarmgeschwüre, gastrointestinale Blutungen, geringe Erhöhung der Muskel-Kreatinkinase im Serum.
Sonstige NW: Selten sinuatrialer und atrioventrikulärer Block, EPS, Leberfunktionsstörungen (auch Hepatitis). QTc-Zeit-Verlängerung.
Gastrointestinale NW treten dosisabhängig insbesondere zu Beginn der Behandlung und während der Titrationsphase, andere NW (z. B. zentral, kardiovaskulär, respiratorisch) häufiger während der Erhaltungstherapie und ohne Dosisabhängigkeit auf; sie sind seltener als bei *Galantamin* oder *Rivastigmin*. Fallberichte zu bradykarden Herzrhythmusstörungen.

Interaktionen: IRis 4

- In Kombination mit Alkohol oder anderen sedierenden AM ist mit einer Abschwächung der kognitiven Leistungsfähigkeit zu rechnen.
- Keine Kombination mit Cholinomimetika oder -lytika, depolarisierenden Muskelrelaxanzien vom Succinylcholin-Typ, bradykardieauslösenden Präparaten, z. B. ß-Rezeptorenblockern.
- Verstärkung antipsychotikainduzierter EPS möglich.
- Vorsicht bei Kombination mit **CYP2D6-Inhibitoren**, z. B. *Chinidin*, *Fluoxetin*, *Metoprolol* oder *Paroxetin* wegen Hemmung des Abbaus von *Donepezil*, höhere Plasmakonzentrationen von *Donepezil* (► **Anhang INT**).

- Es liegen Fallberichte zu QTc-Zeit-Verlängerung und ventrikulären Arrhythmien bei AChE-I vor; regelmäßige Puls- und ggf. EKG-Kontrollen v. a. zu Beginn der Therapie und bei Kombination mit die QTc-Zeit verlängernden AM empfohlen.

D

Bewertung

⊕ Verträglichkeit, insbesondere gastrointestinale NW, besser als bei *Galantamin* und (oral appliziertem) *Rivastigmin*. Bei Nierenfunktionsstörungen in der Regel keine Dosisanpassung erforderlich.

⊖ Schlafprobleme häufiger als bei den anderen AChE-I. Nutzen-Risiko-Relation bei allen AChE-I noch unbefriedigend.

Ⓡ Routinelabor. Regelmäßig Puls und EKG, v. a. zu Beginn. Verträglichkeit und Nutzen nach 3 Monaten und auch danach regelmäßig überprüfen.

⚠ Vorsicht bei eingeschränkter Leberfunktion: Dosisanpassung nötig. Vorsicht bei Herz-Kreislauf-Erkrankungen und bei Patienten mit Risiko zur Bildung peptischer Ulzera. **Cave:** Vor Operationen lange HWZ bedenken. **Keine Verordnung** bei bradykarden Herzrhythmusstörungen, supraventrikulären Erregungsleitungsstörungen, Asthma bronchiale und anderen obstruktiven Lungenerkrankungen.

Ⓢ Nicht relevant.

Doxepin
- Trizyklisches Antidepressivum.
- Wiederaufnahmehemmung von Noradrenalin etwas stärker als von Serotonin. Anticholinerge, α_1-antagonistische Effekte und sehr starke antihistaminerge Wirkung.

Aponal (Riemser)

Drg.	5 mg (100 Drg.); 10/ 25 mg (50, 100 Drg.)
Tbl.	50/100 mg (50, 100 Tbl.)
Trpf.	10 mg = 20 Trpf. = 1 ml (30 ml/ 3 × 30 ml)
Amp.	25 mg = 2 ml = 1 Amp. (5 Amp.)

Indikationen
- *Depressive Erkrankungen.*
- *Schlafstörungen.*
- *Angstsyndrome.*
- *Leichte Entzugssyndrome bei Alkohol-, Medikamenten-, Drogenabhängigkeit.*
- Chronische Schmerzsyndrome.

Dosierung
Oral
- **Depression:** Initial 3 × 25 mg, Erhaltungsdosis 3 × 50 bis 3 × 75 mg; max. 300 mg/Tag. Depression mit Schlafstörungen: Dosisverteilung 1/3 morgens, 2/3 spät abends.
- **Schlafstörungen** (ohne Depression)**:** Versuch mit 5 mg am Abend.
- **Angstsyndrome:** Mit niedriger Dosis einsteigen.
- **Entzugssyndrome:** Oft Höchstdosis nötig, z. B. 3 × 50 bis 6 × 50 mg/Tag in den ersten 3 Tagen, dann schrittweise Reduktion.
- Schmerzsyndrome: Initial 25–50 mg → 150 mg/Tag.

Parenteral

- Tropfinfusion bis 150 mg/Tag in steigender Dosierung in einer Standardinfusionslösung, nach Besserung → orale Therapie in absteigender Dosierung; i.m.-Injektion möglich, jedoch ohne klinischen Nutzen.

Nebenwirkungen

Sehr häufig: Müdigkeit, Benommenheit, Schwindel, orthostatische Dysregulation, Tachykardie, Herzrhythmusstörungen, Tremor, Schwitzen, Obstipation, Gewichtszunahme, Mundtrockenheit, trockene Nase, Akkommodationsstörungen, meist passagerer Anstieg der Leberenzyme.
Häufig: Innere Unruhe, Verwirrtheitszustände, Miktionsstörungen, sexuelle Funktionsstörungen, Pruritus.
Gelegentlich: Störungen der Erregungsleitung des Herzens, Kollapszustände, Tinnitus, Ödeme, Parästhesien, vermehrtes Träumen, Harnverhalt, Galaktorrhö.
Sonstige NW: Sehr selten Gynäkomastie, Änderungen des Blutzuckerspiegels, Hepatitis, Blutbildveränderungen (hämolytische Anämie, Leukozytopenie, Agranulozytose, Thrombozytopenie), Verstärkung einer bestehenden Herzinsuffizienz. In Einzelfällen SIADH, dann v. a. bei älteren Patienten QTc-Zeit-Verlängerung möglich; sehr selten sind TdP aufgetreten. Alteration der Thrombozytenfunktion mit selten verlängerter Blutungszeit und/oder Anzeichen einer Blutung unter Antidepressiva mit (selektiver) Hemmung der Serotoninwiederaufnahme.

Interaktionen: IRis 4

- Vorsicht bei gleichzeitigem Konsum von Alkohol oder Einnahme anderer zentral dämpfend wirkender Substanzen: mögliche Wirkverstärkung.
- Keine Kombination mit MAOH (unter stationären Bedingungen u. U. möglich), Sympathomimetika, Antihypertonika und anticholinergen Substanzen, z. B. *Biperiden*, *Benztropin*, *Trihexiphenyl* oder *Metixen*.

- QTc-Zeit-Verlängerung bekannt: Keine Kombination mit *Thioridazin* und *Pimozid*. Vorsicht mit anderen die QTc-Zeit verlängernden AM.
- Vorsicht bei Kombination mit AM, die eine Hypokaliämie/ Hypomagnesiämie verursachen können (Risiko für Arrhythmien).
- Vorsicht bei Kombination mit **CYP2C19-Inhibitoren**, z. B. *Fluvoxamin* oder *Cimetidin*, oder **CYP2C19-Induktoren**, z. B. *Ginkgo biloba*, *Phenytoin*, oder **CYP2D6-Inhibitoren**, z. B. *Metoprolol* (▸ **Anhang INT**); Plasmaspiegelkontrolle empfohlen.

! Keine TZA bei kardialer Vorschädigung; keine Kombination mit Antiarrhythmika und AM, die zur QTc-Zeit-Verlängerung oder zu Erregungsleitungsstörungen führen, z. B. *Pimozid, Thioridazin*. Bei > 100 mg/Tag steigt das Risiko für kardiale NW.

Bewertung

⊕ Neben *Amitriptylin* wichtigster Vertreter der Antidepressiva mit sedierender Wirkung. Wirksam bei Schlafstörungen, besonders auch in der niedrigen Dosis von 5 mg.

⊖ Deutliche Sedierung. i.v.- bzw. i.m.-Verabreichung verzichtbar. Kreislaufkontrollen, besonders in initialer Therapiephase nötig. Gewichtszunahme. Therapeutische Breite geringer als bei neueren Antidepressiva.

Ⓡ Routinelabor (Blutbild!), Elektrolyte (**Cave:** Hyponatriämie, besonders bei älteren Patienten). Gewicht. EKG und RR regelmäßig. Anfallsanamnese.

⚠ Zu Beginn der Therapie, besonders bis zum Alter von 24 J.: engmaschiges Monitoring der Suizidalität (wie bei allen Antidepressiva). Blutbildveränderungen. Vorsicht bei schweren Leber- und Nierenerkrankungen, erhöhter Anfallsbereitschaft, angeborenem Long-QT-Syndrom, kardialer Vorschädigung, Hypokaliämie, Bradykardie. **Keine Verordnung** bei Harnverhalt,

Engwinkelglaukom, Prostatahypertrophie mit Restharnbildung, Ileus, Delir.

S **RS 5:** Es gibt jetzt und auch früher zu wenige Untersuchungen zum Risiko von *Doxepin* in der Schwangerschaft; von einer Verordnung wird daher abgeraten.

D

Doxylamin

- Hypnotikum.
- Dimethylethylamin; vorwiegend H_1-Rezeptorantagonist, auch anticholinerge Eigenschaften (etwas geringer als *Diphenhydramin*); HWZ 8–10 h.

Gittalun Trinktabletten (Thomae/Boehringer-Ingelheim)[1]
Brausetbl. 25 mg (10, 20 Tbl.)

[1] Es wurde ein Generikum ausgewählt, da der Erstanbieter nicht mehr feststellbar ist.

Indikationen

- *Zur Beruhigung vor dem Einschlafen und bei unruhigem Schlaf.*

Dosierung

- 25–50 mg ½ h vor dem Schlafengehen, max. 50 mg.

Nebenwirkungen

Benommenheit, Schwindel, Konzentrationsstörungen, Muskelschwäche, Kopfschmerzen, Krampfanfälle, Sehstörungen, gastrointestinale Beschwerden, Miktionsbeschwerden, Tachykardie, Herzrhythmusstörungen. Fallberichte über Rhabdomyolyse bei Überdosierung. Bei plötzlichem Absetzen Rebound-Phänomene grundsätzlich möglich. Sehr selten Blutbildveränderungen.

Keine Detailbeschreibung, weil von dem Präparat abgeraten wird.

Interaktionen: IRis 3

- Keine Kombination mit anderen dämpfenden AM.
- Keine Kombination mit AM, die zu Herzrhythmusstörungen oder einer Hypokaliämie führen können.
- Keine Kombination mit Anticholinergika und MAOH.
- Vorsicht bei der Kombination mit Antihypertonika.
- Bei Kombination mit *Phenytoin* kann die Wirkung von *Doxylamin* abgeschwächt sein.

Bewertung

⊕ Keine.

⊖ Vom Hersteller keine psychiatrische Diagnose angegeben; es handelt sich noch um eine frühere Zulassung. Schlafinduzierende Wirkung geringer als bei BZD-Hypnotika. Abhängigkeitsentwicklungen in Einzelfällen bekannt. Aufgrund einer sehr hohen NW- rate und einer schlechten Datenlage wird **dringend abgeraten** *Doxylamin* zu empfehlen (nicht rezeptpflichtig).

Ⓡ Eingeschränktes Reaktionsvermögen, mögliches Abhängigkeitsrisiko. EKG-Kontrollen regelmäßig. Anfallsanamnese.

⚠ Vorsicht bei Leberfunktionsstörungen (niedrigere Dosis), kardialer Vorschädigung, Atemstörungen, Krampfneigung, gastroösophagealem Reflux. **Keine Verordnung** bei Abhängigkeitsentwicklungen, Engwinkelglaukom, Prostatahypertrophie mit Restharn, Harnverhalt, kardialen Störungen, Bradykardie, Hypokaliämie, Hypomagnesiämie, Epilepsie, Suizidalität (Gefahr der Überdosierung und Intoxikation).

Ⓢ **RS 5:** Von einer Verordnung während der Schwangerschaft wird abgeraten.

Duloxetin ⊛

- Antidepressivum.
- Kombinierter selektiver Serotonin- und Noradrenalin-Wiederaufnahmehemmer (SNRI).

D

Cymbalta (Lilly)
Kps. 30/ 60 mg (28, 98 Kps.)

Indikationen

- *Depressive Erkrankungen*, auch mit einer »Langzeittherapie« (Fortführung über die Erhaltungstherapie hinaus).
- *Generalisierte Angststörung (GAS).*
- Schmerzen bei diabetischer Polyneuropathie (für diese Indikation ist das mit Cymbalta identische Ariclaim im Handel).
- Belastungs(harn)inkontinenz (für diese Indikation ist das mit Cymbalta identische Yentreve im Handel).

Dosierung

- **Depression:** Startdosis 60 mg, Erhaltungsdosis 60–120 mg/Tag. Dosisreduktion ggf. über ca. 1 Woche.
- **GAS**: Startdosis 30 mg, Erhaltungsdosis 60–120 mg/Tag
- *Fibromyalgiesyndrom (und andere Schmerzsyndrome): 60 mg → 120 mg/Tag (off label).*

Nebenwirkungen

Sehr häufig: Müdigkeit, Kopfschmerzen, Übelkeit, Mundtrockenheit.

Häufig: Angst, Agitiertheit, Schlaflosigkeit, Schwindel, Lethargie, Appetitmangel, gastrointestinale Beschwerden, Gewichtsabnahme (gelegentlich -zunahme), Palpitationen, Schwitzen, Tremor, Blutdruckanstieg, Gähnen, muskuloskeletale Schmerzen, Muskelkrämpfe, Muskelsteifigkeit, Tinnitus, unscharfes Sehen, Hautausschlag, Parästhesien, sexuelle Funktionsstörungen.

Gelegentlich: Verwirrtheit, Bruxismus, Akathisie, Hyperglykämie (insbesondere bei Diabetes-Patienten), Anstieg der Kreatinphosphokinase, Erhöhung der Leberenzymwerte, Hepatitis, akute Leberschädigung, Tachykardie, supraventrikuläre Arrhythmien, Hypertonie, orthostatische Hypotension, Myoklonien, Dyskinesien, RLS, Geschmacksstörungen, Mydriasis, Sehstörungen, Synkopen, Nachtschweiß, Urtikaria, Lichtüberempfindlichkeit der Haut, Harnverhalt, Dysurie.

Sonstige NW: Anfänglich leichter Blutdruckanstieg möglich, Galaktorrhö, Hyperprolaktinämie. Fälle von Leberschädigungen. Selten Hyponatriämie, SIADH, dann v. a. bei älteren Patienten. **Alteration der Thrombozytenfunktion mit selten verlängerter Blutungszeit und**/oder Anzeichen einer Blutung unter Antidepressiva mit (selektiver) Hemmung der Serotoninwiederaufnahme.

Interaktionen: **IRis 4**

- Keine Kombination mit MAOH.
- Keine Kombination mit **CYP1A2-Inhibitoren** (▶ **Anhang INT**), z. B. *Ciprofloxacin*, *Enoxacin*, *Fluvoxamin*.
- Vorsicht bei Kombination mit serotonergen AM, z. B. *Tryptophan*, SSRI, TZA, *Tramadol*, *Venlafaxin*, *Johanniskraut*-Präparaten, Triptanen) oder *Linezolid* (Antibiotikum, schwacher, reversibler, nichtselektiver MAOH) wegen des Risikos eines zentralen Serotoninsyndroms.
- Vorsicht bei Kombination mit (Thiazid-)Diuretika und ACE-Hemmern (Hyponatriämierisiko).
- Wenn neben *Duloxetin* NSAID, Thrombozytenaggregationshemmer oder orale Antikoagulanzien verordnet werden müssen, sollten Substanzen mit fehlender relevanter Affinität zum Serotonintransporter wie *Mirtazapin* vorgezogen werden.
- Wegen mäßiger Hemmung von CYP2D6 durch *Duloxetin* erhöhte Plasmakonzentrationen von AM möglich, die Substrate von CYP2D6 sind (▶ Anhang SUB), daher **keine Kombination mit *Metoprolol*.**

- Bei Rauchern können bis 120 mg/Tag benötigt werden (beschleunigte Clearance von *Duloxetin* und niedrige Plasmaspiegel).

Bewertung

⊕ Nicht sedierend. Keine Gewichtszunahme. Keine QTc-Zeit-Verlängerung bekannt. Vorteile bei diabetischer Polyneuropathie und Fibromyalgie (in den USA zugelassen bei Fibromyalgie und chronischen muskuloskeletalen Schmerzen). Möglicherweise Vorteile bei körperlichen Symptomen und Schmerzen im Rahmen einer Depression; auch bei gehemmter Depression indiziert.

⊖ Harnretention möglich.

Ⓡ Routinelabor, regelmäßig Leberwerte. Elektrolyte. Blutgerinnung. RR.

⚠ Vorsicht bei kardiovaskulären Störungen, Hypertonie, Blutungsneigung, erhöhtem Augeninnendruck oder Engwinkelglaukom, Anfallsanmanese. Zu Beginn der Therapie, besonders bis zum Alter von 24 J.: engmaschiges Monitoring der Suizidalität wie bei allen Antidepressiva. **Keine Verordnung** bei mittelschwerer Leber- und Nierenfunktionseinschränkung, unkontrollierter Hypertonie.

Ⓢ **RS 5:** Bisherige Daten erlauben keine sichere Einschätzung. Von einer Verordnung während der Schwangerschaft wird abgeraten.

Escitalopram ®

- Antidepressivum.
- Selektiver Serotoninwiederaufnahmehemmer (SSRI).

Cipralex (Lundbeck)	
Tbl.	10/20 mg (20, 50, 100 Tbl.)
Trpf.	20 mg/ml (15 ml Lsg.)

Indikationen

- *Episoden einer Major Depression.*
- *Panikstörung mit/ohne Agoraphobie.*
- *Generalisierte Angststörung (GAS).*
- *Soziale Phobie.*
- *Zwangsstörung.*

Dosierung

- **Depression, soziale Phobie, GAS, Zwangsstörung:** Morgens 10 mg (Start- und Erhaltungsdosis) → max. 20 mg/Tag.
- **Panikstörung:** Initial 5 mg → 10 mg/Tag; ggf. Steigerung bis auf max. 20 mg/Tag.
- Ältere Patienten: 5 mg → max. 10 mg/Tag.

Nebenwirkungen

Sehr häufig: Übelkeit.

Häufig: Müdigkeit, Gähnen, Ruhelosigkeit, Schlaflosigkeit, Schläfrigkeit, Schwindel, Ängstlichkeit, verminderter oder gesteigerter Appetit, Erbrechen, Diarrhö, Obstipation, Gewichtszunahme (gelegentlich -abnahme), Schwitzen, Tremor, Arthralgien, Myalgien, Mundtrockenheit, Parästhesien, sexuelle Funktionsstörungen.

Gelegentlich: Verwirrtheit, nächtlicher Bruxismus, Agitiertheit, Nervosität, Schlafstörungen, Tachykardie, Synkopen, Tinnitus, Mydriasis, Sehstörungen, Geschmacksstörungen, Urtikaria, Hautausschlag, Juckreiz, Ödeme, Nasenbluten, gastrointestinale Blutungen, Metrorrhagie oder Menorrhagie bei Frauen. **Sonstige NW:** Selten Hyponatriämie, SIADH, dann v. a. bei älteren Patienten. **Dosisabhängiges Risiko einer QTc-Zeit-Verlängerung**, Fälle von ventrikulären Arrhythmien einschließlich TdP sind berichtet. Patienten sollten angehalten werden, sich bei Anzeichen von Herzrhythmusstörungen wie z. B. Palpitationen, Kurzatmigkeit, Schwindel oder Synkopen unverzüglich ärztlich vorzustellen. Einzelfälle von Hepatitis, Harnretention, Thrombozytopenie. **Alteration der Thrombozytenfunktion mit selten verlängerter Blutungszeit und/oder Anzeichen einer Blutung** unter Antidepressiva mit (selektiver) Hemmung der Serotoninwiederaufnahme. Das Risiko für gastrointestinale Blutungen ist vergleichbar demjenigen unter einer Behandlung mit Thrombozytenaggregationshemmern. In Einzelfällen zentrales Serotoninsyndrom.

Interaktionen: IRis 3

- Keine Kombination mit MAOH (MAOH frühestens 7 Tage nach Absetzen von *Escitalopram* verordnen; *Escitalopram* kann 14 Tage nach Absetzen eines irreversiblen MAOH bzw. 2 Tage nach Absetzen von *Moclobemid* angesetzt werden). Keine Kombination mit *Linezolid* (Antibiotikum, schwacher, reversibler, nichtselektiver MAOH).
- Keine Vorsicht ist geboten bei Kombination mit serotonergen AM, z. B. *Ondansetron*, tryptophanhaltigen AM, *Tramadol* oder anderen serotoninstimulierenden oder *Johanniskraut*-Präparaten wegen der Gefahr eines zentralen Serotoninsyndroms.
- QTc-Zeit-Verlängerung bekannt: Keine Kombination mit *Thioridazin* und *Pimozid*. Vorsicht mit anderen die QTc-Zeit verlängernden AM (formal kontraindiziert!).
- Vorsicht bei Kombination mit AM, die eine Hypokaliämie/Hypomagnesiämie verursachen können (Risiko für Arrhythmien).

- Für *Escitalopram* wird das Interaktionsrisiko niedriger eingeschätzt als für *Citalopram*, auch wegen geringerer Effekte auf das QTc-Intervall.
- Vorsicht bei Kombination mit (Thiazid-)Diuretika und ACE-Hemmern (Hyponatriämierisiko).
- Keine pharmakokinetischen oder -dynamischen Interaktionen mit Alkohol bekannt, dennoch sollte auf gleichzeitigen Alkoholkonsum möglichst verzichtet werden.
- Wenn neben *Escitalopram* NSAID, Thrombozytenaggregationshemmer oder orale Antikoagulanzien verordnet werden müssen, sollten Substanzen mit fehlender relevanter Affinität zum Serotonintransporter wie *Mirtazapin* vorgezogen werden.
- Plasmaspiegelkontrolle empfohlen bei Kombination mit **CYP2C19-Inhibitoren**, z. B. *Cimetidin* oder *Fluvoxamin*, oder **-Induktoren**, *Ginkgo biloba*, *Phenytoin*, *Rifampicin* (**▶ Anhang INT**). Bei notwendiger Kombination mit CYP2C19-Inhibitoren nur max. 10 mg *Escitalopram* pro Tag.

Bewertung

⊕ Selektivster SSRI. Nicht sedierend. Kombination mit *Mirtazapin* zeigt oft gute Effekte. *Escitalopram* kann als schwacher CYP2D6-Inhibitor mit *Tamoxifen* kombiniert werden. *Escitalopram* (10 mg bei < 65 J.; 5 mg bei > 65 J.) zeigte nach einem Schlaganfall, unabhängig von einer Wirkung auf depressive Symptome, positive Effekte auf kognitive Funktionen; ein erhöhtes Blutungsrisiko wurde nicht gesehen. In einer Metaanalyse wird *Escitalopram* – neben *Mirtazapin*, *Sertralin*, *Venlafaxin* – als Mittel der 1. Wahl genannt.

⊖ Anfängliche Übelkeit. Dosisabhängige QTc-Zeit-Verlängerung. Interaktionsrisiko beachten.

Ⓡ Routinelabor, Elektrolyte (**Cave:** Hyponatriämie, besonders bei älteren Patienten), EKG. Risiko für Hämorrhagie abklären. Anfallsanamnese.

Vorsicht bei leichten bis mittelschweren Leberfunktionsstörungen: mit 5 mg beginnen. Bei CYP2C19-Poor-metabolizer-Status max. 10 mg/Tag. Vorsicht bei instabiler Epilepsie, erhöhter Blutungsneigung, erhöhtem Risiko für Herzrhythmusstörungen. Zu Beginn der Therapie, besonders bis zum Alter von 24 J.: engmaschiges Monitoring der Suizidalität wie bei allen Antidepressiva. Erhöhtes Osteoporoserisiko unter Langzeitmedikation bei älteren Menschen. **Keine Verordnung** bei schweren Leber- und Nierenfunktionsstörungen, angeborenem Long-QT-Syndrom, bekannter Verlängerung des QTc-Intervalls.

RS 4: Die Verordnung während der Schwangerschaft sollte vermieden werden.

Flunitrazepam

- Hypnotikum.
- 1,4-Benzodiazepin, HWZ 10–30 h.

Rohypnol (Roche)	
Tbl.	1 mg (10, 20 Tbl.)
Amp.	2 mg/1 ml (5 Amp.) **BtmVV**

Indikationen

- *Kurzzeitbehandlung von Schlafstörungen; nur bei Schlafstörungen von klinisch bedeutsamem Schweregrad.*
- Die parenterale Applikationsform findet v. a. in der Anästhesiologie Verwendung und darf i.v. nur langsam unter Kontrolle der kardiorespirativen Funktionen injiziert werden.

Dosierung

- Ambulant 0,5–2 mg; stationär max. 4 mg.

Nebenwirkungen

Keine Häufigkeitsangaben vom Hersteller. Es werden nur die wichtigsten NW genannt:
Benommenheit, Kopfschmerzen, gastrointestinale Störungen, Ataxie, Hypotension, Ödeme, Rash, Herzversagen. Bei älteren Patienten erhöhtes Risiko für Stürze und Knochenbrüche.
Bei hohen Dosen sind, besonders bei älteren Patienten, Hangover-Effekte mit verminderter psychomotorischer Leistungsfähigkeit und Reaktionsbereitschaft (eingeschränkte Verkehrstüchtigkeit, eingeschränkte Leistungsfähigkeit bei Alltagstätigkeiten) bekannt.
Unter *Flunitrazepam*, stärker als bei anderen BZD, sind paradoxe Disinhibitionsphänomene möglich: Agitiertheit, Euphorisierung, Erregungszustände, Schlaflosigkeit und Aggressivität. Sie treten besonders unter höherer Dosierung und bei älteren Menschen auf.

Interaktionen: IRis 3

- Äußerste Vorsicht bei Kombination mit anderen zentral dämpfenden Pharmaka.
- Keine Kombination mit *Buprenorphin.*
- Bei Kombination mit AM, die **CYP2C19** oder **CYP3A4 hemmen** oder **induzieren**, kann es zu einer veränderten Pharmakokinetik kommen (▶ **Anhang INT**). Die Effekte scheinen allerdings klinisch nicht relevant zu sein. Bei Risikopatienten und im Alter allerdings grundsätzlich Vorsicht.

F

Bewertung

⊕ Hochwirksames Hypnotikum, bei Patienten, die auf andere Hypnotika nicht ansprechen, z. B in der Palliativmedizin.

⊖ Extrem hohes **Abhängigkeitsrisiko**. Kumulationsgefahr, besonders bei älteren Patienten. **Psychiatrischer Einsatz nur in Ausnahmefällen.**

Ⓡ Abhängigkeitsanamnese! Aufklärung über BZD-Risiken, u. a. Abhängigkeitsentwicklungen, Entzugssyndrome, Toleranzentwicklung.

⚠ Vorsicht bei deutlich eingeschränkter Nierenfunktion, Engwinkelglaukom, Ataxie. **Cave:** Die parenterale Applikationsform ist wegen Missbrauchs durch (meist Opiat-)Abhängige der BtmVV unterstellt. Toleranzentwicklung. **Keine Verordnung** bei Myasthenia gravis, schwerer Ateminsuffizienz, Schlafapnoe-Syndrom, bekannter Abhängigkeitsanamnese (ambulant), schweren Leberschäden.

Ⓢ **RS 5:** Es gibt Studien mit schwerwiegenden, aber auch mit fehlenden Risiken. Von einer Verordnung während der Schwangerschaft wird abgeraten.

Fluoxetin

- Antidepressivum.
- Selektiver Serotoninwiederaufnahmehemmer (SSRI). Längste HWZ unter den SSRI; Steady State erst nach einigen Wochen.

Fluctin (Lilly)	
Kps.	20 mg (28, 100 Kps.)
Tbl.	20 mg (28, 100 Tbl.)

Indikationen

- *Episoden einer Major Depression.*
- *Zwangsstörung.*
- *Bulimie.*

Dosierung

- **Depression:** Morgens 20 mg → max. 80 mg/Tag.
- **Zwangsstörung:** 20–60 mg/Tag.
- **Bulimie:** 60 mg/Tag.
- Prämenstruell-dysphorisches Syndrom: 20 mg/Tag (*off label*).
- Ältere Patienten: max. 60 mg/Tag.

Nebenwirkungen

Sehr häufig: Schlaflosigkeit, Kopfschmerzen, Diarrhö, Übelkeit, Müdigkeit.
Häufig: Benommenheit, Zwangsgähnen, Angst, Nervosität, innere Unruhe, Angespanntheit, ungewöhnliche Träume, Schwindel, Geschmacksstörungen, Lethargie, Somnolenz, Palpitationen, Tremor, Arthralgien, Appetitlosigkeit, Gewichtsverlust, Übelkeit, Mundtrockenheit, häufiges Wasserlassen, Schwitzen, Juckreiz, Ausschlag, Urtikaria, verschwommenes Sehen, Libidoverlust.

Gelegentlich: Depersonalisation, Bruxismus, Gleichgewichtsstörungen, Dyskinesie, Ataxie, Mydriasis, Hypotonie, Dyspnoe, Dysphagie, Alopezie, erhöhte Neigung zu Hämatomen, Muskelzuckungen, Dysurie, sexuelle Dysfunktion.
Sonstige NW: Selten allergische Hauterscheinungen (da solche gelegentlich im Rahmen schwerer systemischer Reaktionen mit Beteiligung von Leber, Lunge oder Niere vorkommen, muss *Fluoxetin* dann abgesetzt werden); systemische Reaktionen auch ohne Hautbeteiligung; von der Norm abweichende Leberfunktionstests; Hepatitis. Einzelfallberichte über Hypoglykämien bei Diabetikern. Selten Hyponatriämie, SIADH, dann v. a. bei älteren Patienten. Geringe QTc-Zeit-Verlängerung möglich. **Alteration der Thrombozytenfunktion mit selten verlängerter Blutungszeit und/oder Anzeichen einer Blutung** unter Antidepressiva mit (selektiver) Hemmung der Serotoninwiederaufnahme. Das Risiko für gastrointestinale Blutungen ist vergleichbar demjenigen unter einer Behandlung mit Thrombozytenaggregationshemmern. In Einzelfällen zentrales Serotoninsyndrom.

F

Interaktionen: IRis 5

- Keine Kombination mit MAOH (MAOH 14 Tage vor *Fluoxetin* absetzen; nach Absetzen von *Fluoxetin* sollte wegen der langen HWZ des Metaboliten *Norfluoxetin* 5 Wochen gewartet werden, bevor ein MAOH gegeben wird; nach Absetzen von *Moclobemid* kann *Fluoxetin* am übernächsten Tag gegeben werden).
- **Keine Kombination mit *Tamoxifen*** (*Citalopram*, *Escitalopram*, *Venlafaxin* sind mit *Tamoxifen* kombinierbar).
- Keine Kombination mit *Codein*, *Hydrocodon* oder *Tramadol*, da *Fluoxetin* und sein Hauptmetabolit *Norfluoxetin* CYP2D6 hemmen und damit die Bildung der pharmakologisch aktiven Metaboliten der Analgetika unterdrücken.
- QTc-Zeit-Verlängerungen können vorkommen: Keine Kombination mit *Thioridazin* und *Pimozid*. Vorsicht mit anderen die QTc-Zeit verlängernden AM.

- Vorsicht bei Kombination mit AM, die eine Hypokaliämie/Hypomagnesiämie verursachen können (Risiko für Arrhythmien).
- Vorsicht bei Kombination mit serotonergen AM, z. B. Triptanen, *Tryptophan*, *Ondansetron*, TZA (besonders *Amitriptylin*), *Johanniskraut*-Präparaten oder *Linezolid* (Antibiotikum, schwacher, reversibler, nichtselektiver MAOH) wegen der Gefahr eines zentralen Serotoninsyndroms.
- Vorsicht bei Kombination mit (Thiazid-)Diuretika und ACE-Hemmern (Hyponatriämierisiko).
- Vorsicht bei Kombination mit *Phenytoin*. Es wurden toxische Effekte berichtet.
- Keine pharmakokinetischen oder -dynamischen Interaktionen mit Alkohol bekannt, dennoch sollte auf gleichzeitigen Alkoholkonsum möglichst verzichtet werden.
- Wenn neben *Fluoxetin* NSAID, Thrombozytenaggregationshemmer oder orale Antikoagulanzien verordnet werden müssen, sollten Substanzen mit fehlender relevanter Affinität zum Serotonintransporter wie *Mirtazapin* vorgezogen werden.
- *Fluoxetin* und sein Hauptmetabolit *Norfluoxetin* sind potente Inhibitoren von CYP2D6 und geringfügig auch von CYP3A4. Daher besondere Vorsicht bei Kombination mit AM, die bevorzugte **Substrate** von **CYP2D6** sind, insbesondere *Amitriptylin*, *Atomoxetin*, *Clomipramin*, *Imipramin*, *Sertindol*, mehreren Antipsychotika (▸ **Anhang SUB**). Bei Kombination unbedingte Kontrolle der Plasmaspiegel.
- Mögliche Verstärkung von EPS bei Kombination mit Antipsychotika wegen erhöhter Wirkspiegel.
- Wegen der langen HWZ von *Fluoxetin* und *Norfluoxetin* besteht mehrere Wochen nach Absetzen noch ein Interaktionsrisiko.
- Vor Kombinationen wird *www.psiac.de* dringend empfohlen.

F

Bewertung

⊕ Nicht sedierend. Keine Gewichtszunahme. Motorische Defizite nach einem Schlaganfall besserten sich in einer Studie mit 20 mg signifikant.

⊖ Gelegentliche Aktivierung zu Beginn der Therapie. Anfängliche Übelkeit möglich. Hohes Interaktionsrisiko und damit Therapieeinschränkungen (**Cave:** lange HWZ). *Escitalopram* oder *Sertralin* haben unter den SSRI eine günstigere Nutzen-Risiko-Relation.

Ⓡ Routinelabor, Elektrolyte (**cave:** Hyponatriämie, besonders bei älteren Patienten), EKG empfohlen. Risiko für Hämorrhagie abklären. Anfallsanamnese.

⚠ Vorsicht bei eingeschränkter Leber- bzw. Nierenfunktion (Dosisanpassung), Krampfbereitschaft und erhöhtem Augeninnendruck. Zu Beginn der Therapie, besonders bis zum Alter von 24 J.: engmaschiges Monitoring der Suizidalität (wie bei allen Antidepressiva). Erhöhtes Osteoporoserisiko unter Langzeitmedikation bei älteren Menschen. Bei Diabetikern sind häufigere Blutzuckerkontrollen anzuraten, da unter *Fluoxetin* eine Hypoglykämie möglich ist, die nach Absetzen in eine Hyperglykämie umschlagen kann.

Ⓢ **RS 5:** Von einer Verordnung während der Schwangerschaft wird abgeraten.

Flupentixol

- Hochpotentes, konventionelles trizyklisches Antipsychotikum.
- Thioxanthenderivat; Blockade von D_1-, D_2- und D_3-Rezeptoren, 5-HT_{2A}-Rezeptoren, α_1-Rezeptoren; geringe Affinität zu H_1-Rezeptoren.

Fluanxol (Bayer Vital)
Drg. 0,5 mg (50 Drg.); 2/5 mg (50, 100 Drg.)
Trpf. 50 mg = 20 Trpf. = 1 ml (10 ml)
Depotpräparat (nur i.m.): *Flupentixoldecanoat*
Fluanxol Depot (Bayer Vital)
Amp. 10 mg/0,5 ml (5 Amp.) (**Fluanxol Depot 2%**)
20 mg/1 ml (1 und 5 Amp.; Injfl. 3/10 ml) (**Fluanxol Depot 2%**)
100 mg/1 ml (1,5 Amp.) (**Fluanxol Depot 10%**)

Indikationen

- *Akut- und Langzeitbehandlung schizophrener Psychosen.*

Dosierung

Oral

- Akutbehandlung 10–60 mg, Langzeitbehandlung 4–20 mg/Tag.
- Vorwiegend Negativsymptomatik: niedrigere Dosis.
- Ältere Patienten: 2-15 mg/Tag.

Depotpräparat

- 10–60 i.m., max. 100 mg im Abstand von 2–4 Wochen. Erhaltungsdosis 20 mg i.m. alle 3 Wochen.
- Durchschnittliche Dosis 0,2–1 ml Injektionslösung (20–100 mg) im Abstand von 2–4 Wochen.

Nebenwirkungen

Sehr häufig: Müdigkeit (insbesondere zu Beginn der Behandlung), Akathisie, Frühdyskinesien (Zungen-Schlund-Krämpfe, Schiefhals, Kiefermuskelkrämpfe, Blickkrämpfe, Versteifung der Rückenmuskulatur), Hyperkinesie, Hypokinesie, weitere EPS (bei geringer Dosierung 0,5–1 mg gelegentlich), dosisabhängig orthostatische Dysregulation, Hypotonie (insbesondere zu Behandlungsbeginn und bei Patienten mit Phäochromozytom, zerebrovaskulärer, renaler oder kardialer Insuffizienz), Tachykardie, Mundtrockenheit.

F

Häufig: Übelkeit, Erbrechen, Obstipation, Diarrhö, Appetitverlust, Akkommodationsstörungen, vermehrter Tränenfluss, Gefühl der verstopften Nase, Erhöhung des Augeninnendrucks, Miktionsstörungen, Kopfschmerzen, Schwindel, Gewichtszunahme, Dystonie, Herzrasen, Dyspnoe, Dyspepsie, Harnverhalt, Pruritus, Hyperhidrosis, Myalgie, gesteigerter Appetit, Abnahme der Libido, abnormales Sehen, Asthenie.

Gelegentlich: Zerebrale Krampfanfälle, Schlafstörungen, Erregung, Benommenheit, Unruhe, depressive Verstimmung, delirante Symptome (insbesondere unter Kombination mit anticholinerg wirksamen Substanzen), Regulationsstörungen der Körpertemperatur, passagere Leberfunktionsstörungen, Abflussstörungen der Galle, Photosensibilität, Pigment-, Kornea- und Linseneinlagerungen, Lethargie, Hitzewallungen, Unterleibschmerzen, Blähungen, Gelbsucht, Dermatitis, allergische Hautreaktionen, erektile Dysfunktion, Ausbleiben der Ejakulation.

Sonstige NW: Selten oder in Einzelfällen malignes neuroleptisches Syndrom, Reaktivierung bzw. Verschlechterung psychotischer Prozesse, Spätdyskinesien, lebensbedrohlicher paralytischer Ileus, Thrombosen, Störungen des Glukosestoffwechsels, Menstruationsstörungen, Galaktorrhö, Gynäkomastie.

EKG-Veränderungen (Störungen der Erregungsausbreitung und -rückbildung, möglicherweise auch QTc-Zeit-Verlängerungen), Muskelstarre, vegetative Entgleisung mit Herzjagen

und Bluthochdruck, Bewusstseinstrübung bis Koma, anaphylaktische Reaktion, Überempfindlichkeitsreaktion, Hyperprolaktinämie, Hyperglykämie, Agranulozytose, Leukopenie, Thrombozytopenie, ventrikuläre Arrhythmien – Kammerflimmern, Kammertachykardie, TdP – und plötzliche Todesfälle unklarer Genese.
Sehr selten: Eosinophilie, Panzytopenie.

Interaktionen: **IRis 4**
- Vorsicht bei Kombination mit Analgetika, Hypnotika, Sedativa, Antihistaminika oder anderen zentral dämpfenden Substanzen, Risiko verstärkter Sedierung bis hin zur Atemdepression.
- Vorsicht bei Kombination mit Polypeptid-Antibiotika, erhöhtes Risiko für Atemdepression.
- Bei Kombination mit Alkohol gegenseitige Wirkverstärkung.
- Vorsicht bei Kombination mit MAOH.
- Die Wirkung von Dopaminagonisten, z. B. *Bromocriptin*, *Amantadin* oder *L-Dopa* wird abgeschwächt, die von Dopaminantagonisten, z. B. *Metoclopramid* oder *Bromoprid*, verstärkt.
- Die moderat anticholinergen Effekte von *Flupentixol* können bei Kombination mit anticholinergen Substanzen verstärkt werden.
- Bei der Behandlung einer Hypotonie sollte *Adrenalin* nicht zusammen mit *Flupentixol* verabreicht werden, da die Gabe von *Adrenalin* zu einem weiteren Blutdruckabfall führen kann (Adrenalinumkehr). Schwere Schockzustände können jedoch mit *Noradrenalin* behandelt werden.
- QTc-Zeit-Verlängerung wurde beobachtet. Vorsicht bei Kombination mit anderen die QTc-Zeit verlängernden AM.
- Bei Kombination mit Lithiumsalzen erhöhtes Risiko für EPS.
- Bei Kombination mit **Inhibitoren** von **CPY2D6**, z. B. *Paroxetin* (► **Anhang INT**), ist mit einem Anstieg der Wirkspiegel zu rechnen.

Bewertung

⊕ Hochpotentes Antipsychotikum. Wirksam gegen Negativsymptomatik, insbesondere in niedrigerer Dosierung. Als hochpotentes Antipsychotikum wahrscheinlich geringeres Risiko für metabolisches Syndrom als AAP.

⊖ Hohes EPS-Risiko. Prolaktinerhöhung. Auf eine Verordnung von *Flupentixol* **als primäres Anxiolytikum oder Antidepressivum** sollte **verzichtet werden**.

Ⓡ Routinelabor, besonders auch Blutbild, BZ, Blutfette, Gewicht, RR und EKG. Anfallsanamnese.

⚠ Vorsicht bei Glaukom, Prostatahypertrophie mit Restharnbildung, Hypertonie, orthostatischer Dysregulation, Harnverhalt, Hypokaliämie, Bradykardie, Leber- und Niereninsuffizienz, chronischen Atembeschwerden und Asthma, Krampfanfällen in der Anamnese, M. Parkinson. Besondere Vorsicht bei kardialer Vorschädigung. **Keine Verordnung** bei Störungen des hämatopoetischen Systems.

Ⓢ **RS 4:** In sehr kleinen Fallzahlen zeigte *Flupentixol* ein relativ günstiges Risikoprofil. Da das Risiko trotzdem nur schwer einzuschätzen ist, sollte die Verordnung während der Schwangerschaft vermieden werden.

F

> Unter allen Antipsychotika kann das Risiko für plötzliche kardial bedingte Todesfälle erhöht sein. Vorsichtsmaßnahmen: geringstmögliche wirksame Dosis, besonders bei kardialen Risiken und im höheren Alter; regelmäßige EKG- und Elektrolytkontrollen (QTc < 480 ms); keine die QTc-Zeit verlängernde Komedikation.
> **Verordnung** bei psychotischen Symptomen im Rahmen von Demenzerkrankungen **nur nach sehr sorgfältiger Nutzen-Risiko-Abwägung**, besonders bei kardiovaskulären und zerebrovaskulären Risiken bei Patienten > 65 J. (*off label*).

Fluphenazin

- Hochpotentes, konventionelles trizyklisches Antipsychotikum.
- Phenothiazinderivat; Blockade von D_2-, aber auch D_1-, 5-HT_2-, α_1- und H_1-, kaum von mACh-Rezeptoren.

Lyogen (Lundbeck)

Tbl.	1/ 4 mg (20, 50 Tbl.) (**Lyogen**)
Drg.	3/ 6 mg (20, 50 Drg.) (**Lyogen retard**)
Trpf.	2,5 mg = 25 Trpf. = 1 ml (30 ml; 100 ml Pipettenfl.)

Depotpräparat (nur i.m.)**:** *Fluphenazindecanoat*

Fluphenazin-neuraxpharm D (neuraxpharm)

Amp.	12,5 mg/0,5 ml; 25 mg/1 ml; 50 mg/0,5 ml; 100 mg/1 ml; 250 mg/10 ml

Lyogen Depot 50/-100 mg (Lundbeck)

Amp.	50 mg/0,5; 100 mg/1 ml (1, 5 Amp.)

Indikationen

- *Akute und chronische Psychose.*
- *Katatone Syndrome.*
- *Psychomotorische Erregungszustände.*
- Depotpräparat zur *Langzeittherapie und Rezidivprophylaxe schizophrener Psychosen.*

Dosierung

Oral

- Ambulant initial 2 × 0,25 mg, stationäre Erhaltungsdosis 10–20 mg (verteilt auf 2–3 Einzeldosen), ambulante Erhaltungsdosis 2,5–10 mg, Höchstdosis 40 mg/Tag.

Depotpräparat

- 12,5–100 mg alle 3 (2–4) Wochen. Alternativ: 25 mg alle 4 Wochen (keine längeren Intervalle!). Steigerung der Dosierung bis 100 mg alle 2 Wochen max. möglich.

Nebenwirkungen

Sehr häufig: EPS, Hyperreflexie, Spätdyskinesien.

Häufig: Zerebrale Krampfanfälle, Kopfschmerzen, Müdigkeit und Sedierung, Unruhe, Schwindel, Erregung, Benommenheit, Depression (v. a. bei Langzeittherapie), Lethargie, verworrene Träume, delirante Symptome, Regulationsstörungen der Körpertemperatur, orthostatische Dysregulation, Tachykardie, Hypotonie, EKG-Veränderungen.

Gelegentlich: Sprach-, Gedächtnis- und Schlafstörungen, Obstipation (u. U. bis zum Ileus), Übelkeit, Erbrechen, Diarrhö, Appetitverlust und Dyspepsie, Mundtrockenheit, Schwitzen, Salivation, Fieber, Akkommodationsstörungen, Gefühl der verstopften Nase, Erhöhung des Augeninnendrucks, Polyurie, Miktionsstörungen, passagere Erhöhung der Leberenzymaktivität, Blutbildungsstörungen (in Form von Leukopenie, Thrombopenie, Eosinophilie, Panzytopenie).

Sonstige NW: Selten oder in Einzelfällen reversible zentrale Paresen, EEG- und Liquoreiweißveränderungen, malignes neuroleptisches Syndrom, Hypertension, QTc-Zeit-Verlängerung, ventrikuläre Arrhythmien, Herzstillstand, Agranulozytose, Thrombose, Photosensibilität, Pigmentierungsstörungen, Lupus-erythematodes-ähnliche Syndrome, Ödeme, Ikterus, Gewichtszunahme, Störungen des Glukosestoffwechsels, gestörte ADH-Sekretion, Hyponatriämie, Gynäkomastie, sexuelle Funktionsstörungen, Galaktorrhö, Reaktivierung bzw. Verschlechterung von psychotischen Prozessen, Menstruationsstörungen. Sehr selten Hepatitiden, Gelbsucht.

Depotpräparate: EPS, wegen Plasmaspiegelverlauf mit *early peak* unter Depotpräparat v. a. in den ersten beiden Tagen; häufig Akathisie.

F

Interaktionen: IRis 3

- Vorsicht bei Kombination mit Analgetika, Hypnotika, Sedativa, Antihistaminika oder anderen zentral dämpfenden Substanzen einschließlich Alkohol, Risiko verstärkter Sedierung bis hin zur Atemdepression.
- Vorsicht bei Kombination mit Polypeptid-Antibiotika, erhöhtes Risiko für Atemdepression.
- Vorsicht bei Kombination mit anderen anticholinerg wirksamen AM: erhöhtes Risiko anticholinerger Effekte, z. B. pharmakogenes Delir.
- QTc-Zeit-Verlängerung wurde beobachtet. Vorsicht bei Kombination mit anderen die QTc-Zeit verlängernden AM.
- Vorsicht bei Kombination mit **CYP2D6-Inhibitoren**, z. B. mit *Fluoxetin* oder *Propranolol* (► **Anhang INT**), Anstieg der *Fluphenazin*-Plasmaspiegel, bei Kombination mit *Fluoxetin* (im Mittel um 65%).

Bewertung

⊕ Hochpotentes Antipsychotikum. Bewährt in der Akut- und Langzeitbehandlung. Als hochpotentes Antipsychotikum wahrscheinlich geringeres Risiko für metabolisches Syndrom als AAP.

⊖ Dosisabhängiges hohes EPS-Risiko. Prolaktinerhöhung.

Ⓡ Routinelabor. BZ, Blutfette. Gewicht, RR, regelmäßige Blutbildkontrollen, EKG. Anfallsanamnese.

⚠ Vorsicht bei Leber- und Nierenerkrankungen, kardialer Vorschädigung, prolaktinabhängigen Tumoren, M. Parkinson, chronischen Atembeschwerden, Glaukom, Harnretention, Pylorusstenose, Prostatahypertrophie mit Restharnbildung; Patienten, die extremer Hitze oder phosphorhaltigen Insektiziden ausgesetzt sind. **Keine Verordnung** bei Störungen des hämatopoetischen Systems, schwerer Lebererkrankung, schwerer Depression.

Ⓢ **RS 4:** In kleinen Fallzahlen zeigte *Fluphenazin* ein relativ günstiges Risikoprofil. Da das Risiko trotzdem nur schwer einzuschätzen ist, sollte die Verordnung während der Schwangerschaft vermieden werden.

Unter allen Antipsychotika kann das Risiko für plötzliche kardial bedingte Todesfälle erhöht sein. Vorsichtsmaßnahmen: geringstmögliche wirksame Dosis, besonders bei kardialen Risiken und im höheren Alter; regelmäßige EKG- und Elektrolytkontrollen (QTc < 480 ms); keine die QTc-Zeit verlängernde Komedikation.
Verordnung bei psychotischen Symptomen im Rahmen von Demenzerkrankungen **nur nach sehr sorgfältiger Nutzen-Risiko-Abwägung**, besonders bei kardiovaskulären und zerebrovaskulären Risiken bei Patienten > 65 J. (*off label*).

F

Flurazepam

- Hypnotikum.
- 1,4-Benzodiazepin, Prodrug, HWZ Metabolit: 40–250 h.

Dalmadorm (MEDA Pharma)
Tbl. 30 mg (20 Tbl.)

Indikationen

- *Kurzzeitbehandlung von Schlafstörungen; nur bei Schlafstörungen von klinisch bedeutsamem Schweregrad.*

Dosierung

- Ambulant 15–30 mg; stationär bis 60 mg.

Nebenwirkungen

Keine Häufigkeitsangaben vom Hersteller; es werden nur die wichtigsten NW genannt:
Benommenheit, Sedierung, Kopfschmerzen, gastrointestinale Störungen, Ataxie, Muskelschwäche, Sehstörungen, Hypotension, verminderte Libido. Bei älteren Patienten erhöhtes Risiko für Stürze und Knochenbrüche.

Bei hohen Dosen sind, besonders bei älteren Patienten, Hangover-Effekte mit verminderter psychomotorischer Leistungsfähigkeit und Reaktionsbereitschaft (eingeschränkte Verkehrstüchtigkeit, eingeschränkte Leistungsfähigkeit bei Alltagstätigkeiten) bekannt. Anterograde Amnesie, Toleranzentwicklung. Unter *Flurazepam*, stärker als bei anderen BZD, sind paradoxe Disinhibitionsphänomene möglich: Agitiertheit, Euphorisierung, Erregungszustände, Schlaflosigkeit und Aggressivität. Sie treten unter höherer Dosierung und besonders bei älteren Menschen häufiger auf.

Interaktionen: IRis 3

- Vorsicht bei Kombination mit anderen zentral dämpfenden Substanzen einschließlich Alkohol.
- Bei Kombination mit AM, die **CYP2C19** oder **CYP3A4 hemmen** oder **induzieren**, kann es zu einer veränderten Pharmakokinetik kommen (▶ **Anhang INT**). Die Effekte scheinen allerdings klinisch nicht relevant zu sein. Bei Risikopatienten und im Alter allerdings grundsätzlich Vorsicht.

Bewertung

⊕ Hochwirksames Hypnotikum; indiziert bei Patienten, die auf andere Hypnotika nicht ansprechen.

⊖ Sehr hohes **Abhängigkeitsrisiko**. Kumulationsgefahr, besonders bei wiederholter Gabe und bei älteren Patienten. **Psychiatrischer Einsatz nur in Ausnahmefällen bei hartnäckigsten Schlafstörungen**.

Ⓡ Abhängigkeitsanamnese! Aufklärung über BZD-Risiken, u. a. Abhängigkeitsentwicklungen, Entzugssyndrome.

⚠ **Keine Verordnung** bei Myasthenia gravis, Ataxie, Engwinkelglaukom, schwerer Ateminsuffizienz, Schlafapnoe-Syndrom, bekannter Abhängigkeitsanamnese (ambulant), schweren Leberfunktionsstörungen.

Ⓢ **RS 5:** Von einer Verordnung während der Schwangerschaft wird abgeraten.

Fluspirilen

- Konventionelles Antipsychotikum.
- Strukturverwandtschaft zu Butyrophenonen; Blockade von D_2- und D_3-Rezeptoren, weniger stark von 5-HT_2-Rezeptoren.

Imap (Janssen-Cilag)
Depotpräparat (nur i.m.):
Amp. 2 mg/1 ml (1,5 Stechamp. zu 6 ml)
1,5 mg/0,75 ml (3, 5, 50 Amp.) (**Imap 1,5 mg**)

F

Indikationen

- *Akute und chronische schizophrene Psychosen*, falls wöchentliche Injektionsintervalle indiziert.

Dosierung

- Akutbehandlung 2–10 mg i.m. wöchentlich; Erhaltungsdosis 3–8 mg i.m. wöchentlich (die wöchentliche *Fluspirilen*-Dosis soll annähernd der täglichen oralen *Haloperiol*-Dosis bei schizophrenen Patienten entsprechen).

Nebenwirkungen

Dosisabhängig v. a. EPS und initiale Müdigkeit über 1–2 Tage (zumindest nach der 1. Injektion häufig).
Häufig: Müdigkeit, Sedierung, Schwindel, psychomotorische Hyperaktivität, Schlafstörungen, Übelkeit, Depressionen, EPS, Dyskinesien, Hypokinesie, Akathisie, Parkinson-Syndrom, Tremor, Dystonie, Bradykinesie, muskuloskeletale Steifheit; Reaktion an der Injektionsstelle.
Gelegentlich: Hypotension, Tachykardie, EKG-Veränderungen (Störungen der Erregungsausbreitung und -rückbildung), Hautausschlag, Gewichtszunahme.

Aufgrund des PVP-Gehalts (Polyvidon) kann nicht ausgeschlossen werden, dass es nach häufiger oder länger dauernder Anwendung in sehr seltenen Fällen zu einer Speicherung von PVP im retikuloendothelialen System (RES) oder zu lokalen Ablagerungen und Fremdkörpergranulomen kommen kann, die zur Verwechslung mit Tumoren Anlass geben können.

Interaktionen: IRis 3

- Vorsicht bei Kombination mit Analgetika, Hypnotika, Sedativa, Antihistaminika oder anderen zentral dämpfenden Substanzen einschließlich Alkohol, Risiko verstärkter Sedierung bis hin zur Atemdepression.
- Vorsicht bei Kombination mit Polypeptid-Antibiotika, erhöhtes Risiko für Atemdepression.
- Die Wirkung von Dopaminagonisten, z. B. *Bromocriptin*, *Amantadin* oder *L-Dopa*, wird abgeschwächt, die von Dopaminantagonisten, z. B. *Metoclopramid*, verstärkt.
- *Fluphenazindihydrochlorid* verstärkt die blutdrucksenkende Wirkung von Antihypertensiva.
- Kombinationen mit AM, die die QTc-Zeit verlängern oder zu Hypokaliämie führen können, nur unter sorgfältiger Kontrolle (obwohl in der FI nicht auf die QTc-Zeit-Verlängerung speziell hingewiesen wird).

Bewertung

⊕ Relativ geringe Interaktionen.

⊖ EPS-Risiko. Prolaktinerhöhung. Gegenüber AAP zurzeit für die Indikation Schizophrenie keine Vorteile erkennbar und nur **Mittel der 2. Wahl.**

Ⓡ Routinelabor. BZ, Blutfette. Gewicht, RR, regelmäßige Blutbildkontrollen, EKG. Anfallsanamnese.

⚠ Vorsicht ausgeprägter arterieller Hypotonie, schweren Lebererkrankungen, hirnorganischen Erkrankungen und Epilepsie in der Vorgeschichte (► Hinweis), M. Parkinson, prolaktinabhängigen Tumoren, aus der Vorgeschichte bekanntes malig-

nes neuroleptisches Syndrom. **Cave:** Keine Injektion in Gewebe mit verminderter Durchblutung (Sehnen-, Fettgewebe u. a.) oder s.c.-Injektion. **Keine Verordnung** bei Störungen des hämatopoetischen Systems, schweren Depressionen.
S RS 5: Wenige Fallbeobachtungen erlauben keine Risikoeinschätzung. Von einer Verordnung während der Schwangerschaft wird abgeraten.

Unter allen Antipsychotika kann das Risiko für plötzliche kardial bedingte Todesfälle erhöht sein. Vorsichtsmaßnahmen: geringstmögliche wirksame Dosis, besonders bei kardialen Risiken und im höheren Alter; regelmäßige EKG- und Elektrolytkontrollen (QTc < 480 ms); keine die QTc-Zeit verlängernde Komedikation.
Verordnung bei psychotischen Symptomen im Rahmen von Demenzerkrankungen **nur nach sehr sorgfältiger Nutzen-Risiko-Abwägung,** besonders bei kardiovaskulären und zerebrovaskulären Risiken bei Patienten > 65 J. (*off label*).

F

Fluvoxamin

- Antidepressivum
- Selektiver Serotoninwiederaufnahmehemmer (SSRI).

Fevarin (Abbott Arzneimittel)
Tbl. 50/ 100 mg (20, 50, 100 Tbl.)

Indikationen

- *Depressive Erkrankungen.*
- *Zwangsstörung.*

Dosierung

- **Depression:** 50 mg → 100 mg → 150 mg, max. 300 mg/Tag. Einnahme: bis 150 mg abendliche Einmaldosis, darüber in 2 Dosen, die höhere abends. Dosiserhöhung in 4–7 Tagesschritten.

- **Zwangsstörung:** Höhere Dosis als bei der Depression: 50 mg → 100 mg → 300 mg/Tag.

Nebenwirkungen

Häufig: Schwindel, Kopfschmerzen, Schläfrigkeit, Schlafstörungen, Zwangsgähnen, Agitiertheit, Nervosität, Ängstlichkeit, Asthenie, Tremor, Appetitlosigkeit, Dyspepsie, Obstipation, Diarrhö, Mundtrockenheit, Nausea, Erbrechen, Palpitationen, Tachykardie, Schwitzen.

Gelegentlich: Verwirrtheitszustände, Halluzinationen, orthostatische Hypotension, Arthralgien, Myalgien, Ataxie, EPS, Hautausschläge, Rash, Juckreiz, Angioödem, sexuelle Funktionsstörungen, insbesondere Ejakulationsverzögerung (unter den SSRI wahrscheinlich geringste Rate).

Sonstige NW: Selten Leberfunktionsstörungen, Krampfanfälle, Hyperprolaktinämie, Galaktorrhö, Photosensibilität; selten Hyponatriämie, SIADH, dann v. a. bei älteren Patienten, zentrales Serotoninsyndrom. **Alteration der Thrombozytenfunktion mit selten verlängerter Blutungszeit und/oder Anzeichen einer Blutung** unter Antidepressiva mit (selektiver) Hemmung der Serotoninwiederaufnahme. Das Risiko für gastrointestinale Blutungen ist vergleichbar demjenigen unter einer Behandlung mit Thrombozytenaggregationshemmern.

Interaktionen: IRis 5

- Keine Kombination mit MAOH (frühestens 7 Tage nach Absetzen von *Fluvoxamin* ansetzen; *Fluvoxamin* kann 14 Tage nach Absetzen eines irreversiblen MAOH bzw. 2 Tage nach Absetzen von *Moclobemid* gegeben werden).
- Keine Kombination mit *Tizanidin*.
- Vorsicht bei Kombination mit serotonergen AM, z. B. Triptanen, *Tryptophan*, *Ondansetron*, TZA (besonders *Amitriptylin*), *Johanniskraut*-Präparaten, *Tramadol* oder *Linezolid* (Antibiotikum, schwacher, reversibler, nichtselektiver MAOH) (Risiko eines zentralen Serotoninsyndroms).

- Vorsicht bei Kombination mit *Terfenadin, Astemizol, Cisaprid* (erhöhte Plasmakonzentrationen mit erhöhtem Risiko für QTc-Zeit-Verlängerungen).
- Vorsicht bei Kombination mit (Thiazid-)Diuretika und ACE-Hemmern (Hyponatriämierisiko).
- Keine pharmakokinetischen oder -dynamischen Interaktionen mit Alkohol bekannt, dennoch sollte auf gleichzeitigen Alkoholkonsum möglichst verzichtet werden.
- Wenn neben *Fluvoxamin* NSAID, Thrombozytenaggregationshemmer oder orale Antikoagulanzien verordnet werden müssen, sollten Substanzen mit fehlender relevanter Affinität zum Serotonintransporter wie *Mirtazapin* vorgezogen werden.
- Erhöhte Plasmakonzentrationen von AM, die **Substrate** von **CYP1A2** (▶ **Anhang SUB**) sowie von **CYP2C19** (▶ **Anhang SUB**) oder **CYP2C9** (▶ **Anhang SUB**) sind, insbesondere von *Clozapin* (!), *Amitriptylin, Clomipramin, Imipramin, Methadon*. Bei Kombination mit Substanzen mit geringer therapeutischer Breite unbedingte Kontrolle der Plasmaspiegel.
- Möglichst keine Kombination mit Tee, Kaffee.
- Vor Kombinationen wird *www.psiac.de* dringend empfohlen.

F

Bewertung

⊕ Keine Gewichtszunahme. Unter den SSRI wahrscheinlich geringste sexuelle Dysfunktion. *Fluvoxamin* in Kombination mit *Clomipramin* kann bei Zwangsstörungen die serotonerge Aktivität deutlich erhöhen (unter Plasmaspiegelkontrolle).

⊖ Anfängliche Übelkeit. SSRI mit sedierender Komponente bei einigen Patienten. Dosistitration nötig. Hohes Interaktionsrisiko. *Escitalopram* oder *Sertralin* haben unter den SSRI eine günstigere Nutzen-Risiko-Relation.

Ⓡ Routinelabor, Elektrolyte (**Cave:** Hyponatriämie, besonders bei älteren Patienten), EKG empfohlen. Risiko für Hämorrhagie abklären. Anfallsanamnese.

⚠ Vorsicht bei eingeschränkter Leber- bzw. Nierenfunktion (Dosisanpassung), erhöhter Blutungsneigung und bei Krampfbereitschaft. Zu Beginn der Therapie, besonders bis zum Alter von 24 J.: engmaschiges Monitoring der Suizidalität. Erhöhtes Osteoporoserisiko unter Langzeitmedikation bei älteren Menschen.

S RS 4: Die Verordnung während der Schwangerschaft sollte vermieden werden.

Galantamin ⊛

- Antidementivum.
- Reversibler selektiver Acetylcholinesterasehemmer; zusätzlich Modulator präsynaptischer nikotinischer ACh-Rezeptoren.

Reminyl 1-mal täglich retardiert (Janssen-Cilag)
Kps. 8 mg (28 Kps.), 16/ 24 mg (28, 84 Kps.);
Starterpackung 8 mg (28 Kps.) + 16 mg (28 Kps.)
Reminyl 4 mg/ml Lösung (Janssen-Cilag)
Lsg. 4 mg = 1 ml (100 ml)

G

Indikationen

- *Leichte bis mittelschwere Alzheimer-Demenz.*
- Wahrscheinlich auch bei *schwerer Alzheimer-Demenz* wirksam.
- Verbesserung der begleitenden Verhaltensstörungen (BPSD).
- Moderate Effekte bei der vaskulären Demenz.

Dosierung

- Initial 8 mg/Tag (morgens zum Essen); bei Gabe als Lösung Verteilung der Tagesgesamtdosis auf morgens und abends. Langsame Dosissteigerung um 8 mg alle 4 Wochen bis zum Erreichen der Erhaltungsdosis von 16 mg bzw. 24 mg/Tag.

Nebenwirkungen

Sehr häufig: Appetitminderung, Übelkeit, Erbrechen.
Häufig: Kopfschmerzen, Schwindel, Schlaflosigkeit, Somnolenz, Erschöpfung, Verwirrtheit, Depression, Stürze, Tremor, Muskelkrämpfe, Synkopen, Gewichtsabnahme, Diarrhö, Dyspepsie, Harnwegsinfekte.

Gelegentlich: Bradykardien, Vorhofarrhythmien, Palpitationen, Myokardischämien, zerebrale Ischämien, Tinnitus, Parästhesien, Beinkrämpfe. QTc-Zeit-Verlängerung.
Sonstige NW: Selten Krampfanfälle, Aggression, Agitation, Halluzinationen, Bradykardie, vereinzelt AV-Blockierungen, Hypotension, gastrointestinale Blutungen, Dysphagie.
Gastrointestinale NW treten dosisabhängig insbesondere zu Beginn der Behandlung und während der Titrationsphase, andere NW (z. B. zentral, kardiovaskulär, respiratorisch) häufiger während der Erhaltungstherapie und ohne Dosisabhängigkeit auf; gastrointestinale NW sind etwas seltener als bei *Rivastigmin* (orale Darreichungsform).

Interaktionen: **IRis 4**

- Bei Kombination mit Alkohol oder anderen sedierenden Substanzen ist mit einer Abschwächung der kognitiven Leistungsfähigkeit zu rechnen.
- Keine Kombination mit Cholinomimetika oder -lytika, depolarisierenden Muskelrelaxanzien vom Succinylcholin-Typ.
- Vorsicht bei Kombination mit AM, die die Herzfrequenz herabsetzen, z. B. *Digoxin*, β-Rezeptorenblocker, bestimmte Kalziumkanalblocker oder *Amiodaron*.
- Bei Kombination mit Antipsychotika mögliche Verstärkung von EPS.
- Bei Kombination mit **Inhibitoren** von **CYP2D6**, z. B. *Chinidin*, *Fluoxetin* oder *Paroxetin*, oder **CYP3A4**, z. B. *Cimetidin*, *Erythromycin*, *Ketoconazol*, *Ritonavir* (▶ **Anhang INT**), steigen die Plasmaspiegel von *Galantamin* an. Es ist insbesondere in der Anfangsphase mit vermehrten cholinergen NW zu rechnen, ggf. Dosisreduktion.
- Bei Kombination mit **Induktoren** von **CYP3A4**, z. B. *Carbamazepin* oder *Johanniskraut* (▶ **Anhang INT**) ist mit einem Abfall der Plasmaspiegel von *Galantamin* zu rechnen.

- Es liegen Fallberichte zu QTc-Zeit-Verlängerung und ventrikulären Arrhythmien bei AChE-I vor; regelmäßige Puls- und ggf. EKG-Kontrollen v. a. zu Beginn der Therapie und bei Kombination mit die QTc-Zeit verlängernden und TdP auslösenden AM.

Bewertung

⊕ Retardpräparation mit Möglichkeit der Einmalgabe; auch als Lösung. Wirkung auch an nikotinischen ACh-Rezeptoren, allerdings klinischer Vorteil noch nicht gezeigt.

⊖ Gastrointestinale NW häufiger als unter *Donepezil*. Nutzen-Risiko-Relation bei allen AChE-I noch nicht befriedigend.

Ⓡ Routinelabor. Regelmäßig Puls und EKG, v. a. zu Beginn. Verträglichkeit und Nutzen nach 3 Monaten und auch danach regelmäßig überprüfen.

⚠ Vorsicht bei mittelschwerer Leber- und Niereninsuffizienz: max. 16 mg/Tag. Vorsicht bei Patienten mit Risiko zur Bildung peptischer Ulzera, bradykarden Herzrhythmusstörungen, supraventrikulären Erregungsleitungsstörungen, Asthma bronchiale, obstruktiven Lungenerkrankungen. Verträglichkeit und Nutzen nach 3 Monaten und auch danach regelmäßig überprüfen. **Keine Verordnung** bei schwerer Leber- und Niereninsuffizienz.

Ⓢ Nicht relevant.

G

Ginkgo biloba

- Nootropikum.
- Unklarer Wirkmechanismus. Hinweise auf eine Stabilisierung neuronaler Mitochondrien.

Tebonin (Schwalbe)[1]

Tbl.	40/ 80/ 120 mg (30, 60, 120 Tbl.)
Tbl.	240 mg (20, 40, 80 Tbl.) (**Tebonin konzent**)
Lsg.	40 mg Lösung
	1 ml = 20 Trpf. = 40 mg (**Tebonin forte**)

[1] Es wurde ein Generikum ausgewählt, da der Erstanbieter nicht mehr feststellbar ist.

Indikationen

- *Symptomatische Behandlung von leichten bis mittelschweren hirnorganisch bedingten geistigen Leistungseinbußen im Rahmen eines therapeutischen Gesamtkonzepts bei demenziellen Syndromen mit der Leitsymptomatik: Gedächtnisstörungen, Konzentrationsstörungen, depressive Verstimmung, Schwindel,* Ohrensausen, Kopfschmerzen.

Dosierung

- 240 mg/Tag für Tebonin. Dosierungen für andere Generika sind der jeweiligen FI zu entnehmen.

Nebenwirkungen

Zur Häufigkeit existieren keine sicheren Angaben; in doppelblinden Studien kein Unterschied zu Plazebo. Es können Blutungen an einzelnen Organen auftreten, v. a. bei gleichzeitigem Einsatz gerinnungshemmender Medikamente. Weiterhin allergische Reaktionen bis zum anaphylaktischen Schock, leichte Magen-Darm-Beschwerden, Kopfschmerzen, Schwindel (mit Verstärkung vorbestehender Schwindelsymptomatik).

Interaktionen: IRis 3

- Unter Ginkgo-biloba-Extrakten kann bei Kombination mit Antikoagulanzien (*Acetylsalicylsäure*, *Phenprocoumon*, nichtsteroidalen Antirheumatika) deren Wirkungsverstärkung nicht ausgeschlossen werden.
- Es sind nicht alle Inhaltsstoffe von *Ginkgo biloba* bekannt, die zu Wechselwirkungen führen können. Das Interaktionsrisiko kann wegen unterschiedlicher Zusammensetzung von Präparat zu Präparat verschieden sein. Daher sollte überprüft werden, ob für das verordnete Präparat die Interaktionen untersucht wurden. Für EGb 761 (*Ginkgo*-Extrakt von Tebonin) fanden sich bisher in einer kleinen Studie keine relevanten Interaktionen mit *Acetylsalicylsäure* oder AM, die über CYP1A4, CYP2C9, CYP2C19, CYP2D6, CYP3A4 abgebaut werden. Falls im Einzelfall keine Daten vorliegen, wird von einer Kombination mit Gerinnungshemmern oder CYP2C19-Substraten abgeraten.

Bewertung

(+) Nebenwirkungsarm.

(−) Hinweise für Wirksamkeit bei kognitiven und Verhaltensstörungen bei vaskulärer und Alzheimer-Demenz, eine Gleichrangigkeit zu AChE-I oder *Memantin* ist jedoch auf der Grundlage der bisherigen Studien noch nicht gegeben.

(R) Gerinnungsanamnese.

(!) **Cave:** Blutungen in Kombination mit Gerinnungshemmern nicht ausgeschlossen.

(S) Nicht relevant.

Haloperidol

- Konventionelles Antipsychotikum, hochpotent.
- Butyrophenonderivat; hauptsächlich Blockade von D_2-, aber auch α_1-Rezeptoren.

Haldol-Janssen (Janssen-Cilag)	
Tbl.	1 (50 Tbl.)/ 2 (50; 100 Tbl.)/ 5 (50 Tbl.)/ 10 (20; 100 Tbl.)/ 20 mg (20 Tbl.)
Trpf.	2 mg = 20 Trpf. = 1 ml (30, 100 ml) 10 mg = 20 Trpf. = 1 ml (100 ml) (**Haldol-Janssen forte**)
Amp.	5mg = 1 ml (5 Amp.) – **ausschließlich zur i.m.-Injektion empfohlen**
Depotpräparat (nur i.m.): *Haloperidoldecanoat*	
Haldol-Janssen Decanoat (Janssen-Cilag)	
Amp.	50 mg/1 ml (1,5 Amp., 10 ml Durchstechfl.), 150 mg/3 ml (1,5 Amp.)

Indikationen

Oral

- *Akute und chronische schizophren Syndrome.*
- *Organisch bedingte Psychosen.*
- *Akute manische Syndrome.*
- *Akute psychomotorische Erregungszustände*; in der Akutpsychiatrie häufig unverzichtbar.
- Nach Ausschöpfung aller anderer Behandlungsmöglichkeiten:
  - *Tic-Erkrankungen* (z. B. *Chorea Huntington, Gilles-de-la-Tourette-Syndrom*).
  - Erbrechen.

Parenteral (i.m. akut): Haldol-Janssen Amp. (nur i.m.)

- *Akute Intervention oder wenn orale Therapie nicht möglich ist.*
- *Bei akuten und chronischen schizophrenen Syndromen.*
- *Psychomotorische Erregungszustände psychotischer Genese.*

Depotpräparat: Haldol-Janssen Decanoat

- *Erhaltungstherapie und Rezidivprophylaxe bei chronischen schizophrenen und maniformen Zuständen.*

Dosierung

Oral

- 4–8 mg/Tag (nur als Ausnahme stationär: bis zu 40 mg).
- Dyskinetische Syndrome und Tic-Störungen: Niedrige Dosis.
- Ältere Patienten: Initial 0,5–1,5 mg.

Parenteral (i.m. akut)

- 5–10 mg (**nur i.m.**) innerhalb der ersten 24 h, max. 60 mg parenteral oder 100 mg oral.
  - Umrechnung: von i.m. auf oral → 1- bis 1,5-fache i.m.-Dosis als orale Dosis.

Depotpräparat

- 100–200 mg i.m. alle 4 Wochen zur Symptomsuppression (max. 300 mg i.m. alle 4 Wochen).
- Rezidivprophylaxe: 25–150 mg alle 4 Wochen; bei oraler Dosis von 6 mg auf 50–100 mg Depot, von 15 mg auf 200 mg Depot umstellen; bei älteren Patienten 25–50 mg Depot.
- »Faustregel«: 10 (bis 15) × (orale Dosis/Tag) = Depotdosis pro 4-wöchiges Injektionsintervall.

Kardiovaskuläres Risiko unter Hochdosistherapie mit *Haloperidol* erhöht, deshalb Höchstdosen nur unter intensivmedizinischer Kontrolle.

Nebenwirkungen

Sehr häufig: Agitation, Insomnie, Hyperkinesie, EPS.
Häufig: Kopfschmerzen, Somnolenz, Schwindel, Akathisie, Verstärkung psychotischer Symptome, Depression, Hypertonie, orthostatische Hypotonie, Dystonie, Bradykinesie, Hypokinesie, Spätdyskinesien, Leberfunktionsstörungen, Übelkeit, Erbrechen, Obstipation, Gewichtszunahme und -abnahme, Mundtrockenheit, Hypersalivation, Sehstörungen, okulogyrische Krise, Hautausschlag, Harnretention, erektile Dysfunktion.
Gelegentlich: Krampfanfälle, Verwirrtheit, Appetitverlust, Sodbrennen, Diarrhö, Dyspepsie, Leukopenie, Dyspnoe, Hepatitis, Ikterus, Hypersensibilität, Photosensibilität, Urtikaria, Pruritus, Hyperhidrosis, Ödeme, Hyperthermie.
Sonstige NW: Selten oder in Einzelfällen malignes neuroleptisches Syndrom, Ileus, QTc-Verlängerung, Herzrhythmusstörungen (u. a. Kammerflimmern, ventrikuläre Tachykardien), v. a. bei parenteraler Anwendung, Rhabdomyolyse, Priapismus, Gynäkomastie, sexuelle Funktionsstörungen, Menstruationsstörungen, SIADH und Hyponatriämie, Blutbildungsstörungen, Leberversagen, Cholestase, Thrombosen, periphere Ödeme, Alopezie.
Insbesondere bei **Behandlungsbeginn** kann Müdigkeit auftreten, im Verlauf aber auch Unruhe, Erregung, Benommenheit, depressive Verstimmungen (Langzeittherapie), Lethargie, Schwindelgefühl, Kopfschmerzen.
Vor allem bei hoher Dosis auch delirante Symptome (insbesondere bei Kombination mit anticholinerg wirkenden Substanzen) oder zerebrale Krampfanfälle, Temperaturregulations- und andere vegetative Störungen (Akkommodationsstörungen, Gefühl der verstopften Nase, Erhöhung des Augeninnendrucks, Miktionsstörungen).

Interaktionen: IRis 4

- Vorsicht bei Kombination mit Analgetika, Hypnotika, Sedativa, Antihistaminika oder anderen zentral dämpfenden Substanzen, Risiko verstärkter Sedierung bis hin zur Atemdepression.
- Vorsicht bei Kombination mit Polypeptid-Antibiotika, erhöhtes Risiko für Atemdepression.
- Bei Kombination mit Alkohol gegenseitige Wirkverstärkung.
- Die Wirkung von Dopaminagonisten, z. B. *Bromocriptin, Amantadin* oder *L-Dopa*, wird abgeschwächt.
- Die Wirkung blutdrucksenkender AM kann abgeschwächt werden.
- Kombinationen mit AM, die die QTc-Zeit verlängern oder zu Hypokaliämie führen können, nur unter sorgfältiger Kontrolle.
- Bei Kombination mit Lithiumsalzen erhöhtes Risiko für toxische Wirkungen (Delir, EPS).
- Bei Kombination mit **Inhibitoren** von **CPY2D6**, z. B. *Buspiron, Chinidin oder Fluoxetin* (▶ **Anhang INT**), es ist mit einem Anstieg der Wirkspiegel von *Haloperidol* zu rechnen.
- Vorsicht bei Kombination mit **CYP3A4-Inhibitoren** z. B. mit *Erythromycin* oder *Clarithromycin* (▶ **Anhang INT**) Anstieg der Plasmakonzentrationen von *Haloperidol*. Bei Kombination mit **CYP3A4-Induktoren**, z. B. mit *Carbamazepin* oder *Phenytoin* (▶ **Anhang INT**), Abfall der Plasmakonzentrationen von *Haloperidol*.

Bewertung

⊕ In psychiatrischen Notfallsituationen noch unverzichtbar, obwohl AAP mehr an Bedeutung gewinnen. Geringe sedierende Komponente. *Haloperidol* kann in der Notfallsituation zur Sedierung mit einem BZD kombiniert werden. Geringeres Risiko für metabolisches Syndrom als die meisten AAP.

⊖ Dosisabhängiges EPS-Risiko. Risiko für QTc-Zeit-Verlängerung und Herzrhythmusstörungen, besonders bei hohen Dosen. Es sollten Dosierungen < 10 mg/Tag gewählt werden. Relativ hohes Interaktionsrisiko.

Ⓡ Routinelabor. BZ, Blutfette. Gewicht, RR, EKG (QTc). Anfallsanamnese.

⚠ Vorsicht bei Lebererkrankungen und Niereninsuffizienz, kardialer Vorschädigung, schwerer orthostatischer Dysregulation, Hyperthyreose, hirnorganischen Erkrankungen und Krampfanfällen (anamnestisch und bei Alkoholentzug), prolaktinabhängigen Tumoren, M. Parkinson, schwerer Depression, Erkrankungen des hämatopoetischen Systems. **Cave:** Hochdosistherapie. **Keine** i.v.-Verabreichung.

Ⓢ **RS 2:** In mehreren neueren Fallserien wurden keine Fehlbildungen beobachtet (im Gegensatz zu wenigen früheren). Wenn möglich, sollte *Haloperidol* in der Schwangerschaft dennoch nicht eingenommen werden.

Unter allen Antipsychotika kann das Risiko für plötzliche kardial bedingte Todesfälle erhöht sein. Vorsichtsmaßnahmen: geringstmögliche wirksame Dosis, besonders bei kardialen Risiken und im höheren Alter; regelmäßige EKG- und Elektrolytkontrollen (QTc < 480 ms); keine die QTc-Zeit verlängernde Komedikation.
Verordnung bei psychotischen Symptomen im Rahmen von Demenzerkrankungen **nur nach sehr sorgfältiger Nutzen-Risiko-Abwägung,** besonders bei kardiovaskulären und zerebrovaskulären Risiken bei Patienten > 65 J. (*off label*).

Hydroxyzin

- Anxiolytikum.
- Piperazinderivat; HWZ 14 h (7–20 h). H_1-Rezeptorantagonismus; adrenolytische und anticholinerge Aktivität.

Atarax (UCB)
Tbl. 25 mg (20, 50, 100 Tbl.)

Indikationen

- *Angst- und Spannungszustände, nichtpsychotische emotional bedingte Unruhezustände.*
- *Ein- und Durchschlafstörungen, sofern sie nicht Folgeerscheinung anderer, behandlungsbedürftiger Grunderkrankungen sind.*

Dosierung

- **Angstzustände:** 37,5–75 mg, in 2–3 Einzelgaben, stationär max. 200 mg/Tag.
- **Schlafstörungen:** 37,5–75 mg vor dem Schlafengehen.

Nebenwirkungen

Schwindelgefühle, Benommenheit, Konzentrationsstörungen, verlängerte Reaktionszeit. Paradoxe Reaktionen wie Unruhe, Erregung und Anspannung. Anticholinerge NW vergleichbar denen der TZA können auftreten, Schlaflosigkeit, Albträume, Verwirrtheit, gastrointestinale Störungen, Ikterus.
Selten: zerebrale Krampfanfälle. QTc-Zeit-Verlängerung, TdP. Keine Häufigkeitsangaben vom Hersteller.

Interaktionen: IRis 4

- Wirkverstärkung durch andere sedierende Substanzen einschließlich Alkohol.

- Keine Kombination mit MAOH oder mit arrhythmogenen Substanzen.
- Vorsicht bei Kombination mit Anticholinergika.
- Vorsicht bei Kombination mit Adrenalin (Blutdruckabfall).
- QTc-Zeit-Verlängerungen können vorkommen: Keine Kombination mit *Thioridazin* und *Pimozid*. Vorsicht mit anderen die QTc-Zeit verlängernden AM.
- Vorsicht bei Kombination mit **CYP3A4-Inhibitoren**, z. B. *Erythromycin* (▸ **Anhang INT**).
- *Hydroxyzin* ist ein CYP2D6-Inhibitor und kann daher in hohen Dosen Wechselwirkungen mit CYP2D6-Substraten verursachen, z. B. *Diphenhydramin*.

Bewertung

⊕ Keine Hinweise auf Abhängigkeit oder Absetzphänomene. Geeignet als Anxiolytikum, wenn gleichzeitig ein Antihistaminikum, z. B. bei Dermatitis, indiziert ist.

⊖ Gleichwirksamkeit gegenüber BZD und Antidepressiva nicht belegt. Relativ hohe Interaktionsrisiken. Risiko der QTc-Zeit-Verlängerung. Als Anxiolytikum auch aufgrund der antihistaminergen, anticholinergen und adrenolytischen Wirkung nur **Mittel der 2. Wahl**.

Ⓡ Routinelabor. EKG. Anfallsanamnese.

⚠ Vorsicht bei eingeschränkter Leberfunktion und mäßiger bis schwerer Niereninsuffizienz (Dosisreduktion), Arrhythmien, Phäochromozytom. **Keine Verordnung** bei akutem Engwinkelglaukom, Prostatahypertrophie, Porphyrie, Krampfanfällen, Arrhythmien, vorbestehender Verlängerung des QTc-Intervalls.

Ⓢ **RS 5:** Eine unzureichende Datenlage erlaubt keine Risikoeinschätzung. Von einer Verordnung während der Schwangerschaft wird abgeraten.

Hypericum/Johanniskraut-Extrakte

- Pflanzliches Antidepressivum.
- Wiederaufnahmehemmung von 5-HT, NA und DA, GABA und Glutamat (*Hyperforin*) und gleichzeitige Steigerung der Sekretion von GABA, Aspartat und Glutamat.

Neuroplant (Schwabe)[1]

Tbl.	600 mg (30, 60, 100 Tbl.)

[1] Es wurde ein bewährtes Präparat ausgewählt.

H

Indikationen

- *Leichte bis mittelschwere depressive Episoden.*

Dosierung

- 1 × 600 mg/Tag, morgens, auch 1 × 900 mg/Tag.

Nebenwirkungen

Sehr gute Verträglichkeit. Selten Magen-Darm-Beschwerden, allergische Reaktionen, Müdigkeit, Unruhe. Sehr selten Photosensibilisierung.

Interaktionen: IRis 4

- In Einzelfällen zentrales Serotoninsyndrom in Kombination mit SSRI, *Duloxetin* oder *Venlafaxin*. **Cave:** *Hypericum* 3 Tage vor Gabe von SSRI, *Duloxetin* oder *Venlafaxin* absetzen.
- Keine Kombination mit den Immunsuppressiva *Tacrolimus* oder *Cyclosporin A*, mit *Indinavir* oder anderen HIV-Proteaseinhibitoren, *Irinotecan*, *Imatinib* und anderen Zytostatika.
- Der Inhaltsstoff *Hyperforin* ist ein starker **Induktor** von **CYP2C9, CYP2C19** und **CYP3A4** (► **Anhang INT**) und auch des Effluxtransporters P-Glykoprotein. Dies kann zur Senkung der Wirkspiegel und Wirkabschwächung anderer AM führen, die **Substrate** von P-Glykoprotein (z. B. *Risperidon*

oder *Paliperidon*) oder von **CYP2C9, CYP2C19** und **CYP3A4** (▶ **Anhang SUB)** sind.

- Nach Absetzen von *Johanniskraut*-Präparaten dauert die Deinduktion ca. 1 Woche. Dies kann zu einem Anstieg der Wirkspiegel von CYP3A4-, CYP2C19- und CYP2C9-Substraten (▶ Anhang SUB) führen.

Bewertung

⊕ Kaum NW.

⊖ Kein gesicherter Wirksamkeitsnachweis bei der schweren Depression. Ein Einsatz sollte nur bei leichten bis mittelschweren depressiven Episoden erfolgen. Bei notwendiger Polypharmazie sind die Interaktionen sorgfältig zu beachten.

Ⓡ Routinelabor.

⚠ **Cave:** Hohes Interaktionsrisiko mit vielen Psychopharmaka und Nichtpsychopharmaka.

Ⓢ **RS 5:** Bisherige Daten erlauben keine sichere Einschätzung. Von einer Verordnung während der Schwangerschaft wird abgeraten.

Imipramin

- Trizyklisches Antidepressivum.
- Gleich starke Noradrenalin- und Serotoninwiederaufnahmehemmung. Anticholinerge und α_1-antagonistische Effekte.

Tofranil (Dolorgiet)
Tbl. 25 mg (20, 50, 100 Tbl.)

Indikationen

- *Depressive Syndrome unabhängig von ihrer nosologischen Einordnung.*
- Langfristige Schmerzbehandlung im Rahmen eines therapeutischen Gesamtkonzepts.
- Enuresis nocturna (ab einem Alter von 5 J. und Ausschluss organischer Ursachen) und Pavor nocturnus im Rahmen eines therapeutischen Gesamtkonzepts.
- Die Pharmakotherapie der Enuresis besteht heute allerdings in einer vorübergehenden Verordnung von *Desmopressin.*

Dosierung

- **Depression:** Initial 3 Tage 2–3 × 25 mg, Erhaltungsdosis 3 × 50 mg bzw. 3 × 75 mg, max. 3 × 100 mg/Tag.
- Enuresis nocturna und Pavor nocturnus: Initial 10 mg, Erhaltungsdosis: 5–8 J. 20 mg/Tag (in 7–10 Tagen); 9–14 J. 20–50 mg/Tag; > 15 J. 50–80 mg/Tag.
- Ältere Patienten: Deutlich geringere Dosis.

Nebenwirkungen

Häufig: Benommenheit, Schwindel, Tremor, Hypotonie, orthostatische Dysregulation, Tachykardie, klinisch nicht relevante EKG-Veränderungen (T- und ST-Strecken-Veränderungen), Schwitzen, Hitzewallungen, Obstipation, Gewichtszunahme,

Mundtrockenheit, verstopfte Nase, Akkommodationsstörungen, verschwommenes Sehen, passagerer Anstieg der Transaminasen.
Gelegentlich: Müdigkeit, Schlafstörungen, Kopfschmerzen, innere Unruhe, Angst, Verwirrtheitszustände, Delir, Arrhythmien, Reizleitungsstörungen, Palpitationen, Übelkeit, Erbrechen, Appetitlosigkeit, Durstgefühl, Parästhesien, Miktionsstörungen, sexuelle Funktionsstörungen.
Sonstige NW: Selten zerebrale Krampfanfälle, Blutbildveränderungen (Leukozytopenien, in Einzelfällen Eosinophilie, Thrombozytopenie und Agranulozytose), Harnverhalt, Verstärkung einer bestehenden Herzinsuffizienz, Blutdruckanstieg, kardiale Dekompensation, Ileus, Galaktorrhö, klinisch relevante Leberfunktionsstörungen. In Einzelfällen Hepatitis, Mydriasis, Glaukomanfälle. QTc-Zeit-Verlängerung möglich. Selten Hyponatriämie, SIADH, dann v. a. bei älteren Patienten. **Alteration der Thrombozytenfunktion mit selten verlängerter Blutungszeit und/oder Anzeichen einer Blutung** unter Antidepressiva mit (selektiver) Hemmung der Serotoninwiederaufnahme.

Interaktionen: IRis 4
- Keine Kombination mit MAOH (unter stationären Bedingungen möglich).
- Keine Kombination mit anticholinergen Substanzen, z. B. *Biperiden*, *Benztropin*, *Trihexiphenyl* oder *Metixen*.
- Vorsicht bei Kombination mit serotonergen AM, z. B. Triptanen, *Tryptophan* oder *Ondansetron*, potenzielles Risiko eines zentralen Serotoninsyndroms.
- QTc-Zeit-Verlängerung bekannt: Keine Kombination mit *Thioridazin* und *Pimozid*. Vorsicht mit anderen die QTc-Zeit verlängernden AM.
- Vorsicht bei Kombination mit AM, die eine Hypokaliämie/Hypomagnesiämie verursachen können (Risiko für Arrhythmien).

- Vorsicht bei gleichzeitigem Konsum von Alkohol oder Einnahme anderer zentral dämpfend wirkender Substanzen: mögliche Wirkverstärkung.
- Bei Kombination mit Antikoagulanzien regelmäßige Kontrolle der Blutgerinnung.
- Vorsicht bei Kombination mit **CYP1A2-**, **CYP2D6-** oder **CYP3A4-Inhibitoren**, z. B. *Bupropion*, *Cimetidin*, *Fluoxetin*, *Fluvoxamin*, *Metoprolol*, *Paroxetin* oder *Propranolol*, ebenso bei Kombination mit **CYP3A4-Induktoren**, z. B. *Carbamazepin* (► **Anhang INT**), Kontrolle der Plasmaspiegel empfohlen.
- Bei Rauchern ist die Elimination beschleunigt durch Induktion von CYP1A2, nach einer Entwöhnung ist mit erhöhten Wirkspiegeln zu rechnen.

! Keine TZA bei kardialer Vorschädigung; keine Kombination mit Antiarrhythmika und AM, die zur QTc-Verlängerung oder zu Erregungsleitungsstörungen führen, z. B. *Pimozid, Thioridazin*. Bei > 100 mg/Tag steigt das Risiko für kardiale NW.

Bewertung

⊕ Option bei therapieresistenter Depression.

⊖ Deutliche anticholinerge Eigenschaften (Vorsicht insbesondere bei älteren Patienten). Relativ hohes Interaktionsrisiko. Therapeutische Breite geringer als bei neueren Präparaten. Dosisabhängige Krampfanfälle.

Ⓡ Routinelabor (Blutbild!), Elektrolyte. Gewicht. EKG und RR regelmäßig. Anfallsanamnese.

⚠ Zu Beginn der Therapie, besonders bis zum Alter von 24 J.: engmaschiges Monitoring der Suizidalität wie bei allen Antidepressiva. Vorsicht bei schwerer Leber- und Nierenfunktionsbeeinträchtigung, erhöhter Krampfbereitschaft, kardialer Vorschädigung (insbesondere Erregungsleitungsstörungen), Prostatahypertrophie ohne Restharnbildung, Blutbildungsstörungen; Nebennierenmarktumoren. **Keine Verordnung** bei Harnverhalt, Engwinkelglaukom, Prostatahypertrophie mit Restharnbildung, Delirien, Pylorusstenose, paralytischem Ileus, Remissionsphase nach Myokardinfarkt.

S RS 4: In relativ wenigen früheren Studien zeigte *Imipramin* ein relativ günstiges Risikoprofil. Da zu *Imipramin* in den letzten Jahren aber keine großen Studien vorliegen, ist auch das Risiko im Vergleich zu anderen Antidepressiva in der Schwangerschaft nur schwer einzuschätzen. Allein aus diesem Grund sollte die Verordnung während der Schwangerschaft vermieden werden.

Lamotrigin

- Stimmungsstabilisierer, Antikonvulsivum.

Lamictal (GlaxoSmithKline)
Tbl. 2 mg (30 Tbl), 5 mg (42 Tbl.), 25 mg (42 Tbl.), 50 mg (42, 98, 2 × 98 Tbl.) 100/200 mg (14, 28, 2 × 98 Tbl.)

Indikationen

- *Prävention depressiver Episoden bei Patienten mit Bipolar-I-Störung und überwiegend depressiven Episoden.*

Lamictal ist nicht für die Akuttherapie manischer oder depressiver Episoden indiziert. Nach einer Metaanalyse ist *Lamotrigin* bei der Behandlung der leichten bis mittelschweren bipolaren Depression (also nicht der Rezidivprophylaxe) nur begrenzt, bei der schweren Depression dagegen gut wirksam (aber *off label*).
Keine Hinweise auf Wirksamkeit als Augmentationstherapie bei therapieresistenter Depression.

L

Dosierung

- In den ersten 2 Wochen → 25 mg; in den folgenden Wochen 3 und 4 → 50 mg; ab Woche 5 → 100 mg möglich. Stabilisierende Zieldosis Woche 6 → 200 mg (jeweils einmal täglich oder aufgeteilt in 2 Einzeldosen); max. 400 mg/Tag.
- **Dosierung nach Plasmakonzentration** (wie in der Epilepsiebehandlung): etwa 3–14 mg/l, aber klinische Relevanz in der Psychiatrie nicht belegt.

! Langsam aufdosieren! Unter der Therapie mit Lamotrigin kommt es relativ häufig, v. a. zu Beginn der Behandlung in den ersten 8 Wochen, zu Hautreaktionen, in der Mehrzahl leicht und selbstlimitierend. Die Häufigkeit nimmt zu, wenn hohe Anfangsdosen gegeben werden bzw. die Aufdosierung rascher als empfohlen erfolgt. Schwere Haut-

ausschläge, darunter potenziell lebensbedrohliche Hautreaktionen (z. B. Stevens-Johnson-Syndrom) sind möglich; dann Lamotrigin sofort absetzen!

Nebenwirkungen

Sehr häufig: Kopfschmerzen, Somnolenz, Aggressivität, Übelkeit, Erbrechen, Hautausschlag, Doppeltsehen, verschwommenes Sehen.

Häufig: Müdigkeit, Schlaflosigkeit Schwindel, Nystagmus, Reizbarkeit, Tremor, Ataxie, Arthralgie, Schmerzen, gastrointestinale Beschwerden.

Bei Therapie mit *Lamotrigin* kommt es relativ häufig (bei ca. 10% der Patienten), v. a. zu Beginn der Behandlung, zu Hautreaktionen. Die Häufigkeit von Hautreaktionen nimmt zu, wenn hohe Anfangsdosierungen gegeben werden bzw. die Aufdosierung zu rasch erfolgt. Bei Kombination mit *Valproat* muss die *Lamotrigin*-Dosis zu Beginn besonders niedrig gewählt und sehr langsam aufdosiert werden. Wenn *Lamotrigin* in einer nicht zugelassenen Indikation gegeben wird, sollte der Patient über die Möglichkeit von auch potenziell lebensbedrohlichen Hautreaktionen besonders aufgeklärt werden.

Sonstige NW: Selten Stevens-Johnson-Syndrom, Nystagmus, Konjunktivitis. Sehr selten Verwirrtheit, Halluzinationen, toxische epidermale Nekrolyse.

Interaktionen: IRis 4

- Kombination unter Kontrolle der Plasmaspiegel: *Carbamazepin*, *Ethinylestradiol*, *Levonorgestrel*, *Phenobarbital*, *Phenytoin*, *Primidon*, *Rifampicin* (beschleunigte Metabolisierung von *Lamotrigin*).
- Bei Kombination mit ***Valproat*** vorsichtig und unter Kontrolle beider Plasmaspiegel dosieren (vermehrt NW), da *Valproat* den Abbau von *Lamotrigin* hemmt. Ggf. *Lamotrigin*-Dosis um 50% senken. Auch bei Reduktion von *Valproat* muss der *Lamotrigin*-Spiegel kontrolliert werden.

- Bei Kombination von *Lamotrigin* mit ***Quetiapin*** ist im Mittel mit 58% niedrigeren Plasmaspiegeln von *Quetiapin* zu rechnen, wahrscheinlich durch Induktion der Glukuronidierung; daher nach einer Woche Kontrolle der Plasmaspiegel und ggf. Dosisanpassung, auch nach Absetzen von *Quetiapin*.
- Es sollten keine Kontrazeptiva eingesetzt werden, die ***Ethinylestradiol*** enthalten, da *Ethinylestradiol* eine Glukuronosyltransferase induziert und damit die Wirkspiegel von *Lamotrigin* absinken. Nach der Aufdosierung können höhere Erhaltungsdosen (bis zum 2-Fachen) von *Lamotrigin* erforderlich sein. Während der pillenfreien Woche wurde eine 2-fache Zunahme der *Lamotrigin*-Spiegel beobachtet. Interaktionen anderer Östrogenpräparate mit *Lamotrigin* sind bisher nicht untersucht.
- Wenn auf orale Kontrazeptiva, die *Ethinylestradiol* enthalten, nicht verzichtet werden kann, wird eine kontinuierliche Einnahme (**keine pillenfreie Woche**) empfohlen mit Anpassung der *Lamotrigin*-Dosis unter Kontrolle der Plasmaspiegel, um einen **stabilen *Lamotrigin*-Plasmaspiegel zu gewährleisten.**
- Nach derzeitigem Kenntnisstand ist eine monotherapeutische Kontrazeption mit einem Gestagen (*Levonorgestrel*, *Norethisteron* oder *Etonorgestrel*) zu bevorzugen.
- *Lamotrigin* beschleunigte in einer Studie mäßig die *Levonorgestrel*-Metabolisierung (Einfluss auf die Ovulationsaktivität in den Ovarien nicht bekannt), sodass eine **Verminderung der kontrazeptiven Wirksamkeit nicht ausgeschlossen** werden kann.

Bewertung

+ *Lamotrigin* ist für die Rezidivprophylaxe depressiver Episoden bei bipolaren Störungen Mittel der 1. Wahl (wie auch *Quetiapin*). *Lamotrigin* ist wahrscheinlich *Lithium* in dieser Indikation überlegen. Wirksam auch bei gemischten Episoden und Rapid Cycling. Keine Gewichtszunahme.

⊖ Besonders bei hohen Anfangsdosen bzw. rascher als empfohlener Aufdosierung Risiko für Hautausschläge. Verminderung der kontrazeptiven Wirkung kann nicht ausgeschlossen werden.

Ⓡ Blutbild, Leber- und Prankreasenzyme, Kreatinin. Der Patient soll vor Behandlungsbeginn über die Frühsymptome der Hautreaktionen (Gesichtsödem, Stevens-Johnson-Syndrom, Lyell-Syndrom) aufgeklärt werden.

⚠ Vorsicht bei schweren Leber- und Nierenfunktionsstörungen. **Cave:** Frühe Manifestationen von Überempfindlichkeitsreaktionen können sich auch ohne Anzeichen eines Hautausschlags durch z. B. Fieber, Lymphadenopathie ankündigen. *Lamotrigin* dann sofort absetzen (wenn keine andere Ursache gefunden). **Cave:** Unter Antikonvulsiva scheint das Risiko für das Auftreten von Suizidalität bei depressiven Patienten leicht erhöht zu sein: sorgfältiges Monitoring!

Ⓢ **RS 4:** Mehrere prospektive Schwangerschaftsregister legen kein erhöhtes Risiko für kongenitale Fehlbildungen nahe. Unter den Antikonvulsiva hat *Lamotrigin* < 300 mg das geringste Risiko. Die Daten sind jedoch zu begrenzt, um spezifisch einen Anstieg des Risikos von oralen Spaltbildungen auszuschließen. Die Verordnung während der Schwangerschaft sollte vermieden werden. Ist die Einnahme unumgänglich, sollte die niedrigste wirksame Dosis gewählt werden.

Lavendelöl ⊛

- Anxiolytikum.
- Hinweise auf Beeinflussung der $GABA_A$-Rezeptoren durch Potenzierung der Response von $GABA_A$-Rezeptoren auf GABA und auf eine Hemmung des Einstroms von Kalziumionen.

Lasea (Spitzner Arzneimittel)	
Tbl.	80 mg (14, 28, 56 Kps.)

Indikationen

- *Unruhezustände bei ängstlicher Verstimmung.*

Dosierung

- 80 mg, 1 × täglich. Nicht im Liegen einnehmen.

Nebenwirkungen

Häufig: Aufstoßen, Übelkeit (meistens vorübergehend).

Interaktionen: IRis 1

- *Lavendelöl* könnte die Wirksamkeit von AM beeinflussen, die über den GABA-Rezeptor wirken (z. B. Barbiturate, BZD). Daher sollten diese AM nicht gleichzeitig eingenommen werden.

Bewertung

⊕ Möglicherweise neuer Wirkmechanismus. Wenige NW und Interaktionen. Bisherige Untersuchungen zeigen keine besonderen Interaktionen.

⊖ Klinischer Nutzen bei der wichtigen Diagnose GAS zurzeit nicht bewertbar (aber auch hierfür keine Zulassung). Es gibt bisher nur eine Studie, in der eine Wirksamkeit bei GAS gezeigt wurde.

Ⓡ Routinelabor.

⚠ **Keine Verordnung** bei Fruktoseintoleranz.

Ⓢ **RS 5:** Es fehlen Daten. Von einer Verordnung während der Schwangerschaft wird abgeraten.

Levodopa/Benserazid ⊛

- Medikament gegen Bewegungsstörungen.
- Dopaminvorstufe/Aminosäuredecarboxylase-Inhibitor. Substitution des zentralen Dopaminmangels. Die gleichzeitige Verabreichung von *Levodopa* und *Benserazid* verringert die periphere Decarboxylierung.

Restex (Roche)

Tbl. 100 mg Levodopa/28,5 mg Benserazidhydrochlorid, entsprechend 25 mg Benserazid (20, 50, 100 Tbl.)

Restex Retard (Roche)

Kps. 100 mg Levodopa/28,5 mg Benserazidhydrochlorid, entsprechend 25 mg Benserazid (20, 50, 100 Kps.)

Indikationen

- *Idiopathisches und infolge dialysepflichtiger Niereninsuffizienz symptomatisches Restless-Legs-Syndrom (RLS).*
- Zugelassen auch zur Behandlung des M. Parkinson (allerdings nicht Restex, sondern andere Präparate).

Dosierung

- Einschlafstörung bei RLS: Beginn mit 1 Tbl. Restex → 2 Tbl. Restex (= 200 mg *L-Dopa*) 1 h vor dem Schlafengehen.
- Einschlafstörung **und** Schlafstörungen im Laufe der Nacht bei RLS: 1 Tbl. Restex zusammen mit 1 Tbl. Restex Retard 1 h vor dem Schlafengehen. Bei fehlender Besserung in der 2. Nachthälfte → weitere Tbl. Restex Retard vor dem Schlafengehen; max. 300 mg *L-Dopa*.

Nebenwirkungen

Sehr häufig: Schlafstörungen, die nicht RLS-bedingt sind, Depressionen, Anorexie, Dyskinesie im fortgeschrittenen Stadium der Behandlung, Übelkeit, Erbrechen, Diarrhö (in der Regel durch Einnahme der Tbl. mit etwas Nahrung oder Flüssigkeit und langsamere Dosissteigerung zu beherrschen), Erhöhung der Harnstoff-Stickstoff-Werte.

Häufig: Ängstlichkeit, Halluzinationen, Änderung des Geschmacksempfindens, Arrhythmien, hypotone orthostatische Kreislaufregulationsstörung.

Sonstige NW: Innere Unruhe, Wahn, zeitliche Desorientierung, Müdigkeit, übermäßige Tagesmüdigkeit und Schlafattacken, Erhöhung der Lebertransaminasen, Anämie, Thrombozytopenie, Urinverfärbungen. Impulskontrollstörungen (z. B. pathologisches Spielen, Spielsucht), gesteigerte Libido, Hypersexualität als NW unter Dopaminagonisten.

Interaktionen: IRis 3

- Keine Kombination mit MAOH (Risiko einer hypertensiven Krise oder eines zentralen Serotoninsyndroms).
- Vorsicht bei Kombination mit *Warfarin*, Kontrolle der Prothrombinzeit.
- Vorsicht bei Kombination mit **Inhibitoren** von **CYP3A4** (Anstieg der Wirkspiegel von *Modafinil*) (► **Anhang INT**).
- Vorsicht bei Kombination mit *Clomipramin*, Anstieg der Wirkspiegel von *Clomipramin* durch Hemmung des Abbaus.
- Bei Kombination mit *Ciclosporin* wurde eine 50%ige Reduktion des Ciclosporinspiegels beobachtet.

Bewertung

(+) AM zur wirkungsvollen Behandlung des RLS. Keine QTc-Zeit-Verlängerung.

(−) Mögliche Auswirkungen langfristiger Verordnungen noch nicht genügend bekannt.

(R) Routinelabor. EKG bei Risikopatienten.

⚠ Vorsicht bei Herz-Kreislauf-Erkrankungen. **Keine Verordnung** bei Psychosen, Hyperthyreose, Phäochromozytom, schweren Herz-, Nieren- und Lebererkrankungen, Engwinkelglaukom, Patienten < 25 J.

Ⓢ **RS 5:** *Levodopa/Benserazid* darf in der Schwangerschaft nicht eingenommen werden.

Levomepromazin

- Konventionelles trizyklisches Antipsychotikum, niedrigpotent.
- Phenothiazinderivat; schwache Blockade von D_2- und D_3-Rezeptoren und H_1-, α_1- und mACh-Rezeptoren; Blockade von $5\text{-}HT_2$-Rezeptoren.

Neurocil (Bayer Vital)

Tbl.	25 mg (20, 50, 100 Tbl.)[1]
Filmtbl.	100 mg (50, 100 Filmtbl.)
Trpf.	40 mg = 20 Trpf. = 1 ml (30, 50, 100 ml Pipettenfl.)
Amp.	25 mg/1 ml (5 Amp.)

[1] Das Generikum Levomepromazin-neuraxpharm wird mit zusätzlich 10/50 mg-Tbl. vertrieben.

Indikationen

- *Zur Dämpfung psychomotorischer Unruhe- und Erregungszustände im Rahmen psychotischer Störungen.*
- *Akute Erregungszustände bei manischen Episoden.*
- Kombinationstherapie bei der Behandlung von schweren und/oder chronischen Schmerzen.

Dosierung

Oral

- Einschleichend 75–100 mg → 300 mg, max. 600 mg/Tag.

- Bei nichtakuter Situation initial 15–30 mg, Erhaltungsdosis 75–150 mg/Tag.

Parenteral

- **Notfallsituation** (nur i.m.): 25–50 mg (ältere Patienten 25 mg) → mehrmalige Wiederholung, max. 150 mg/Tag i.m.

Nebenwirkungen

Sehr häufig: Müdigkeit, orthostatische Dysregulation, Hypotonie, Tachykardie, EKG-Veränderungen, Erregungsleitungsstörungen.

Häufig: EPS, Frühdyskinesien, Blickkrämpfe, Parkinsonoid, Akathisie, Akkommodationsstörungen, Erhöhung des Augeninnendrucks, verstopfte Nase, gastrointestinale Beschwerden, Mundtrockenheit, Miktionsstörungen.

Gelegentlich: Krampfanfälle, Kopfschmerzen, Unruhe, Benommenheit, Schwindel, depressive Verstimmung, Exazerbation psychotischer Symptome, Verwirrtheit, Spätdyskinesien, Regulationsstörungen der Körpertemperatur, passagere Leberfunktionsstörungen Abflussstörungen der Galle, Ikterus, Photosensibilität, Pigmenteinlagerungen in Kornea und Linse, Erregung, Lethargie.

Sonstige NW: Selten oder in Einzelfällen malignes neuroleptisches Syndrom, Blutzellschäden, TdP, Thrombosen, Kolitis, Ileus, Gewichtszunahme, Gynäkomastie, Galaktorrhö, Menstruationsstörungen, sexuelle Funktionsstörungen.

QTc-Zeit-Verlängerungen bis hin zu tödlichen Herzrythmusstörungen.

Nach i.m.-Injektion: häufig innerhalb von 10–20 min Blutdrucksenkung, die 4–6 h (gelegentlich bis 12 h) anhalten kann. Nach parenteraler Gabe sowie bei Behandlungsbeginn mit höheren Dosen sollte der Patient wenigstens 5–6 h liegen. Tagesdosen > 150 mg nur unter stationären Bedingungen.

i.m.-Injektionen können schmerzhafte Infiltrationen hinterlassen.

L

Interaktionen: IRis 5

- Bei Kombination mit anderen zentral dämpfenden Medikamenten verstärkte Sedierung und Atemdepression möglich.
- Keine Kombination mit anticholinergen Antiparkinsonmitteln, z. B. *Biperiden*, *Diphenhydramin* oder *Doxylamin*.
- Gegenseitige Wirkungsverstärkung mit Alkohol.
- Kombinationen mit AM, die die QTc-Zeit verlängern oder zu Hypokaliämie führen können, nur unter sorgfältiger Kontrolle.
- Vorsicht bei Kombination mit **CYP2D6-Substraten**, da *Levomepromazin* CYP2D6 hemmt (▶ **Anhang SUB**).
- Vor Kombinationen wird *www.psiac.de* dringend empfohlen.

Bewertung

⊕ Gute initiale Sedierung. Relativ niedriges EPS-Risiko.

⊖ Ausgeprägte vegetative, v. a. kardiovaskuläre NW: Zwar zur Sedierung bei psychomotorischen Erregungszuständen gut geeignet, aber Benzodiazepine, *Melperon*, *Pipamperon* und AAP (u. a. *Olanzapin* i.m.) haben ein günstigeres NW-Profil; **daher Einsatz nur in Ausnahmefällen und bei Versagen geeigneter Alternativen**. Für eine Langzeitindikation besteht keine Indikation aufgrund besserer Alternativen.

Ⓡ Routinelabor. BZ, Blutfette. Gewicht, RR, EKG. Regelmäßige Blutbild- und Leberenzymkontrollen. Anfallsanamnese.

⚠ Vorsicht bei Leber- und Nierenerkrankungen, Prostatahypertrophie, Harnverhalt, Glaukom, orthostatischer Dysregulation, schwerer Hypotonie oder Hypertonie. Besondere Vorsicht bei kardialer Vorschädigung, organischen Hirnerkrankungen, M. Parkinson, prolaktinabhängigen Tumoren. **Keine Verordnung** bei Erkrankungen des hämatopoetischen Systems.

Ⓢ **RS 4:** In relativ kleinen Fallzahlen zeigte *Levomepromazin* ein relativ günstiges Risikoprofil. Da das Risiko trotzdem nur schwer einzuschätzen ist, sollte die Verordnung während der Schwangerschaft vermieden werden.

Unter allen Antipsychotika kann das Risiko für plötzliche kardial bedingte Todesfälle erhöht sein. Vorsichtsmaßnahmen: geringstmögliche wirksame Dosis, besonders bei kardialen Risiken und im höheren Alter; regelmäßige EKG- und Elektrolytkontrollen (QTc < 480 ms); keine die QTc-Zeit verlängernde Komedikation.
Verordnung bei psychotischen Symptomen im Rahmen von Demenzerkrankungen **nur nach sehr sorgfältiger Nutzen-Risiko-Abwägung**, besonders bei kardiovaskulären und zerebrovaskulären Risiken bei Patienten > 65 J. (*off label*).

Levomethadon ⊛

- Substitutionsmittel.
- Synthetischer μ-Opiatrezeptoragonist. *Levomethadon* ist das L(–)-Enantiomer von *Methadon*.

L-Polamidon Lösung zur Substitution
(Sanofi-Aventis Pharma)
Lsg. 5 mg/1 ml (100, 500 ml)
L-Polamidon Tropfen zum Einnehmen, Lösung
(Sanofi-Aventis Pharma)
Lsg. 5 mg/1 ml (20 ml, 5 × 20 ml)
L-Polamidon Injektionslösung 2,5 mg/-5 mg
(Sanofi-Aventis Pharma)
Lsg. 2,5 mg/1 ml (10 x 1 ml; 5 × 2 ml)

Indikationen

- *Substitutionsbehandlung bei Opiatabhängigkeit.* Diese erfolgt nach den gleichen Regeln wie für *Methadon*.
- Eine **Take-home-Vergabe** muss durch den Arzt verordnet werden. In diesen Fällen muss die Lösung zur Vermeidung eines i.v.-Missbrauchs mit einer viskositätserhöhenden Lösung vermischt, in Tagesdosen portioniert und kindersicher verpackt verordnet werden.

Das Risiko des Abbruchs einer erfolgreichen Substitutionsbehandlung mit möglichem Rückfall in einen i.v.-Drogenkonsum ist gegenüber den Risiken des Fortführens der Substitutionsbehandlung abzuwägen.

Dosierung

- Die zur **Substitutionsbehandlung** erforderliche Dosierung orientiert sich am Auftreten von Entzugssymptomen. Ziel ist eine vollständige Reduktion der Opiatentzugssymptome und des Opiatverlangens.
- Zur Vermeidung von Überdosierungen werden am **1. Tag** morgens 10–20 mg *Levomethadon* (entspricht 2–4 ml Lösung) verabreicht. Bei Bedarf können am Abend des 1. Tages oder 10–12 h nach der ersten Gabe zusätzlich 5–15 mg *Levomethadon* (entsprechend 1–3 ml Lösung zusätzlich) gegeben werden. Am Folgetag wird die Gesamtdosis des Vortags als Einmalgabe morgens verabreicht. Bei weiter bestehenden Entzugszeichen kann die L-Polamidon-Dosis täglich um 5–10 mg (1–2 ml Lösung) bis zum Sistieren der Entzugssymptome gesteigert werden.
- Die Erhaltungsdosis wird nach 1–6 Tagen erreicht. Sie kann bis zu 60 mg-L-Polamidon (12 ml Lösung) – in Einzelfällen auch mehr – betragen. Dosis > 60 mg/Tag nur bei sicherem Ausschluss eines gefährdenden Beikonsums.

Umstellung

- In Deutschland ist Umstellung von *D,L-Methadon* (*Methadonrazemat*) auf *Levomethadon* (L-Polamidon) in der Regel unkompliziert.
- Die L-Polamidon-Lösung besitzt die halbe Wirkstoffkonzentration (5 mg/ml) im Vergleich zu den standardisierten Apothekenrezepturen von *Methadonrazemat* (10 mg/ml), sodass im Regelfall gleiche Volumina verabreicht werden müssen (Beispiel: 8 ml einer 10-mg/ml-*Methadonrazemat*-Lösung sind wirkungsgleich zu 8 ml einer 5-mg/ml-L-Polamidon-Lösung).

Überdosierungen bei niedriger oder unklarer Toleranzschwelle (z. B. nach Gefängnisaufenthalten), Beikonsum von Alkohol, BZD, Schlafmitteln, Narkosemitteln, Phenothiazinen oder TZA. In diesen Fällen sollte die initiale Dosis 15 mg (entsprechend 3 ml Lösung) nicht überschreiten, eine engmaschige Überwachung der Patienten muss gewährleistet sein.

- Bei weiter unzureichender Wirksamkeit kann die Dosis weiter **täglich** um jeweils 5–10 mg erhöht werden.
- Nach 1–6 Tagen wird die Gesamttagesdosis einmalig morgens verabreicht. Die Umstellung auf einmalige morgendliche Gaben erfolgt in 5-mg-Schritten.
- Die **Erhaltungsdosis** wird nach 1–6 Tagen erreicht, max. 60 mg. Eine **effektive Substitutionsbehandlung** erfordert eine ausreichende Schwellendosis, in der Regel 30-50 mg/Tag. Eine zu niedrige Dosis fördert den Beikonsum (insbesondere von Heroin) und führt zu vorzeitigem Behandlungsabbruch. In Einzelfällen ist die Gabe auch höherer Dosierungen (> 60 mg/Tag) zulässig, aber nur bei Ausschluss eines Beikonsums.
- Patienten im höheren Lebensalter, in reduziertem Allgemeinzustand oder mit moderaten bis schweren Nieren- oder Leberfunktionsstörungen: reduzierte Dosis.

Nebenwirkungen

Häufig bis gelegentlich: Abhängigkeitsentwicklung von Opiattyp, zu Beginn der Behandlung bei unzureichender Dosierung Symptome des Opiatentzugs, Kopfschmerzen, Nausea, Schlaflosigkeit, Unruhe, Sedation, Euphorie und Dysphorie, Verwirrtheit, Desorientiertheit, Schwächeanfälle, Herzklopfen, Bradykardie, Atemdepression, Appetitlosigkeit, Erbrechen, Verstopfung, Mundtrockenheit, Sehstörungen, Hautausschläge, Schweißausbrüche, Ödeme, Gallenwegskrämpfe, Blasenentleerungsstörungen, eingeschränkte Libido und/oder Potenz.

Selten bis sehr selten: EEG-Veränderungen, Herzrhythmusstörungen (Synkopen), **Verlängerung des QTc-Intervalls mit Gefahr einer Arrhythmie (TdP)**, Herzstillstand, Atemstillstand, Blutdruckabfall bei Lageveränderung, Einschränkung der Kreislauffunktion, Schock, Sickerblutungen (Hämorrhagie), Flush.

Interaktionen: IRis 5

- **Cave:** Verstärkung der sedierenden Wirkung von zentral dämpfenden Substanzen (Alkohol, andere Drogen, BZD, TZA, Phenothiazine); es kann zu wechselseitiger Wirkungsverstärkung mit dem Risiko einer letalen Überdosierung führen.
- Keine Kombination mit MAO-B-Hemmern.
- Vorsicht bei Kombination mit AM, die die QT-Zeit verlängern. Das reine Stereoisomer *Levomethadon* ist allerdings kardial weniger kritisch als das razemische *Methadon*.
- Keine Behandlung mit Narkotikaagonisten/-antagonisten (Ausnahme: Behandlung einer Überdosierung).
- *Buprenorphin* darf frühestens 24 h nach Absetzen von L-Polamidon-Lösung zur Substitution angewendet werden.
- Vorsicht bei Behandlung mit Antiarrhythmika der Klasse I–III.
- **Erniedrigte Serumkonzentrationen** möglich bei gleichzeitiger Einnahme von: *Rifampizin*, *Carbamazepin*, *Nevirapin*, *Phenobarbital*, *Spironolacton*, *Rifabutin*, *Rifampizin*, *Indinavir*, *Saquinavir*, *Verapamil* durch Induktion von CYP3A4 oder CYP2B6, **Auftreten von Opiatentzugssymptomen möglich.**
- **Erhöhte Serumkonzentrationen** möglich bei gleichzeitiger Einnahme von: Antiarrhythmika, *Cimetidin*, *Clarithromycin*, *Erythromycin*, *Fluconazol*, *Fluvoxamin*, *Itroconazol*, *Ketoconazol* oder anderen **Inhibitoren** von **CYP3A4** oder **CYP2C19** (► **Anhang INT**) oder von Kontrazeptiva oder Proteaseinhibitoren.

- Vor einer Kombinationstherapie wird die Anwendung von ▶ *www.psiac.de* empfohlen.

Bewertung

⊕ Sinnvolle Alternative zur Durchführung einer Substitutionsbehandlung mit *Methadon* insbesondere bei nichtvorhandener Erfahrung mit der Herstellung generischer *Methadon*-Substitutionslösungen.

⊖ Auch bei therapeutischer Dosis sind Todesfälle vorgekommen (Ursache: wahrscheinlich QTc-Zeit-Verlängerung, Atemdepression). Hohes Interaktionsrisiko. Herabgesetztes Reaktionsvermögen schließt die aktive Teilnahme am Straßenverkehr aus. Das genotoxische und kanzerogene Potenzial von *Levomethadon* ist noch nicht ausreichend beurteilbar.

Ⓡ Kardiologische Diagnostik vor Beginn der Behandlung und EKG-Kontrollen.

⚠ Vorsicht bei Suizidalität, erhöhtem intrakraniellem Druck, Hypotension und Hypovolämie, moderater bis schwerer Beeinträchtigung des Atemzentrums, Erkrankungen der Atemorgane, Pankreatitis, Prostatahypertrophie mit Restharnbildung, Gallenwegserkrankungen, obstruktiven und entzündlichen Darmerkrankungen, Hypothyreoidismus, Phäochromozytom, verlängerter QTc-Zeit, Bradykardie, Hypokaliämie.

Ⓢ **RS 4:** Eine erhöhte Rate kongenitaler Anomalien oder eine erhöhte Rate von Geburtskomplikationen ist bei Kindern *Levomethadon*-substituierter Mütter nicht beschrieben. Allerdings besaßen die Kinder substituierter Mütter ein geringeres Geburtsgewicht und einen geringeren Kopfumfang im Vergleich zu nicht drogenexponierten Müttern. Es gibt auch Berichte u. a. über plötzlichen Kindstod und Entwicklungsschwierigkeiten bei Kindern *Levomethadon*-substituierter Frauen. Es bleibt unklar, inwiefern diese Veränderungen sich kausal auf die Substitutionsmedikation oder die Opiatabhängigkeit zurückführen lassen. Verordnung nur unter strenger Indikation falls der Einsatz von Entwöhnungsmitteln weniger gefährdend als ein fortlaufender Konsum illegaler Drogen gesehen wird. Als eine Alternative ist ▶ *Buprenorphin* zu erwägen.

Lithiumsalze

- Antimanika, Stimmungsstabilisierer.

Lithiumaspartat

Lithium-Aspartat (Köhler-Pharma)

Tbl.	(100 Tbl.)
	Menge des Salzes pro Tbl. 500 mg,
	Lithiumgehalt (pro Tbl. 3,2 mmol)

Lithiumcarbonat

Hypnorex retard (Sanofi-Aventis)

Tbl.	(50, 100 Tbl.)
	Menge des Salzes pro Tbl. 400 mg,
	Lithiumgehalt pro Tbl. 10,8 mmol

Quilonum retard (GlaxoSmithKline)

Tbl.	(50, 100 Tbl.)
	Menge des Salzes pro Tbl. 450 mg,
	Lithiumgehalt pro Tbl. 12,2 mmol

Lithiumsulfat

Lithiofor (Vifor Pharma)

Retardtbl.	(50, 100 Tbl.)
	Menge des Salzes pro Tbl. 660 mg,
	Lithiumgehalt pro Tbl. 12 mmol

Indikationen

- *Akutbehandlung manischer Syndrome.*
- *Behandlung bestimmter akuter Depressionen, z. B. bei Therapieresistenz oder Unverträglichkeit von Antidepressiva, bei Verdacht auf Umschlag in eine Manie, gegebenenfalls in Kombination mit Antidepressiva.*

- *Rezidivprophylaxe bipolarer affektiver Störung (auch im Rahmen schizoaffektiver Psychosen) und Episoden einer Major Depression.*
- *Lithium-Augmentation bei therapieresistenter Depression.*
- Anfallsweise auftretender oder chronischer Cluster-Kopfschmerz (Bing-Horton-Syndrom).

Bisher wurde mehrheitlich *Lithium* zur Ersttherapie des gesamten Spektrums der bipolaren Störung bei allen Schweregraden der Manie und der Depression (bei der Depression zumeist *off label*), inkl. der Rezidivprophylaxe verordnet. *Lithium* wird jetzt immer häufiger von *Quetiapin* und *Lamotrigin* für diese Indikationen abgelöst. Bein Überwiegen von manischen Syndromen ist *Aripiprazol* besonders indiziert.

Dosierung

- Tabletteneinnahme richtet sich nach der *Lithium*-Plasmakonzentration. Steady-State-Bedingungen nach einer Woche.
- Verdopplung der Dosis führt zur Verdopplung der *Lithium*-Konzentration im Plasma.
- Bei rascher Aufdosierung *Lithium*-Konzentration alle 2–3 Tage messen.

Dosierungsbeginn zur Phasenprophylaxe

Dosisanpassung, dann entsprechend *Lithium*-Plasmakonzentrationen (s. unten).

- *Lithiumaspartat* (Lithium-Aspartat): Beginn 2–3 × 3 Tbl./Tag, danach 2–3 × 6–12 Tbl.
- *Lithiumcarbonat* (Hypnorex retard): Beginn 2 × 1, bei älteren Patienten 2 × ½ Tbl./Tag.
- *Lithiumcarbonat* (Quilonum retard): Beginn 1,5 Tbl. (morgens ½, abends 1 Tbl.), bei älteren Patienten 2 × ½ Tbl./Tag.
- *Lithiumsulfat* (Lithiofor): Beginn: ½ Tbl., ab 3. Tag: 2 × ½ Tbl., ab 5. Tag: 1½ Tbl./Tag, verteilt auf 2 Einnahmen; danach 2 × 1 Tbl./Tag.

Blutentnahmen für Lithium

Pünktlich 12 ± 0,5 h nach letzter Tabletteneinnahme, **vor** Einnahme der Medikamente.

Lithium-Plasmakonzentrationen

- Plasmakonzentration für **antimanische** Wirkung: 0,9–1,1 mmol/l. Schnelle Aufdosierung wird in der Regel von manischen Patienten gut toleriert.
- Plasmakonzentration für **rezidivprophylaktische** Wirkung: 0,6–0,8 mmol/l. In Einzelfällen können auch niedrigere Plasmakonzentrationen phasenprophylaktisch wirksam sein.
- Bei unzureichendem Ansprechen individuelle Erhöhung auch längerfristig möglich.
- Bei älteren Patienten können niedrigere Dosen bzw. Plasmakonzentrationen notwendig sein, wenn eine erhöhte Empfindlichkeit gegenüber neurotoxischen Wirkungen bekannt ist.
- Plasmakonzentration für **Lithiumaugmentation**: Anzustreben sind 0,6–0,8 mmol/l, im höheren Lebensalter sind evtl. 0,4 mmol/l ausreichend. Mindestens 3-wöchige Durchführung einer Plasmakonzentrationsmessung zur sicheren Effizienzbeurteilung empfehlenswert.
- *Lithium* sollte in Retardform mit der Hauptdosis abends verabreicht werden (Konzentrationsspitzen werden »verschlafen«).

Nebenwirkungen

Zahlreiche Patienten nehmen langfristig Lithiumsalze ohne unerwünschte Wirkungen ein. Relativ häufig treten jedoch zu Beginn einer *Lithium*-Behandlung NW auf, die später wieder spontan verschwinden. Initiale NW sollten nicht zu einem Behandlungsabbruch führen, deshalb ist die vorherige Aufklärung des Patienten von besonderer Bedeutung. Häufigste Gründe für das Absetzen der Lithiumsalze durch den Patienten sind subjektiv erlebte **kognitive Störungen**, **Gewichtszunahme**, **Tremor** und **Polyurie**.

Bei **Tremor** sollte, falls der Patient nicht schon primär darauf eingestellt wurde, zunächst auf ein Retardpräparat umgestellt werden; zur Koffeinkarenz sollte angehalten werden. Ein zentralgängiger β-Rezeptorenblocker (z. B. *Propranolol*) kann versucht werden. Ggf. muss die *Lithium*-Dosis reduziert werden.
Einzellfallbeschreibungen eines Brugada-Syndroms (plötzliche Bewusstlosigkeit, Herzstillstand, Herzrhythmusstörungen), das bei Disposition unter *Lithium*-Therapie »demaskiert« wird.
Eine **Elektrokrampftherapie** (EKT) ist unter *Lithium*-Therapie möglich, ein erhöhtes NW-Risiko ist jedoch zu beachten (verstärkte Gedächtnisstörungen). Wenn *Lithium* unter EKT weitergegeben wird, sollte auf zusätzliche Psychopharmaka verzichtet werden.
Detaillierte Auflistung der NW mit Therapie im *Kompendium der Psychiatrischen Pharmakotherapie*, 9. Auflage.

Lithium-Intoxikation

- Bei *Lithium*-Konzentrationen > 1,6 mmol/l kann es zu Intoxikationen kommen. Im Einzelfall erste Symptome schon bei therapeutischen *Lithium*-Konzentrationen.
- **Ursachen:** Überdosierung (akzidentell oder suizidal), Kalium- oder Kochsalzmangel (z. B. natriumarme Diät, Diuretika, starkes Schwitzen, Diarrhö, sonstige Flüssigkeitsverluste), Nierenfunktionsstörungen mit Elektrolytverschiebungen, Verminderung der renalen *Lithium*-Clearance durch nichtsteroidale Antiphlogistika oder ACE-Hemmer.
- **Symptome:** Übelkeit, Erbrechen, Durchfall, grobschlägiger Händetremor, Abgeschlagenheit, psychomotorische Verlangsamung, Vigilanzminderung, Schwindel, Dysarthrie, Ataxie.
- Später: Rigor, Hyperreflexie, Faszikulationen, zerebrale Krampfanfälle, Schock, Bewusstseinstrübung bis zum Koma, Herz-Kreislauf-Stillstand.
- Eine *Lithium*-Intoxikation ist eine Notfallsituation.

Interaktionen: IRis 5

- Bei Kombination mit Diuretika steigt der Wirkspiegel von *Lithium* an wegen verminderter Clearance, Gefahr von Neurotoxizität.

- Bei Kombination mit Antipsychotika oder Antidepressiva wurde über das Auftreten von malignen neuroleptischen Syndromen, Delirien bzw. von Serotoninsyndromen berichtet. Die kausale Rolle von *Lithium* im Rahmen dieser Kombinationstherapien ist jedoch unklar. Die Polyurie kann unter gleichzeitiger Gabe von SRI verstärkt werden: ggf. Wahl eines Antidepressivums mit anderem Wirkmechanismus.
- Spiegelmesssungen dringend empfohlen bei Kombination mit: ACE-Hemmern, *Acetazolamid*, Antibiotika (*Ampicillin*, Tetrazykline, Aminoglykoside, *Metronidazol*), nichtsteroidalen Antiphlogistika, *Clonidin*, *Kaliumiodid*, Kalziumantagonisten, *Ketamin*, *Methyldopa*, Methylxanthinen (*Theophyllin*, *Koffein*), Muskelrelaxanzien (*Pancuronium*, *Suxamethonium*), *Natriumbicarbonat*, Sympathikomimetika, Thyreostatika.
- *Lithium* entfaltet relativ geringe kardiale Risiken, insbesondere wird auf die fehlende QTc-Zeit-Verlängerung unter *Lithium* hingewiesen, auf der anderen Seite wird in der Fachinformation ausdrücklich die mögliche Interaktion mit QTc-Zeit verlängernden AM (bei Hypnorex retard, nicht aber bei Quilonum retard) erwähnt. Damit besteht derzeit eine Unsicherheit über die Häufigkeit der notwendigen EKG-Kontrollen bei zusätzlicher Anwendung solcher AM.
- Vor Kombinationen wird *www.psiac.de* dringend empfohlen.

Bewertung

⊕ Gutes Ansprechen bei euphorischer Manie. Bei wenigen Vorphasen ist *Lithium* gegenüber *Valproat* zur Phasenprophylaxe zu bevorzugen. *Lithium* hat sich zur Augmentation bei der therapieresistenten Depression bewährt. *Lithium* hat wahrscheinlich einen suizidpräventiven Effekt – nicht nur bei bipolaren Störungen.

⊖ Umfangreiche Routineuntersuchungen nötig. Zahlreiche Interaktionen. Therapeutische und toxische Wirkung liegen eng beieinander. Zur Phasenprophylaxe depressiver Episoden relativ gering wirksam. Bei Rapid Cycling und gemischten Phasen ist *Lithium* wahrscheinlich nicht wirksam. *Lithium* ist schlechter verträglich als *Valproat*. *Lithium* ist *Carbamazepin* unterlegen bei rein schizodepressiven Verläufen und bei im Vordergrund stehender psychotischer Symptomatik. Nach langjähriger Therapie besteht nach Absetzen ein erhöhtes Rezidivrisiko, ein Ansprechen bei Wiederansetzen von *Lithium* ist nicht gesichert.

R Routinelabor. Regelmäßig Schilddrüsen- und Nierenfunktion (mit eGFR), EKG. EEG optional. Elektrolyte mit Kalzium. Gewicht, Halsumfang. *Lithium*-Plasmakonzentration.

⚠ Bei Narkosen oder Operationen *Lithium* 2–3 Tage vorher absetzen. Vorsicht bei Krankheiten, die zu Nierenfunktionsstörungen führen können, z. B. Hypertonie, Gicht, Arteriosklerose, stark reduziertem Ernährungs- und Kräftezustand, zerebraler Krampfbereitschaft, M. Parkinson, Myasthenia gravis, Hypothyreose, Psoriasis vulgaris. **Cave:** Nach plötzlichem Absetzen treten manische Syndrome wahrscheinlich häufiger auf als im naturalistischen Verlauf, daher *Lithium* über Monate ausschleichen. **Keine Verordnung** bei schweren Nierenfunktionsstörungen (z. B. Glomerulonephritis, Pyelonephritis), schweren Herz-Kreislauf-Erkrankungen, Störungen des Natriumhaushalts, M. Addison.

S **RS 5:** Von einer Verordnung während des 1. Trimemons wird dringend abgeraten. Entsprechend neuer Studien muss aber bei hoher Rezidivgefahr einer bipolaren Störung die *Lithium*-Therapie nicht in jedem Fall beendet werden. Bei geplanter Schwangerschaft ist eine Latenz von 2 Wochen zwischen Absetzen von *Lithium* und Konzeption nötig. Auch die Verordnung nach dem 1. Trimenon sollte, wenn möglich, vermieden werden.

Lorazepam

- Anxiolytikum.
- 1,4-Benzodiazepin, HWZ 12–16 h.

Tavor (Pfizer)	
Tbl.	0,5/ 1/ 2,5 mg (10, 20, 50 Tbl.)
Tbl.	2 mg (10, 20, 50 Tbl.) (**Tavor Tabs**)
Plättchen	1/ 2,5 mg (50 Plättchen) (**Tavor Expidet**)
Amp.	2 mg/1 ml (10, 50 Amp.)

Indikationen

- *Symptomatische Kurzzeitbehandlung von Angst-, Spannungs- und Erregungszuständen sowie dadurch bedingten Schlafstörungen.*
- *Adjuvante kurzfristige Behandlung schwerer Angst- und Erregungszustände bei Psychosen und Depressionen, wenn mit der primären Behandlung mit Antipsychotika und/oder Antidepressiva solche Symptome nicht oder noch nicht ausreichend kontrolliert werden konnten* (vorzugsweise i.v.).
- *Schwere Angstsymptomatik und Phobie* (vorzugsweise i.v.).
- *Lorazepam* hat eine stupor- und mutismuslösende Wirkung.
- Behandlung des Status epilepticus.
- Basissedierung vor und während operativer und diagnostischer Eingriffe, um Angst und Spannung zu vermindern (vorzugsweise i.v.).

Dosierung

Oral

- **Angstzustände:** Ambulant 0,5–2,5 mg in 2–4 Einzeldosen; stationär max. 7,5 mg/Tag.
- Im Vergleich zu *Diazepam* wird etwa ¼ der Dosis für die gleiche Wirkung benötigt.

- Bei hartnäckigen Schlafstörungen Tagesdosis ½ h vor dem Schlafengehen.
- Ältere Patienten: mit 0,25–0,5 mg/Tag beginnen.
- Für Patienten, die unzureichend schlucken können, liegen mit **Tavor Expidet** lyophilisierte Plättchen vor, die sich in wenigen Sekunden auf der Zunge lösen. Die Sofortlöslichkeit von Tavor Expidet verhindert bei Non-Compliance ein Zurückhalten im Mund. Tavor Expidet wird nicht schneller resorbiert als herkömmliche Tavor-Tabletten!

Parenteral

- **Psychiatrische Notfälle:** Initial 2–2,5 mg i.v.- oder i.m. (wegen möglicher Atemdepression langsame i.v.-Applikation, Injektionsgeschwindigkeit für i.v.-Verabreichung nicht > 2 mg *Lorazepam* pro Minute). Aufdosierung → 10 mg/Tag.
- Gleiche Dosis kann auch p.o. gegeben werden.

Nebenwirkungen

Sehr häufig: Sedierung, Müdigkeit, Benommenheit.
Häufig: Muskelschwäche, Beeinträchtigung der Aufmerksamkeit und des Reaktionsvermögens, Einschränkung der Fahrtüchtigkeit und Alltagssicherheit, Ataxie, Schwindel, Verwirrtheit.
Sonstige NW: Unter BZD sind paradoxe Disinhibitionsphänomene möglich: Agitiertheit, Euphorisierung, Erregungszustände, Schlaflosigkeit und Aggressivität. Sie treten unter höherer Dosierung und bei älteren Menschen auf.
Hang-over-Effekte, Angioödeme, SIADH, Hyponatriämie, Hypotonie, Hypothermie, Übelkeit, Obstipation, Libidominderung und Einzelfälle von Blutbildungsstörungen.

Interaktionen: IRis 2

- Wirkverstärkung durch andere sedierende Substanzen einschließlich Alkohol.

- Bei Kombination mit *Clozapin* kann es zu ausgeprägter Dämpfung, übermäßigem Speichelfluss und Störungen der Bewegungskoordination kommen → reduzierte *Lorazepam*-Dosis einsetzen.
- *Theophyllin* oder *Aminophyllin* können die Wirkung von *Lorazepam* abschwächen.
- Kombination mit *Valproat* kann zu erhöhten Plasmakonzentrationen beider Substanzen und zu verminderter Clearance von *Lorazepam* führen → *Lorazepam*-Dosis reduzieren.
- *Probenecid* vermindert die Clearance von *Lorazepam*; deutlich verstärkte *Lorazepam*-Wirkung bis zu toxischen Erscheinungen → reduzierte *Lorazepam*-Dosis einsetzen.

Bewertung

⊕ Sehr schnelle und intensive anxiolytische Wirkung. In der Notfallsituation unverzichtbar, auch nach Myokardinfarkt. Stupor- und mutismuslösende Wirkung. Sehr gut zur adjuvanten Therapie bei Psychosen und bipolaren Störungen geeignet.

⊖ **Abhängigkeitsrisiko** (eine stärkere Abhängigkeitsentwicklung als bei anderen BZD wird diskutiert, ist aber nicht gesichert). Sedierung (meistens erwünscht). Relativ viele NW. **Cave:** Atemdepression und Kombination mit *Lorazepam*.

Ⓡ Aufklärung über BZD-Risiken, u. a. Abhängigkeitsentwicklungen, Entzugssyndrome, Toleranzentwicklung, BB (bei langfristiger Therapie). Auf Interaktionen hinweisen.

⚠ Vorsicht bei schweren Leber- und Nierenerkrankungen: Dosisanpassung, Atemwegserkrankungen. **Keine Verordnung** bei Myasthenia gravis, akutem Engwinkelglaukom, Ataxie, Schlafapnoe-Syndrom, bekannter Abhängigkeitsanamnese (ambulant).

Ⓢ **RS 5:** Von einer Verordnung im 1. Trimemon wird abgeraten; dies gilt grundsätzlich für eine längerfristige Therapie. Die Verordnung nach dem 1. Trimenon sollte vermieden werden. Ein vorübergehender Einsatz wird in der Regel in Ausnahmezuständen akzeptiert.

Lormetazepam
- Hypnotikum.
- 1,4-Benzodiazepin, HWZ 8–14 h.

Noctamid (Bayer Schering Pharma)
Tbl. 1/ 2 mg (10, 20 Tbl.)

Indikationen
- *Kurzzeitbehandlung von Schlafstörungen; nur bei schwerwiegenden Schlafstörungen.*

Dosierung
- 0,5 mg →1 mg; max. 2 mg.
- Ältere Patienten: 0,5 mg.

Nebenwirkungen
Es werden nur die wichtigsten NW genannt:
Kopfschmerzen. Quincke-Ödem, Angstzustände, verminderte Libido, Schwindel, Benommenheit, Sedierung, Schläfrigkeit, Amnesie, beeinträchtigtes Sehvermögen, Sprachstörungen, Dysgeusie, Bradyphrenie, Tachykardie, gastrointestinale Beschwerden, Pruritus, Miktionsstörungen, Asthenie, Schweißausbrüche.
Bei hohen Dosen sind, besonders bei älteren Patienten, Hangover-Effekte mit verminderter psychomotorischer Leistungsfähigkeit und Reaktionsbereitschaft (eingeschränkte Verkehrstüchtigkeit, eingeschränkte Leistungsfähigkeit bei Alltagstätigkeiten) bekannt. Sturzgefahr.
Unter BZD sind paradoxe Disinhibitionsphänomene möglich: Agitiertheit, Euphorisierung, Erregungszustände, Schlaflosigkeit und Aggressivität. Sie treten unter höherer Dosierung und besonders bei älteren Menschen auf.

Interaktionen: IRis 2

- Vorsicht bei Kombination mit anderen zentral dämpfenden Substanzen einschließlich Alkohol, Narkoanalgetika, Muskelrelaxanzien und Pharmaka, die die Atemfunktion beeinflussen können.

Bewertung

⊕ Kaum Kumulationsneigung. Aufgrund der HWZ für Durchschlafstörungen geeignet.

⊖ **Abhängigkeitsrisiko**. *Lormetazepam* sollte nicht bei Einschlafstörungen (dafür eher *Zaleplon*, *Zolpidem*, *Zopiclon*) verordnet werden. Hang-over-Effekte bei höherer Dosierung verstärkt möglich.

Ⓡ Aufklärung über BZD-Risiken, u. a. Abhängigkeitsentwicklungen, Entzugssyndrome, Toleranzentwicklung.

⚠ Vorsicht bei schweren Leber- und Nierenstörungen, Ataxie. **Keine Verordnung** bei Myasthenia gravis, Schlafapnoe-Syndrom, schwerer Ateminsuffizienz.

Ⓢ **RS 4:** In der überwiegenden Zahl von neuen Studien konnten Fehlbildungen, die anfänglich gefunden wurden, nicht bestätigt werden. Die Verordnung während der Schwangerschaft sollte dennoch vermieden werden.

Maprotilin

- Antidepressivum (tetrazyklische Struktur).
- Relativ selektive Noradrenalinwiederaufnahmehemmung; antihistaminerge Wirkkomponente und α_1-Antagonismus. Anticholinerge Wirkung geringer als bei TZA.

Ludiomil (Dolorgiet)	
Tbl.	25/ 50/ 75 mg (20, 50, 100 Tbl.)

Indikationen

- *Depressive Erkrankungen.*

Dosierung

Oral

- Beginn mit 3 × 25 mg oder 1 × 75 mg abends → 1-2 × 75 mg (oder 3 × 50 mg) → max. 150 mg, stationär bis 225 mg/Tag.
- Langsames Absetzen.

M

Parenteral

- Tropfinfusion 3–6 Amp. (75–150 mg) in 500 ml Standardinfusionslösung; Infusionsdauer 2–3 h; später Übergang auf orale Medikation.

Nebenwirkungen

Sehr häufig: Müdigkeit, Schläfrigkeit, Unruhe, Benommenheit, Kopfschmerzen, Schwindel, Tremor, Myoklonien, Mundtrockenheit, Obstipation, Akkommodationsstörungen, Miktionsstörungen.

Häufig: Schlafstörungen, Albträume, Gedächtnis- und Konzentrationsstörungen, Angst, Übelkeit, Erbrechen, abdominelle Beschwerden, Appetitsteigerung, Gewichtszunahme, Sinustachykardie, Palpitationen, EKG-Veränderungen (T- und ST-Veränderungen), Synkopen, orthostatische Hypotonie, Dysarthrie,

Muskelschwäche, Parästhesien, Hitzewallungen, Schwitzen, allergische Hauterscheinungen (Exanthem, Urtikaria), Photosensibilität, Petechien, sexuelle Funktionsstörungen.
Gelegentlich: Dosisabhängige zerebrale Krampfanfälle, Verwirrtheitszustände, Delir, Akathisie, Ataxie, Fieber, Diarrhö, Arrhythmien, Blutdruckerhöhung, Erregungsleitungsstörungen, Ödeme, Glaukomanfälle, erhöhte Leberfunktionswerte.
Sonstige NW: Sehr selten dermale Vaskulitis, Erythema multiforme, Haarausfall, Purpura; Hyperprolaktinämie, Gynäkomastie, Galaktorrhö, Blutbildveränderungen, Hepatitis/Ikterus. Verlängerung der QTc-Zeit mit TdP möglich. Sehr selten Hyponatriämie, SIADH, dann v. a. bei älteren Patienten.

Interaktionen: IRis 4
- Keine Kombination mit MAOH.
- Keine Kombination mit anticholinergen Substanzen, z. B. *Biperiden*, *Benztropin*, *Trihexiphenyl* oder *Metixen*.
- Keine Kombination mit die QTc-Zeit verlängernden AM.
- Vorsicht bei Kombination mit AM, die eine Hypokaliämie/Hypomagnesiämie verursachen können (Risiko für Arrhythmien).
- Bei Kombination mit Antikoagulanzien regelmäßige Kontrolle der Blutgerinnung.
- Vorsicht bei Kombination mit Antihypertonika, Sympathomimetika.
- Vorsicht bei Kombination mit Antikonvulsiva, wegen des prokonvulsiven Potenzials von *Maprotilin* wird die antikonvulsive Wirkung abgeschwächt.
- Vorsicht bei gleichzeitigem Konsum von Alkohol oder Einnahme anderer zentral dämpfend wirkender Substanzen: mögliche Wirkverstärkung.
- Vorsicht bei Kombination mit **CYP2D6-Inhibitoren**, z. B. *Bupropion*, *Cimetidin*, *Fluoxetin*, *Fluvoxamin*, *Metoprolol*, *Paroxetin* oder *Propranolol* (► **Anhang INT**), Kontrolle des Plasmaspiegels, der stark ansteigen kann.

Bewertung

⊕ Vorteile bei Depression mit Schlafstörung.

⊖ Sedierend (oft aber gerade erwünscht). Bei hohen Dosen erhöhtes Anfallsrisiko. Hohes Interaktionsrisiko. QTc-Zeit-Verlängerung. Ähnliches NW-Spektrum wie TZA. Unter den neuen Antidepressiva haben *Escitalopram, Mirtazapin, Sertralin oder Venlafaxin* eine günstigere Nutzen-Risiko-Relation.

Ⓡ Routinelabor. Elektrolyte. Gewicht, RR, EKG. Anfallsanamnese.

⚠ Zu Beginn der Therapie, besonders bis zum Alter von 24 J.: engmaschiges Monitoring der Suizidalität wie bei allen Antidepressiva. Prostatahypertrophie mit Restharnbildung. kardiale Vorschädigung, Blutbildungsstörungen. **Keine Verordnung** bei schweren Leber- und Nierenerkrankungen, Harnverhalt, Engwinkelglaukom, schwerwiegenden Störungen der Blutdruckregulation, Erregungsleitungsstörungen, erhöhter Anfallsbereitschaft.

Ⓢ **RS 4:** In sehr wenigen früheren Studien zeigte *Maprotilin* ein relativ günstiges Risikoprofil. Da *Maprotilin* in den letzten Jahren aufgrund besserer Alternativen selten verordnet wird, ist auch das Risiko im Vergleich zu anderen Antidepressiva in der Schwangerschaft nur schwer einzuschätzen. Allein aus diesem Grund sollte die Verordnung während der Schwangerschaft vermieden werden.

Medazepam

- Anxiolytikum.
- 1,4-Benzodiazepin, HWZ *Medazepam* als Prodrug 2 h, Metaboliten bis 200 h. Bei längerer Einnahme *Desmethyldiazepam* als Hauptmetabolit (HWZ 50–80 h).

Rudotel (AWD Pharma)[1]
Tbl. 10 mg (10, 20, 50 Tbl.)

[1] Es wurde ein Generikum ausgewählt, da der Erstanbieter nicht mehr feststellbar ist.

Indikationen

- *Zur symptomatischen Behandlung von akuten und chronischen Spannungs-, Erregungs- und Angstzuständen.*

Dosierung

- 10–30 mg, in 2–3 Einzeldosen, max. 60 mg/Tag.

Nebenwirkungen

Es werden nur die wichtigsten NW genannt:
Tagesmüdigkeit (meist nur zu Beginn der Therapie), Beeinträchtigung der Aufmerksamkeit und des Reaktionsvermögens, Einschränkung der Fahrtüchtigkeit und Alltagssicherheit, Kumulationsgefahr, anterograde Amnesie, Hang-over-Effekte. Schwindel, Kopfschmerzen, Sehstörungen, Ataxie. Sturzgefahr, Gangunsicherheit, Muskelspannung, Artikulationsstörungen, Atemdepression, Magen-Darm-Beschwerden, Appetitsteigerung, Hypotonie, Ikterus, Menstruationsstörungen, Libidominderung.
Unter BZD sind paradoxe Disinhibitionsphänomene möglich: Agitiertheit, Euphorisierung, Erregungszustände, Schlaflosigkeit und Aggressivität. Sie treten unter höherer Dosierung und bei älteren Menschen auf.

Interaktionen: **IRis 4**

- Wirkverstärkung durch andere sedierende Substanzen einschließlich Alkohol.
- Durch **Inhibition** von **CYP2C19**, z. B. *Fluvoxamin* oder *Moclobemid*, oder **CYP3A4** (z. B. *Erythromycin*) kann es zu einer Wirkverstärkung von *Medazepam* durch Anstieg der Plasmaspiegel kommen (► **Anhang INT**).
- *Medazepam* kann die Wirkung von *L-Dopa* hemmen.

Bewertung

⊕ Keine.

⊖ **Abhängigkeitsrisiko**. Aufgrund von Kumulationsgefahr und hoher Interaktionsrisiken ist *Medazepam* nur **Mittel der 2. Wahl**.

Ⓡ Aufklärung über BZD-Risiken, u. a. Abhängigkeitsentwicklungen, Entzugssyndrome, Toleranzentwicklung.

⚠ Vorsicht bei schweren Leber- und Nierenerkrankungen, Atemwegserkrankungen. Kumulationsgefahr. **Keine Verordnung** bei Myasthenia gravis, akutem Engwinkelglaukom, Ataxie, Schlafapnoe-Syndrom, bekannter Abhängigkeitsanamnese (ambulant).

Ⓢ **RS 5:** Von einer Verordnung während der Schwangerschaft wird abgeraten.

M

Melatonin ⊛

- Hypnotikum.
- Agonist an Melatoninrezeptoren (MT_1–MT_3). *Melatonin* wird verzögert freigesetzt; durch die Retardierung soll die physiologische Freisetzung von endogenem *Melatonin* imitiert und der zirkadiane Rhythmus reguliert werden.

Circadin (Desitin)
Retardtbl. 2 mg (20 Tbl.)

Indikationen

- *Monotherapie für die Behandlung der primären, durch schlechte Schlafqualität gekennzeichneten Insomnie bei Patienten ab 55 Jahren bis zu 13 Wochen.*

Dosierung

- 2 mg 1–2 h vor dem Schlafengehen und nach der letzten Mahlzeit. Die Dosierung muss über 3 Wochen aufrechterhalten bleiben.

Nebenwirkungen

Gelegentlich: Reizbarkeit, Albträume, Rastlosigkeit, Insomnie, Somnolenz, Angst, Hyperaktivität, Migräne, Lethargie, Benommenheit, Mundtrockenheit, Bauchschmerzen, Dyspepsie, Mundgeschwür, Hypertonie, Hyperbilirubinämie, Dermatitis, nächtliches Schwitzen, Juckreiz, Hautausschlag, trockene Haut, Schmerzen in den Extremitäten und im Brustraum, Glukosurie, Proteinurie, abnorme Leberfunktionswerte, Gewichtszunahme.

Interaktionen: IRis 3

- Vorsicht bei Kombination mit anderen zentral dämpfenden Substanzen einschließlich Alkohol, Narkoanalgetika, Muskelrelaxanzien und Pharmaka, die die Atemfunktion beeinflussen können. Verstärkung der sedierenden Eigenschaften von BZD und *Zalepon*, *Zolpidem*, *Zopiclon*.
- **Inhibitoren** von **CYP1A2** und CYP2C19 (besonders *Fluvoxamin* verzögert die Elimination von *Melatonin*), führen zu erhöhten *Melatonin*-Spiegeln (► **Anhang INT**). Durch **Induktoren** von **CYP1A2** (z. B. Rauchen) Reduktion der Plasmakonzentrationen von *Melatonin* (► **Anhang INT**).

Bewertung

⊕ Neues Wirkprinzip. Keine Abhängigkeitsentwicklung. Wenige NW.

⊖ Keine sofortige Wirkung (so wie bei *Zalpidem*, *Zolpidem*, *Zopiclon*); deshalb für die Akutpsychiatrie nicht geeignet. Eingeengtes Zulassungsspektrum. Noch Unklarheiten bzgl. des Wirkungseintritts. Unklarheiten, ob auch bei längerfristiger Therapie nebenwirkungsarm. Wirksam wohl nur bei älteren Männern. Wirksamkeit bei chronischer Insomnie nicht belegt.
Ⓡ Reaktionsvermögen kann eingeschränkt sein.
⚠ Vorsicht bei Autoimmunkrankheiten, Galaktosestoffwechselstörungen. **Keine Verordnung** bei Leber-und Nierenfunktionsstörungen.
Ⓢ **RS 5:** Es gibt zu wenige Daten zur Risikoeinschätzung. Von einer Verordnung während der Schwangerschaft wird abgeraten.

Melperon

- Antipsychotikum, niedrigpotent.
- Butyrophenon; Blockade von 5-HT_2-, α_1-, deutlich weniger von D_2-artigen Rezeptoren.

M

Melperon-neuraxpharm (neuraxpharm)[1]

Tbl.	10/ 25/ 50/ 100 mg
Lsg.	5 mg = 1 ml
Lsg.	25 mg = 1 ml (**forte**)

[1] Es wurde ein Generikum ausgewählt. Erstanbieter bietet *Melperon* nicht mehr an.

Indikationen

- *Schlafstörungen.*
- *Verwirrtheitszustände.*
- *Psychomotorische Unruhe.*
- *Erregungszustände bei Psychosen, Oligophrenie, organisch bedingter Demenz oder alkoholassoziierten Störungen.*

- *Psychoneurosen* (frühere Zulassung, wenn für die Indikation eines Anxiolytikums Unverträglichkeit oder Abhängigkeitsrisiko besteht).

Dosierung

Oral

- Akutbehandlung: 50–100 mg → 2 × 100 mg, max. 400 mg/Tag.
- Langzeitbehandlung in der Geriatrie: 50–150 mg/Tag.
- **Schlafinduktion:** 25–100 mg abends.

Parenteral (nur i.m.)

- Akute Unruhe, Verwirrtheit, Erregungszustände: 1–2 Amp, → max. 4 Amp.
- Nach einigen Tagen Übergang auf orale Applikation.

Nebenwirkungen

In der Regel gut verträglich mit geringen Wirkungen auf Atmung, Kreislauf, Verdauung, Harnausscheidung und Leberfunktion.

Sehr häufig/häufig: Insbesondere zu Beginn der Behandlung und bei höherer Dosierung Müdigkeit, Hypotonie bzw. orthostatische Dysregulation, Tachykardie.

Sonstige NW: Selten oder in Einzelfällen malignes neuroleptisches Syndrom, Übelkeit, Erbrechen, Diarrhö und Appetitverlust, Obstipation, Gewichtszunahme, Temperaturregulations-, Akkommodationsstörungen, Erhöhung des Augeninnendrucks, Mundtrockenheit, verstopfte Nase, Kopfschmerzen, passagere Erhöhung der Leberenzyme, Ikterus, allergische Hautreaktionen (Exantheme) auch als Spätreaktionen, Menstruationsstörungen, Galaktorrhö, Gynäkomastie, sexuelle Funktionsstörungen, Abflussstörungen der Galle, Blutzellschäden.

QTc-Zeit-Verlängerungen sind möglich, auch Blutzellschäden.

Bei Immobilisierung, Bettlägerigkeit und/oder entsprechender Prädisposition ist die Gefahr einer Thrombose in Bein- und Beckenvenen zu beachten.

Interaktionen: **IRis 4**

- Vorsicht bei Kombination mit Analgetika, Hypnotika, Sedativa, Antihistaminika oder anderen zentral dämpfenden Substanzen einschließlich Alkohol, Risiko verstärkter Sedierung bis hin zur Atemdepression.
- Vom Hersteller besonderer Hinweis auf mögliche pharmakodynamische Interaktionen mit Anticholinergika, z. B. *Clozapin*.
- QTc-Zeit-Verlängerung wurde beobachtet. Vorsicht bei Kombination mit anderen die QTc-Zeit verlängernden AM.
- *Melperon* ist ein CYP2D6-Inhibitor, daher Vorsicht bei Kombination mit AM, die **Substrate** von **CYP2D6** sind, z. B. *Codein, Nortriptylin, Risperidon, Tamoxifen, Tramadol* oder *Venlafaxin* (► **Anhang SUB**).

Bewertung

⊕ Aufgrund der fehlenden anticholinergen Komponente und geringem EPS-Risiko zur Sedierung bei psychomotorischen Erregungszuständen und zur Schlafinduktion besonders in der Geriatrie geeignet (allerdings hat *Melperon* kaum antipsychotische Potenz und ebenfalls Interaktions- und NW-Risiken). Keine Senkung der Krampfschwelle (im Gegensatz zu den meisten anderen Antipsychotika).

⊖ Zum Vergleich mit neuen AAP fehlen bei dem wichtigen Antipsychotikum moderne Zulassungsstudien. Relativ hohes Interaktionsrisiko.

Ⓡ Routinelabor. EKG, RR. Blutbild halbjährlich.

⚠ Vorsicht bei kardialer Vorschädigung (wegen möglicher Hypotonie), orthostatischer Dysregulation, Hypokaliämie, Bradykardie, Blutbildveränderungen, M. Parkinson, prolaktinabhängigen Tumoren. **Cave:** Bei Erregungszuständen bei Demenz, insbesondere bei kardio- und zerebrovaskulären Risiken bei Patienten > 65 J., trotz Zulassung **sehr sorgfältige Nutzen-Risiko-Abwägung** (als Alternative zu *Risperidon* und *Zuclopenthixol*).

Keine Verordnung bei hochgradiger Leberinsuffizienz, hereditäre Fruktoseintoleranz (Saft).

S RS 5: Die mangelhafte Datenlage erlaubt keine Risikoeinschätzung. Von einer Verordnung während der Schwangerschaft wird abgeraten.

Unter allen Antipsychotika kann das Risiko für plötzliche kardial bedingte Todesfälle erhöht sein. Vorsichtsmaßnahmen: geringstmögliche wirksame Dosis, besonders bei kardialen Risiken und im höheren Alter; regelmäßige EKG- und Elektrolytkontrollen (QTc < 480 ms).

Memantin

- Antidementivum.
- NMDA-Rezeptorantagonist; *Memantin* blockiert die Wirkung pathologisch erhöhter tonischer synaptischer Konzentrationen von Glutamat.

Axura (Merz Pharmaceuticals)
Starterpackung 5/ 10/ 15/ 20 mg (jeweils 7 Tbl.)

Tbl.	10 mg (50, 100 Tbl.)
Tbl.	20 mg (42, 98 Tbl.)
Lsg.	**5 mg/Pumpenhub**, Lösung zum Einnehmen (50/ 100 g Lsg.)

Ebixa (Lundbeck)
Starterpackung 5/ 10/ 15/ 20 mg (jeweils 7 Tbl.)

Tbl.	10 mg (50, 100 Tbl.)
Tbl.	20 mg (42, 98 Tbl.)
Lsg.	**5 mg/Pumpenhub**, Lösung zum Einnehmen (50/100 g Lsg.)

Indikationen

- *Moderate bis schwere Demenz bei Alzheimer-Krankheit.*
- Ein Therapieversuch über 24 Wochen und eine Weiterverordnung von *Memantin* nach dokumentiertem Therapieerfolg ist zulässig.

Dosierung

- Initial 5 mg morgens für 7 Tage, → wöchentliche Steigerung um 5 mg bis max. 20 mg/Tag.
- **Cave:** Die Hersteller von *Memantinhydrochlorid*-haltigen Lösungen weisen auf vereinzelte Überdosierungen hin, die seit Einführung einer neuen Dosierpumpe gemeldet wurden. Die Überdosierungen sind durch Verwechslung der durch die neue Dosierpumpe abgegebenen Dosis mit der durch die zuvor eingesetzte Tropfflasche abgegebenen Dosis entstanden. Mit einer Pumpbewegung der Dosierpumpe werden 0,5 ml Lösung abgegeben; dies entspricht 5 mg *Memantinhydrochlorid*. Die tägliche Höchstdosis beträgt 20 mg oder 4 Pumpbewegungen.

Nebenwirkungen

M

Häufig: Kopfschmerzen, Schläfrigkeit, Schwindel, Gleichgewichtsstörungen, erhöhter Blutdruck, Obstipation, Dyspnoe, erhöhte Leberfunktionswerte.

Gelegentlich: Pilzinfektion, Müdigkeit, Verwirrtheit, Halluzinationen, Erbrechen, Venenthrombosen/Thromboembolie, Herzinsuffizienz, anomaler Gang.

Sonstige NW: Sehr selten Krampfanfälle, Pankreatitis, psychotische Reaktionen.

Interaktionen: IRis 3

- Vorsicht bei Kombination mit sedierenden Substanzen, u. a. auch Alkohol.
- Vorsicht bei der Kombination mit dopaminergen Substanzen und Anticholinergika (möglicherweise verstärkte Wirkung)

und Antipsychotika (Wirkabschwächung), *Baclofen* und *Dantrolen*, *Hydrochlorothiazid*.

- Vorsicht bei oralen Antikoagulanzien (INR-Erhöhung möglich).
- Mögliche Verstärkung zentraler NW durch additiven Effekt auf NMDA-Rezeptoren bei *Amantadin*, *Dextromethorphan*, *Ketamin*, die Kombination sollte vermieden werden.
- Vorsicht mit AM wie *Cimetidin*, *Procainamid*, *Ranitidin*, die das gleiche renale Kationentransportsystem benutzen (potenzielle Erhöhung der Plasmaspiegel).
- Vorsicht mit Antazida, Natriumbikarbonat, Carboanhydrasehemmern: erhöhte Plasmaspiegel von *Memantin* aufgrund einer verminderten renalen Eliminationsrate bei Alkalisierung des Urins möglich.
- Bei Kombination mit AM, die über CYP2B6 metabolisiert werden (z. B. *Bupropion*, *Methadon*, *Sertralin*), ist ein Anstieg der Wirkspiegel möglich, da *Memantin* in vitro CYP2B6 hemmt.

Bewertung

⊕ Insgesamt relativ gute Verträglichkeit, besser als AChE-I. Möglich auch als »Add-on-Medikament« in Kombination mit AChE-I (verändert nicht die Pharmakokinetik der AChE-I). Als Lösung erhältlich. Möglichkeit der Einmalgabe. Moderate Effekte bei vaskulärer Demenz. Verbesserung der begleitenden Verhaltensstörungen (BPSD) möglich.

⊖ Relativ geringe Effektstärke (wie aber bei allen Antidementiva).

Ⓡ Routinelabor. Überwachung bei gleichzeitiger Behandlung mit oralen Antikoagulanzien. Anfallsanamnese.

⚠ Vorsicht bei schwerer Nierenfunktionsstörung (Dosisreduktion auf 10 mg; eine Alkalisierung des Urins, z. B. bei Einnahme von Antazida, Nahrungsumstellungen, kann die renale Eliminationsrate vermindern), Harnwegsinfektionen, Krampfanfällen in der Anamnese. **Cave:** Engmaschige Überwachung bei kürzlich zurückliegendem Myokardinfarkt, dekompensierter Herzinsuffizienz, unkontrolliertem Bluthochdruck (da keine ausreichenden Daten).

S Nicht relevant.

Methadon

- Substitutionsmittel.
- μ-Opioidrezeptoragonist; Razemat aus linksdrehendem *Levomethadon* und rechtsdrehendem *D-Methadon*.

Methaddict (AddiCare)

Tbl.	5/ 10 mg (20, 50, 100 Tbl.)
Tbl.	40 mg (20, 50, 75 Tbl.)

Methadonhydrochlorid (Apothekenrezeptur)

Lsg.	10 mg/ml

Indikationen

- *Substitutionsbehandlung im Rahmen eines integrierten Behandlungskonzepts in der Substitutionstherapie bei Opiatabhängigkeit.*

Dosierung

- *Methadon* muss zur Substitutionsbehandlung für jeden Patienten individuell dosiert werden: in der Regel 60–100 mg/Tag. In Einzelfällen deutlich höhere Dosierungen.
- Ziel einer effektiven Substitutionsbehandlung ist die vollständige Unterdrückung des Opiatverlangens.
- Zur Vermeidung von Überdosierungen werden am 1. Tag morgens 20–40 mg *Methadonrazemat* (entspricht 2–4 ml einer 10 mg/ml-Lösung) verabreicht. Bei Bedarf können am Abend des 1. Tages oder 10–12 h nach der ersten Gabe zusätzlich 20–30 mg *Methadonrazemat* (entsprechend 2–3 ml Lösung) gegeben werden, der Patient soll hierbei jedoch noch

ausreichend lange auf Zeichen der Überdosierung nachbeobachtet werden.

- Bei höheren Dosen ist auf die Intoxikationsgefahr hinzuweisen; Beikonsum muss ausgeschlossen werden.
- Bei Unterdosierung besteht die Gefahr eines Beigebrauchs anderer Opiate oder anderer Drogen, z. B. von Kokain oder BZD.

! Bei niedriger oder unklarer Toleranzschwelle (z. B. nach Gefängnisaufenthalten), Beikonsum von Alkohol, BZD, Schlafmitteln, Narkosemitteln, Phenothiazinen oder TZA sollte die initiale Dosis 30 mg (entsprechend 3 ml Lösung) nicht überschritten werden. Auch in höherem Alter, bei reduziertem Allgemeinzustand, Leber- und Nierenschäden reduzierte Dosis!

- Bei weiter unzureichender Wirksamkeit kann die Dosis täglich um jeweils weitere 10–20 mg erhöht werden. Nach 1–6 Tagen wird die Tagesdosis einmalig morgens verabreicht. Erhaltungsdosis bis 120 mg. Die Umstellung auf einmalige morgendliche Gaben erfolgt in 10-mg-Schritten.
- Im Falle einer geplanten Opiatentgiftung eines substituierten Patienten ist eine ausreichende Entgiftungszeit einzurechnen. Im Falle einer ambulanten Behandlung wird empfohlen, die tägliche *Methadon*-Dosis wöchentlich um nicht mehr als 10 mg *Methadon* zu reduzieren. Auch unter stationären Bedingungen werden Dosisreduktionen von mehr als 20 mg *Methadon* pro Woche nicht gut toleriert und führen häufig zum vorzeitigen Therapieabbruch.
- Pro Patient bzw. pro BtM-Rezept dürfen höchstens 3000 mg *Methadon* innerhalb von 30 Tagen verschrieben werden (je Anwendungstag nicht mehr als 300 mg *Methadon*).
- Täglich kontrollierte Abgabe an den Patienten mit supervidierter Einnahme.
- **Take-home-Verfahren** nur bei längerfristig stabilen Patienten ohne Beigebrauch (s. auch ▶ *Levomethadon*).

Nebenwirkungen

Sehr häufig/häufig: Abhängigkeitsentwicklung vom Opiattyp; Kopfschmerzen, Nausea, Mattigkeit, Benommenheit, Schlaflosigkeit, Unruhe, Euphorie, Dysphorie, Sedation, Verwirrtheit, Desorientierung, Herzklopfen, Bradykardie, Schwächeanfälle, Atemdepression, Erbrechen, Obstipation, Anorexie, Mundtrockenheit, Gallenwegsspasmen, Sehstörungen, Schweißausbrüche, Urtikaria, Ödeme, antidiuretische Effekte, Harnverhalt, Miktionsstörungen, eingeschränkte Libido und/oder Potenz (Hinweise: Nach Erreichen einer stabilen Dosis nehmen die NW über einen Zeitraum von mehreren Wochen in Häufigkeit und Stärke ab; Obstipation und Schwitzen bleiben oft dauerhaft bestehen).
Gelegentlich bis sehr selten: Hämorrhagie, Hypotonie, Synkopen, Herzstillstand, Einschränkung der Kreislauffunktion, Schock, **Verlängerung des QTc-Intervalls mit Gefahr einer Arrhythmie (TdP)**, Flush.
Sonstige NW: Herabgesetztes Reaktionsvermögen, schließt die aktive Teilnahme am Straßenverkehr aus.
Zu Beginn der Substitutionsbehandlung treten häufig Opiatentzugssymptome auf, welche die NW der Substanz überlagern können.

M

Interaktionen: IRis 5

- **Cave:** Verstärkung der sedierenden Wirkung von zentral dämpfenden Substanzen (Alkohol, andere Drogen, BZD, TZA, Phenothiazine); es kann zu wechselseitiger Wirkungsverstärkung mit dem Risiko einer letalen Überdosierung führen.
- Keine Kombination mit MAOH, Narkotikaantagonisten oder Opiatagonisten/-antagonisten.
- Besondere Vorsicht bei Kombination mit anderen stark wirksamen Analgetika.
- Vorsicht bei Behandlung mit Antiarrhythmika der Klassen I–III.
- Vorsicht bei Kombination mit AM, die die QT-Zeit verlängern.

- Effekte einiger Antihypertensiva (z. B. *Reserpin*, *Prazosin*, *Clonidin*) können durch *Methadon* verstärkt werden.
- **Erhöhte *Methadon*-Plasmaspiegel** bei Kombination mit **Inhibitoren** von **CYP3A4**, z. B. *Erythromycin*, oder **CYP2B6**, z. B. *Clopidogrel* (▶ **Anhang INT**).
- Cytochrom-P450-Isoenzyme, **Risiko des Auftretens von Opiatentzugssymptomen.**
- **Erniedrigte *Methadon*-Plasmaspiegel** unter *Nevirapin*, *Phenobarbital*, *Phenytoin* oder *Rifampizin* durch **Induktion** von **CYP3A4** oder **CYP2B6** (▶ **Anhang INT**) oder Antazida (Resorptionshemmung).
- Bei Kombination mit dem HIV-Proteasehemmer *Efavirenz* sinken die *Methadon*-Plasmaspiegel durch Induktion von CYP2B6 und/oder CYP3A4 um über 50%. Dosisanpassung von *Methadon* erforderlich.
- Vor Kombinationen wird ▶ *www.psiac.de* dringend empfohlen.

Bewertung

⊕ Der Nutzen einer Substitutionsbehandlung mit *Methadon* ist belegt. Eine erfolgreiche Substitution verbessert die Therapieteilnahme, reduziert den Konsum von Opiaten und verringert die Kriminalität des Betroffenen. Eine *Methadon*-Substitution ist vor allen Dingen für diejenigen opiatabhängigen Patienten zu erwägen, für die eine drogenfreie Behandlung aufgrund erheblicher psychischer Instabilität, mangelnder protektiver psychosozialer Faktoren nicht infrage kommt oder mehrere Entgiftungs- oder Entwöhnungsbehandlungen abgebrochen worden sind.

⊖ Auch bei therapeutischer Dosis sind Todesfälle vorgekommen (Ursache: wahrscheinlich QTc-Zeit-Verlängerung, Atemdepression).

Ⓡ Kardiologische Diagnostik vor Beginn der Behandlung und EKG-Kontrollen.

⚠ Bei einer Heroinabhängigkeit < 2 J. Dauer sollte die Indikation zur Substitutionsbehandlung sorgsam gegenüber anderen Therapieoptionen abgewogen werden, Gleiches gilt für eine intermittierende Heroinabhängigkeit mit längeren drogenfreien Intervallen. Hypotension. Prostatahypertrophie mit Restharnbildung; Gallenwegserkrankungen, obstruktive und entzündliche Darmerkrankungen; Phäochromozytom. Erhöhte Vorsicht bei Lebererkrankungen. **Keine Verordnung** bei Polytoxikomanie (**Cave:** keine begleitende Alkohol- oder BZD-Einnahme); Bewusstseinsstörungen, insbesondere mit Atemdepression (z. B. im Rahmen von Psychopharmakaintoxikationen).
S RS 4: Entspricht ▸ *Levomethadon.*

Methylphenidat

- **Psychostimulans.**
- Blockade des Dopamin- (DAT) und Noradrenalintransporters (NET) → Wiederaufnahmehemmung von DA und NA aus synaptischem Spalt.

M

Kurz wirksames Methylphenidat:

Ritalin (Novartis Pharma)

Tbl.	10 mg (20, 50 Tbl.)

Medikinet (Medice)

Tbl.	5/ 10/ 20 mg (20, 50, 100 Tbl.)

Lang wirksames Methylphenidat:

Concerta (Janssen-Cilag)

Retardtbl.	18/ 27/ 36/ 54 mg (30 Tbl.)

Medikinet adult (Medice)

Tbl.	5/10/ 20/ 30/ 40 mg (50 Tbl.)

Medikinet retard (Medice)

Tbl.	5/10/ 20/ 30/ 40 mg (50 Tbl.)

Ritalin LA (Novartis Pharma)

Retardtbl.	20/ 30/ 40 mg (30, 60, 100 Tbl.)

Indikationen

- Medikinet adult kann zur *Behandlung einer seit Kindesalter fortbestehenden ADHS bei Erwachsenen ab 18 J. angewendet werden, wenn sich andere therapeutische Maßnahmen wie Beratung und KVT als unzureichend erwiesen haben.*
- Ritalin: *Narkolepsie i. R. einer therapeutischen Gesamtstrategie.*
- Andere *Methylphenidat*-Präparate: *ADHS bei Kindern und Jugendlichen ab 6 J. im Rahmen einer multimodalen Therapie.*
- *Methylphenidat* ist **BtM-pflichtig**.

Dosierung

ADHS

- Medikinet adult: Beginn 10 mg → wöchentlich um 10 mg/Tag erhöhen; max. 1 mg Methylphenidat pro kg KG bzw. 80 mg/Tag. Einnahmen morgens und mittags.
- Andere *Methylphenidat*-Präparate (zugelassen für Kinder und Jugendliche): Initial 5–10 mg bis zur individuell festgelegten Tageshöchstdosis mit einem kurz wirksamen *Methylphenidat*-Präparat, max. 60 mg.
- Dosis der kurz wirksamen Präparate über den Tag verteilen. Späte Einnahmezeitpunkte sind zu vermeiden.
- Retardpräparate ermöglichen bei vielen Patienten eine einmalige Tagesgabe; sie können auch zu Beginn ohne Aufdosierung verschrieben werden.
- Concerta wird nach dem OROS-Prinzip (*osmotic controlled release delivery system*) freigesetzt, d. h., es stehen eine Initialdosis von etwa 22% *Methylphenidat* und eine Verzögerungsdosis von etwa 78% zur Verfügung. Die Wirkdauer von Concerta beträgt 10–12 h.
- Kurz und lang wirksame *Methylphenidat*-Präparate können kombiniert werden.
- *Methylphenidat* muss oft langfristig verordnet werden. Nur im Hochdosisbereich ist nach 6–9 Monaten eine Wirkungsabschwächung beschrieben.

Narkolepsie

- 10 mg → max. 60 mg/Tag.

Nebenwirkungen

Sehr häufig: Kopfschmerzen, Schwindel, Schlafstörungen, Reizbarkeit, Appetitlosigkeit, Magenbeschwerden.
Häufig: Angst/Agitation, Dyskinesien, Arthralgien, Tachykardie, Arrhythmien, Blutdruckerhöhung, Fieber, Übelkeit, Erbrechen, Gewichtsabnahme, Mundtrockenheit, Überempfindlichkeitsreaktionen, Haarausfall, Nasopharyngitis, Husten, laryngopharyngealer oder abdomineller Schmerz.
Gelegentlich: Wachstumsverzögerung bei Kindern.
Bei plötzlichem Absetzen Rebound-Phänomene: erhöhtes Schlafbedürfnis, Heißhunger, Kreislaufstörungen, Depressionen, psychotische Reaktionen.
Sonstige NW: Selten Somnolenz, Sedierung, psychomotorische Hyperaktivität, Depressionen, Psychosen (mit Halluzinationen), Suizidalität, Angina pectoris, Dyspnoe, Myalgie, Tremor, Muskelzuckungen (Tics), Sehstörungen, erhöhte Leberenzyme.

M

! ***Methylphenidat*** **besitzt als dopaminerg wirkendes Psychostimulans grundsätzlich Missbrauchs- und Abhängigkeitspotenzial.**

> **Eine regelmäßige Aufzeichnung der Herzfrequenz und des Blutdrucks ist bei allen Patienten v.a. vor der Behandlung, bei jeder Dosisanpassung und während der Behandlung (mindestens alle 6 Monate) verpflichtend.**

Interaktionen: IRis 3

- Keine Kombination mit MAOH.
- *Methylphenidat* verstärkt die initialen sympathomimetischen Effekte von AM wie *Guanethidin* oder *Amantadin*, TZA (insbesondere *Imipramin*), Antiepileptika oder Cumarinen.

- Bei Kombination mit vasopressorisch wirksamen Substanzen und mit halogenierten Anästhetika ist mit einem Blutdruckanstieg zu rechnen.
- Alkohol kann die ZNS-NW von *Methylphenidat* verstärken.
- Vorsicht bei Kombination mit dopaminerg wirksamen Stoffen, sowohl von Antipsychotika als auch von Dopaminagonisten einschließlich DOPA.
- Vermehrte NW bei Kombination mit *Bupropion*.
- Antazida können die Resorption von *Methylphenidat* vermindern.
- Wenn ein chirurgischer Eingriff geplant ist, sollte *Methylphenidat* an diesem Tag nicht verabreicht werden.

Bewertung

⊕ *Methylphenidat* ist bei Kindern, Jugendlichen und Erwachsenen (jetzt Medikinet adult) mit ADHS Mittel der 1. Wahl. Retardpräparate erleichtern den Einnahmemodus.

⊖ Auf eine mögliche Missbrauchs- oder Abhängigkeitsproblematik ist zu achten. Herz-Kreislauf-Erkrankungen als Kontraindikation müssen sicher ausgeschlossen werden.

Ⓡ Routinelabor mit Blutbild; regelmäßig RR und Puls. Vor Beginn der Behandlung kardiologische Diagnostik. Ggf. auch regelmäßig EKG. Anfallsanamnese.

⚠ Vorsicht bei Laktase-Stoffwechselstörungen, Anfallsanamnese. **Keine Verordnung** bei Herz-Kreislauf-Erkrankungen, Hyperthyreose, Engwinkelglaukom, Gilles-de-la-Tourette-Syndrom, Anorexia nervosa, Psychosen, Angsterkrankungen und bekannten Missbrauchs- oder Abhängigkeitserkrankungen (der Einsatz von *Methylphenidat* kann bei komorbiden Suchterkrankungen erwogen werden, wenn die ADHS zur Suchterhaltung eindeutig beiträgt).

Ⓢ **RS 5:** Es gibt Hinweise auf Teratogenität. Anwendung nur unter strenger Indikation.

Mianserin

- Antidepressivum (tetrazyklische Struktur).
- Noradrenalinwiederaufnahmehemmer mit zusätzlich H_1-, 5-HT_2- sowie α_1- und α_2-antagonistischen Effekten. Keine relevanten anticholinergen Effekte.

Mianserin-neuraxpharm (neuraxpharm)[1]
Tbl. 10/ 30/ 60 mg (20, 50, 100 Tbl.)

[1] Generikum mit allen Darreichungsformen. Erstanbieter bietet *Mianserin* nicht mehr an.

Indikationen

- *Depressive Störungen.*

Dosierung

- Initial 3 × 10 mg, Erhaltungsdosis 60 mg → 90 mg/Tag, Hauptdosis abends.
- Ältere Patienten: Langsam einschleichen.

M

Nebenwirkungen

Da von *Mianserin* in der psychiatrischen Pharmakotherapie abgeraten wird, sind die NW ggf. der FI zu entnehmen. **Cave:** Selten Blutbildveränderungen ▶ Bewertung.

Interaktionen: IRis 3

- Keine Kombination mit MAOH oder Alkohol.
- Keine Kombination mit AM, die ebenfalls blutbildschädigendes Potenzial haben.
- QTc-Zeit-Verlängerung beschrieben: Keine Kombination mit *Thioridazin* und *Pimozid.* Vorsicht mit anderen die QTc-Zeit verlängernden AM.
- Vorsicht bei Kombination mit Antihypertonika, Kontrolle des Blutdrucks.

- Bei Kombination mit *Carbamazepin* oder anderen Antikonvulsiva sinkt die Plasmakonzentration von *Mianserin*.

Bewertung

⊕ Keine.

⊖ Sedierende Wirkung. Auf *Mianserin* sollte **verzichtet** werden, weil *Mirtazapin* die bessere Alternative ist (besonders auch weniger NW).

Ⓡ Routinelabor. Blutbild, wöchentlich Kontrolle des weißen Blutbildes in den ersten Behandlungsmonaten. Bei einer Leukozytenzahl < 3000/µl *Mianserin* absetzen. RR, EKG. Anfallsanamnese.

⚠ Vorsicht bei Anfallsleiden, Engwinkelglaukom, Prostatahypertrophie. Zu Beginn der Therapie, besonders bis zum Alter von 24 J.: engmaschiges Monitoring der Suizidalität wie bei allen Antidepressiva. **Keine Verordnung** bei bekannter Leukopenie, Granulozytopenie, schweren Leber- und Nierenerkrankungen, vorangegangenem Herzinfarkt und Erregungsleitungsstörungen.

Ⓢ **RS 4:** In früheren Studien zeigte *Mianserin* ein relativ günstiges Risikoprofil. Da *Mianserin* in den letzten Jahren aufgrund besserer Alternativen selten verordnet wird, ist auch das Risiko im Vergleich zu anderen Antidepressiva in der Schwangerschaft nur schwer einzuschätzen. Allein aus diesem Grund sollte die Verordnung während der Schwangerschaft vermieden werden.

Milnacipran ⊛

- Antidepressivum.
- Kombinierter selektiver Serotonin- und Noradrenalin-Wiederaufnahmehemmer (SNRI); fehlende anticholinerge und antihistaminerge Wirkung.

Ixel[1] (Germania Pharmazeutika Wien)
Kps. 25/ 50 mg (28, 56 Kps.)

[1] Nur zugelassen in Österreich.

Indikationen

- *Depressive Episoden.*

Dosierung

- Initial 50 mg → 100 mg, max. 200 mg/Tag in jeweils 2 Tagesdosen.
- Bei älteren Patienten ist keine Dosisanpassung erforderlich. Bei Niereninsuffizienz 25–50 mg/Tag; bei Leberinsuffizienz keine Dosisanpassung nötig.

M

Nebenwirkungen

Häufig: Hypertonie, Tachykardie, Palpitationen, Schwindel, Benommenheit, Empfindungsstörungen, Somnolenz, Tremor, Migräne, Angstzustände, Obstipation, Diarrhö, Schwitzen, Hitzewallungen, Schmerzen der Skelettmuskulatur, Fatigue, Dysurie, sexuelle Funktionsstörungen (auch Hodenschmerzen).
Gelegentlich: Kopfschmerzen, Zittern, Agitiertheit, Hypotonie, Übelkeit, Erbrechen, Obstipation, Mundtrockenheit, Urtikaria.
Sonstige NW: Selten Krampfanfälle, Harnverhalt, Transaminasenanstieg, SIADH. In Einzelfällen Ekchymosen, zentrales Serotoninsyndrom, Hepatitis. **Alteration der Thrombozytenfunktion mit selten verlängerter Blutungszeit und/oder Anzeichen einer Blutung** unter Antidepressiva mit (selektiver) Hemmung der Serotoninwiederaufnahme.

Interaktionen: IRis 2

- Keine Kombination mit MAOH.
- Keine Kombination mit serotonergen AM, z. B. Triptanen, *Tramadol*.
- Vorsicht bei Kombination mit α- und β-Sympathomimetika: Kontrolle des Blutdrucks.
- Wenn neben *Milnacipran* NSAID, Thrombozytenaggregationshemmer oder orale Antikoagulanzien verordnet werden müssen, sollten Substanzen mit fehlender relevanter Affinität zum Serotonintransporter wie *Mirtazapin* vorgezogen werden.
- *Milnacipran* wird nicht über das Cytochromsystem abgebaut und beeinflusst den Abbau anderer Pharmaka nicht.

Bewertung

⊕ Keine Gewichtszunahme. Relativ wenige Interaktionen.

⊖ Dosistitration nötig. Harnretention möglich. Keine Dosisanpassung bei Leberinsuffizienz.

Ⓡ Routinelabor, besonders auch Nierenfunktion. Elektrolyte. Sorgfältiges kardiales Monitoring. RR häufig. Anfallsanamnese.

⚠ Vorsicht bei Nierenfunktionsstörungen (deutliche Dosisanpassung erforderlich), kardiovaskulären Störungen und Hypertonie, Prostatahypertrophie und anderen urogenitalen Störungen, Glaukom, erhöhter Anfallsbereitschaft. Herzerkrankungen: zu Beginn, nach Dosissteigerung und sonst regelmäßig Blutdruck- und Herzfrequenzmessung. Zu Beginn der Therapie, besonders bis zum Alter von 24 J.: engmaschiges Monitoring der Suizidalität (wie bei allen Antidepressiva). **Keine Verordnung:** unkontrollierte Hypertonie, schwere oder instabile koronare Herzkrankheit.

Ⓢ **RS 5:** Bisherige Daten erlauben keine sichere Einschätzung. Von einer Verordnung während der Schwangerschaft wird abgeraten.

Mirtazapin

- Antidepressivum.
- Noradrenerg/spezifisch serotonerges Antidepressivum mit α_2-Adrenozeptor-antagonistischer Wirkung (NaSSA). Indirekte Aktivierung der Freisetzung von Noradrenalin und Serotonin; starke antihistaminerge Eigenschaften.

Remergil SolTab (MSD)

Tbl.	15 mg (6, 48 Schmelztbl.)
Tbl.	30/ 45 mg (18, 48, 96 Schmelztbl.)
Lsg.	15 mg/ml (66 ml Flasche)

Indikationen

- *Depressive Erkrankungen.*
- Zielsyndrome sind zusätzlich Angstsymptome und insbesondere Schlafstörungen.

Dosierung

- **Depression:** Initial 15–30 mg, Erhaltungsdosis 30–45 mg/Tag, vorzugsweise abends/spät abends. Schmelztbl. bei Patientenpräferenz oder bei Schluckstörungen.
- Schlafinduktion ohne Depression: 7,5–15 mg abends.
- Schmerzsyndrome: 15–45 mg/Tag in 15-mg-Schritten alle 14 Tage zur Nacht.

M

Nebenwirkungen

Sehr häufig: Kopfschmerzen, Schläfrigkeit, Sedierung, Appetit- und Gewichtszunahme (dabei scheinbar keine Beeinflussung des Glukosemetabolismus wie bei den AAP), Mundtrockenheit.

Häufig: Benommenheit, Erschöpfung, Lethargie, Schwindel, Tremor, anormale Träume, Verwirrtheit, Angst, orthostatische Hypotonie, periphere Ödeme, Arthralgien, Myalgien, Rückenschmerzen.

Gelegentlich: Psychomotorische Unruhe, Schlaflosigkeit, RLS (ab 30 mg), Synkopen, orale Hypästhesie, Parästhesien.
Sonstige NW: Selten akute Knochenmarkdepression (Eosinophilie, Granulozytopenie, Agranulozytose, aplastische Anämie und Thrombozytopenie). Selten Krampfanfälle, Anstieg der Transaminasen. Sehr selten Hyponatriämie, SIADH. Einzelfallberichte über dosisabhängiges Auftreten von Somnambulismus.

Interaktionen: IRis 1

- Keine Kombination mit MAOH (Abstand von 14 Tagen nach Absetzen von MAOH).
- Vorsicht bei gleichzeitigem Konsum von Alkohol oder Einnahme anderer zentral dämpfend wirkender Substanzen: mögliche Wirkverstärkung.
- Vorsicht bei Kombination mit anderen serotonergen Substanzen (SSRI, SNRI, Triptane, *L-Tryptophan*, *Johanniskraut*-Präparate, *Linezolid*, Lithiumsalze, *Tramadol*) wegen des Risikos eines zentralen Serotoninsyndroms.
- Bei Kombination mit *Carbamazepin* ist mit beschleunigtem Abbau von *Mirtazapin* zu rechnen; evtl. Dosiserhöhung von *Mirtazapin*.
- INR-Erhöhung wurde in Kombination mit *Warfarin* beobachtet.
- Vorsicht bei gleichzeitiger Gabe von *Fluvoxamin*, ggf. Dosisanpassung wegen steigender Plasmakonzentrationen von *Mirtazapin* durch Hemmung verschiedener CYP-Isoenzyme.

Bewertung

⊕ Im Gegensatz zu TZA und SSRI kaum sexuelle Funktionsstörungen. Gute schlafinduzierende Wirkung (keine REM-Schlafphasen-Unterdrückung, ebenso wie bei *Agomelatin* und *Trimipramin*). Geringes Interaktionspotenzial. Zur Kombination (z. B. mit *Escitalopram*, *Venlafaxin*) gut geeignet. Alternative, wenn SSRI kontraindiziert sind. In einer Metaanalyse wird *Mir-*

tazapin – neben *Citalopram*, *Escitalopram*, *Sertralin*, *Venlafaxin* – als Mittel der 1. Wahl genannt. Wirksam auch bei Schmerzsyndromen (*off label*).

⊖ Anfänglich sedierend. Häufig Appetit- und Gewichtszunahme (zeigt sich innerhalb von 6 Wochen).

Ⓡ Routinelabor mit großem BB (**Cave:** bei Risiko sehr häufige Kontrolle), Elektrolyte. Gewicht. Anfallsanamnese.

⚠ Vorsicht bei Leber- und Nierenfunktionsstörungen (Dosisanpassung), erhöhter Krampfbereitschaft, Hypotonie, Harnverhalt und Engwinkelglaukom. Zu Beginn der Therapie, besonders bis zum Alter von 24 J.: engmaschiges Monitoring der Suizidalität wie bei allen Antidepressiva. **Cave:** Harnverhalt und Engwinkelglaukom.

Ⓢ **RS 2:** Wenn möglich, in der Schwangerschaft alternative Therapie vorziehen.

M

Moclobemid

- Antidepressivum.
- Monoaminoxidasehemmer (MAOH); nach Absetzen Abklingen der MAO-Hemmung innerhalb von 24 h. Reversible Hemmung von Monoaminoxidase, vorzugsweise MAO-A. Keine Wiederaufnahmehemmung biogener Amine, keine Interaktionen mit Rezeptoren für Neurotransmitter.

Aurorix (Medapharm)
Tbl. 150/ 300 mg (50, 100 Tbl.)

Indikationen

- *Depressive Syndrome.*
- *Soziale Phobie.*

Dosierung

- **Depression:** Initial 300–450 mg (2–3 × täglich) → max. 600 mg/Tag (schnelle Steigerung möglich).
- **Soziale Phobie**: Initial 300 mg/Tag; nach 3 Tagen 600 mg/Tag in 2 Einzeldosen.
- Keine Dosisanpassung im Alter und bei eingeschränkter Nierenfunktion notwendig.

Nebenwirkungen

Häufig: Kopfschmerzen, Schlafstörungen, Schwindel, Übelkeit, Mundtrockenheit.

Gelegentlich: Angst, Erregung, Reizbarkeit, Hautrötung, Hautreaktionen (Rash, Pruritus, Urtikaria).

Sonstige NW: QTc-Zeit-Verlängerung möglich, insbesondere bei Überdosierung oder Intoxikation. Selten erhöhte Leberenzymwerte. Unter therapeutischen *Moclobemid*-Dosierungen bei Tyraminmengen von 100–150 mg pro Mahlzeit keine klinisch relevanten Blutdruckanstiege, jedoch sollten Nahrungsmittel mit sehr hohem Tyramingehalt sicherheitshalber vermieden werden, da entsprechende unerwünschte Wirkungen niemals gänzlich ausgeschlossen werden können. **Cave:** nach wie vor bestimmte Käsesorten (100 g Cheddar enthalten 10–100 mg Tyramin, 100 g Stilton ca. 50 mg Tyramin).

Es sollten Nahrungsmittel mit sehr hohem Tyramingehalt sicherheitshalber vermieden werden, da entsprechende unerwünschte Wirkungen niemals gänzlich ausgeschlossen werden können. Cave: bestimmte Käsesorten (Cheddar, Stilton).

Interaktionen: IRis 4

- Keine Kombination mit *Naratriptan*, *Rizatriptan*, *Selegilin*, *Sumatriptan*, *Zolmitriptan*, *Dextromethorphan*, *Pethidin*, serotonergen AM (z. B. SSRI, *Clomipramin*, *Duloxetin*, *Venlafaxin*, *Milnacipran*, *Tramadol*, *Tryptophan*).

- Bei Antidepressiva nach MAOH Übergangszeiten beachten, sie sind bei *Moclobemid* deutlich geringer als bei *Tranylcypromin*. Bei MAOH nach vorheriger Gabe eines anderen Antidepressivums ist bei vorheriger Gabe von *Clomipramin, Fluvoxamin, Paroxetin* und *Sertralin* eine Karenzzeit von mindestens 1–2 Wochen (je nach vorheriger Dosis), bei *Venlafaxin* von einer Woche, bei *Fluoxetin* von 5 Wochen einzuhalten.
- QTc-Zeit-Verlängerung möglich: Vorsicht bei Kombination mit anderen die QTc-Zeit verlängernden AM, bei Überdosierung, bei Kombination mit AM, die eine Hypokaliämie/Hypomagnesiämie verursachen können (Risiko für Arrhythmien).
- *Moclobemid* hemmt **CYP2C19** und **CYP2D6**, daher Vorsicht bei Kombinationen mit AM, die **Substrate** (► **Anhang SUB**) dieser Isoenzyme sind, z. B. *Trimipramin* oder *Metoprolol*.
- Vorsicht bei Kombination mit *Cimetidin*, aufgrund der Erhöhung der Plasmakonzentration von *Moclobemid* sollte eine Dosisanpassung um die Hälfte bis ein Drittel erfolgen.

Bewertung

⊕ Tyraminarme Diät nicht erforderlich (aber: s. oben, ► Hinweis), keine Karenzzeit bei Gabe von TZA oder vor operativen Eingriffen, erheblich kürzere Karenzzeit bei Gabe von SSRI als bei *Tranylcypromin*. Keine sexuellen Funktionsstörungen. Keine Kontraindikationen für Engwinkelglaukom und Prostatahypertrophie (keine anticholinergen Eigenschaften). In Dosen bis 600 mg/Tag keine hypertensiven Krisen. Keine Hinweise auf kardiotoxische Wirkung.

⊖ Relativ hohes pharmakokinetisches Interaktionspotenzial im Vergleich zu moderneren Antidepressiva, die auch effektiver sind.

Ⓡ Routinelabor, Elektrolyte, RR, EKG.

⚠ Vorsicht bei schwerer Leberinsuffizienz (Dosisanpassung), instabiler Herz-Kreislauf-Erkrankung, arterieller Hypertonie, erhöhtem Risiko für eine QTc-Zeit-Verlängerung (z. B. angebo-

M

renes Long-QT-Syndrom, Bradykardie, Hypokaliämie). Zu Beginn der Therapie, besonders bis zum Alter von 24 J.: engmaschiges Monitoring der Suizidalität wie bei allen Antidepressiva. **Keine Verordnung** bei Phäochromozytom, Thyreotoxikose.

S **RS 5:** Bisherige Daten erlauben keine sichere Einschätzung. Von einer Verordnung während der Schwangerschaft wird abgeraten.

Modafinil ⊛

- Psychostimulierende Substanz (kein Psychostimulans im eigentlichen Sinne).
- *Modafinil* moduliert indirekt exzitatorische (Glutamat) und inhibitorische (GABA) Neurotransmitter.

Vigil (Cephalon GmbH)
Tbl. 100 mg (20, 50, 100 Tbl.)

Indikationen

- *Narkolepsie mit und ohne Kataplexien.* Die Narkolepsie erfordert eine chronische Therapie. Die Notwendigkeit einer Verordnung sollte jährlich kontrolliert werden.

Dosierung

- Initial 200 mg, max. 400 mg.
- Bei Konzentrationsstörungen und Erschöpfung eher geringe Dosis.
- Bei schwerer Leber-/Niereninsuffizienz: Dosis halbieren.

Nebenwirkungen

Sehr häufig: Kopfschmerzen.

Häufig: Benommenheit, Angst, Depressionen, Denkstörungen, Verwirrtheit, Kraftlosigkeit, verminderter Appetit, Parästhesien, Brustschmerzen, Tachykadie, Palpitationen, gastrointesti-

nale Beschwerden, Mundtrockenheit, abnorme Leberfunktionstests, verschwommenes Sehen.
Gelegentlich: Schlafstörungen, Schwindel, Migräne, Aggressivität, Suizidgedanken, Depersonalisation, emotionale Labilität, Erinnerungslücken, Sprachstörungen, Bewegungsstörungen, Zittern, Beinkrämpfe, erhöhter Muskeltonus, Rücken-, Muskel- und Gelenkschmerzen, Blutdruck-und EKG-Veränderungen, Extrasystolen, Bradykardie, Durst, Gewichtsveränderungen, Mundulzera, Dyspnoe, Sinusitis, Eosinophilie, Leukopenie, Diabetes, Hypercholesterinämie, Hyperglykämie, periphere Ödeme, Geschmacksveränderungen, Sehstörungen, Bindehautentzündung, Urinveränderungen, Störungen der Monatsblutung, Abnahme der Libido, Schwitzen, Hautausschlag.
Sonstige NW: Psychosen, Manien, Wahnvorstellungen, Halluzinationen. Reaktionsvermögen kann verringert sein. **Cave:** Es kann sehr selten zu lebensgefährlichen Überempfindlichkeitsreaktionen (Hautausschläge) (< 1%) kommen.

Interaktionen: IRis 4

- Keine Kombination mit AM, die *Prazosin* (α_1-Rezeptorantagonist) enthalten.
- Vorsicht bei Kombination mit MAOH, Risiko einer hypertensiven Krise oder eines zentralen Serotoninsyndroms.
- Vorsicht bei Kombination mit *Warfarin*, Kontrolle der Prothrombinzeit.
- *Modafinil* induziert intestinales CYP3A4, daher kann es zu einer Wirkabschwächung mit ausgeprägtem First-pass-Metabolismus kommen, nachgewiesen für *Temazepam*.
- Vorsicht bei Kombination mit **Inhibitoren** von **CYP3A4** (Anstieg der Wirkspiegel von Modafinil) (► **Anhang INT**).
- Vorsicht bei Kombination mit *Clomipramin*, Anstieg der Wirkspiegel von *Clomipramin* durch Hemmung des Abbaus.
- Bei Kombination mit *Ciclosporin* wurde eine 50%ige Reduktion des Ciclosporinspiegels beobachtet.

M

- Bei Kombination mit Antikonvulsiva oder und hormonellen Kontrazeptiva Risiko von Wirkungsabschwächung.

Bewertung

⊕ *Modafinil* steigert dosisabhängig die Wachheit während des Tages. Keine Absetzsymptome. Nicht mehr BtM-pflichtig.

⊖ Reaktionsvermögen kann verringert sein. Bei den Off-label-Indikationen (primäre Hypersomnie und ADHS, ggf. auch Augmentationstherapie bei Depression) ist das relativ hohe NW- und Interaktionsrisiko zu beachten. Erste Berichte über den missbräuchlichen Einsatz von *Modafinil* als Partydroge. Die Zulassung beim obstruktiven Schlafapnoe-Syndrom und beim chronischen Schichtarbeitersyndrom wurde 2011 aufgrund eines ungünstigen Nutzen-Risiko-Verhältnisses zurückgezogen.

Ⓡ Routinelabor. Blutdruck, Herzfrequenz. Bei Herz-Kreislauf-Erkrankungen regelmäßig EKG.

⚠ **Cave:** Es besteht ein geringes Abhängigkeitspotenzial. **Keine Verordnung** bei schweren Angstzuständen, Psychosen, schweren Leber- oder Nierenerkrankungen, Herz-Kreislauf-Erkrankungen, besonders Hypertonie, Abhängigkeitsentwicklungen in der Vorgeschichte (Alkohol, Medikamente, Drogen).

Ⓢ **RS 5:** *Modafinil* darf in der Schwangerschaft nicht eingenommen werden.

Naltrexon ⊛

- Entwöhnungsmittel.
- μ-Opioidrezeptorantagonist.

Adepend 50 mg Filmtbl. (Desitin)
Tbl. 50 mg (28 Tbl.)
Nemexin (Bristol Myers Squibb)
Tbl. 50 mg (50 Tbl.)

Indikationen

- *Alkoholabhängigkeit zur Reduktion des Rückfallrisikos, als unterstützende Behandlung in der Abstinenz und zur Minderung des Verlangens nach Alkohol. Naltrexon* besitzt darüber hinaus bei nicht abstinenzmotivierten Patienten trinkmengenreduzierende Eigenschaften. **Indikation gilt nur für Adepend.**
- *Entwöhnungsbehandlung bei Opiatabhängigkeit* (nach erfolgter Entgiftung). **Indikation gilt nur für Nemexin.**
- In der Regel handelt es sich um eine sehr gut verträgliche Substanz. Die Gabe von *Naltrexon* kann jedoch bei **aktiv konsumierenden opiatabhängigen Patienten Entzugssymptome** auslösen.

N

Dosierung

- Initial ½ Tbl. Falls nach 1 h keine Entzugssymptome auftreten, kann die restliche ½ Tbl. verabreicht werden.
- Übliche Tagesdosis: 1 Tbl. (50 mg), Einnahme durch Patienten selbst oder supervidiert.
- Wegen der langen Rezeptordissoziations-HWZ sind Variationen des Dosierungsschemas möglich, z. B. montags 2 Tbl., mittwochs 2 Tbl. und freitags 3 Tbl. als Einmalgabe.
- Vor Behandlungsbeginn sollte ein Intervall von 7–10 Tagen ohne Opiateinnahme gesichert sein, weil bei aktiv konsumierenden opiatabhängigen Patienten Entzugssymptome auftreten können.

Nebenwirkungen

Sehr häufig: Kopfschmerzen, Schlafstörungen, Angstzustände, Antriebsschwäche, Erbrechen, Übelkeit, Bauchschmerzen und -krämpfe, Gelenk- und Muskelschmerzen.

Häufig: Gesteigerte Energie, Niedergeschlagenheit, Reizbarkeit, Benommenheit, Schweißausbrüche, Thoraxschmerzen, Appetitlosigkeit, Durchfall, Verstopfung, Durstgefühl, gesteigerter Tränenfluss, Hautrötung, verzögerte Ejakulation, Potenzstörungen.

Gelegentlich: Müdigkeit, Schwindel, Halluzinationen, Denkstörungen, Depression, Tremor, Sehstörungen, Veränderung des Blutdrucks, Hitzeflush, Herzklopfen, Atemnot, Leberfunktionsstörungen, Hepatitis, Transaminasenanstieg (reversibel).

Sonstige NW: Reversible idopathische thrombozytopenische Purpura.

! Eine erhöhte Intoxikations- und Todesrate ist bei Selbstverabreichung relativ niedriger Dosen von Opiaten unmittelbar nach Beendigung einer *Naltrexon*-Therapie mehrfach beschrieben worden. Eine ähnliche Situation entsteht auch bei passagerem Absetzen von *Naltrexon* (z. B. durch unregelmäßige Einnahme), sodass der Patient über die veränderte Opiatempfindlichkeit während und insbesondere nach Beendigung der Therapie aufzuklären ist. Dieselbe Informationspflicht besteht auch bei Entlassung aus der Behandlung in einer beschützten Umgebung (Klinik, Gefängnis etc.). Auch für diese Situation ist eine erhöhte Todesrate bekannt.

Interaktionen: IRis 1

- Verminderte Wirkung von opiathaltigen Medikamenten (Hustenmittel, Medikamente gegen Durchfall, opioiderge Analgetika) durch *Naltrexon*, daher sollte die gleichzeitige Gabe vermieden werden.
- Bei Opiatabhängigen kann ein Entzugssyndrom ausgelöst werden.
- Benötigt ein Patient in Notfallsituationen Opiatanalgetika, kann die zur Analgesie erforderliche Dosis höher sein.

Bewertung

⊕ In der Regel sehr gut verträgliche Substanz. *Naltrexon* hat kein eigenes Abhängigkeitspotenzial. Sinnvoll als medikamentöse Unterstützung bei der Entwöhnungsbehandlung von Opiatabhängigen nach erfolgter Opiatentgiftung bei hoch motivierten Patienten mit guter Compliance und ausreichender sozialer Integration. Auch zur Rückfallprophylaxe bei Alkoholabhängigkeit wirksam; es wirkt auch trinkmengenreduzierend. Kann mit anderen Psychopharmaka, wie Antipsychotika und Antidepressiva, sinnvoll kombiniert werden.

⊖ Risiken beim Absetzen.

Ⓡ Routinelabor mit kardialer Untersuchung. Leberenzyme.

⚠ Vorsicht bei Patienten mit eingeschränkter Leber- und/oder Nierenfunktion. **Keine Verordnung** bei schweren Leberfunktionsstörungen, noch nicht erfolgter Opiatentgiftung, Entzugssymptomen im Naloxontest, gleichzeitiger Behandlung mit Opiatanalgetika.

Ⓢ **RS 4:** Eine embryoletale Wirkung ist bei Tieren beschrieben worden. Über die Wirkung in der Schwangerschaft beim Menschen gibt es keine hinreichenden Daten. *Naltrexon* sollte nur verordnet werden, wenn nach sorgfältiger Nutzen-Risiko-Abwägung der potenzielle Nutzen überwiegt.

N

Natriumoxybat ⊛

- Medikament zur Behandlung der Narkolepsie.
- Das Natriumsalz der γ-*Hydroxybuttersäure* wirkt als $GABA_B$-Rezeptoragonist; dadurch Modulation der Neurotransmission von ACh, DA, NA und Serotonin. *Natriumoxybat* vermehrt den Schlaf der Stadien 3 und 4, verlängert die Schlaflatenz und reduziert REM-Episoden.

Xyrem (UCB)
1 ml Xyrem enthält 500 mg 4-Hydroxybutansäure, Natriumsalz (Natriumoxybat); N1 = 180 ml

Indikationen

- *Behandlung der Narkolepsie mit Kataplexie bei erwachsenen Patienten.*
- Ziel: Verringerung übermäßiger Tagesschläfrigkeit und Reduktion der Schlafattacken.
- Die Behandlung sollte unter Anleitung eines Arztes, der Erfahrungen in der Behandlung von Schlafstörungen hat, durchgeführt werden.

Dosierung

- Initial 4,5 g/Tag, verteilt auf gleiche 2 Dosen, max. 9 g/Tag. Dosissteigerung im Abstand von 1-2 Wochen.
- Erste Dosis vor dem Schlafengehen, zweite Dosis 2,5-4 h später. Mahlzeiten jeweils 2-3 h vor Einnahme.
- **Cave:** Es wurde auf das Risiko von Dosierungsfehlern aufgrund einer Verwechslungsmöglichkeit zwischen Gramm (g) und Milliliter (ml) hingewiesen. Korrekte Dosierung in Gramm (g).

Nebenwirkungen

Sehr häufig: Schwindel, Kopfschmerzen, Nausea.

Häufig: Müdigkeit, Schlafstörungen, Sedierung, Verwirrtheit, Desorientiertheit, Depressionen, Angst, Asthenie, Gefühl des Betrunkenseins, Somnolenz, Aufmerksamkeitsstörungen, Gleichgewichtsstörungen, Kataplexie, Tremor, Stürze, Arthralgie, Muskelkrämpfe, Schnarchen, Hypertonie, gastrointestinale Beschwerden, Dyspnoe, Schwitzen, Parästhesien, verschwommenes Sehen, periphere Ödeme, Harninkontinenz.

Gelegentlich: Psychosen, Denkstörungen, Halluzinationen, Agitiertheit, Amnesie, Suizidalität, Myoklonien, RLS, erhöhter Blutdruck, Stuhlinkontinenz, Gewichtsabnahme, Hautausschlag.

Sonstige NW: Hypersensitivität, Konvulsionen, Atemdepression, Urtikaria. In seltenen Fällen wurden nach Absetzen von *Natriumoxybat* Rebound-Effekte und Entzugssymptome (Insomnie, Angstzustände, Schwindel) beobachtet.

Natriumoxybat kann Atemdepression verursachen. Die Patienten müssen vor Behandlung hinsichtlich Anzeichen einer Atemdepression befragt werden.
Es wurde über Fälle von Abhängigkeit nach illegaler Anwendung von häufig wiederholten Gaben von *Natriumoxybat* berichtet, die weit über dem therapeutischen Dosisbereich lagen.

Interaktionen: IRis 2

- Alkohol, Hypnotika oder andere zentral dämpfende Substanzen, besonders Opioide und Barbiturate, können die dämpfende Wirkung verstärken. Keine Kombination mit BZD (auch Verstärkung einer möglichen Atemdepression).
- Keine Kombination mit AM, die die GABA-Dehydrogenase stimulieren oder hemmen (z. B. *Ethosuximid*, *Phenytoin* oder *Valproat*).

Bewertung

⊕ Behandlungsoption zur Behandlung der Kataplexie bei erwachsenen Patienten mit Narkolepsie.
⊖ Hohe NW-Rate, besonders auch anfängliche Depressionen und Ängste möglich. Strikt regulierter Einnahmemodus. **BTM-pflichtig**, da starkes Hypnotikum.
Ⓡ Routinelabor. Atemdepression oder Depression in der Anamnese.
⚠ Vorsicht bei Depressionen. Sorgfältige Überwachung bei Therapiebeginn und bei Dosiserhöhung bei eingeschränkter Leberfunktion und älteren Patienten, Porphyrie, Epilepsie. **Cave:** Mit der Gabe von *Natriumoxybat* nehmen Patienten zusätzlich Natrium in einer Größenordnung von 0,75 g (bei einer *Natriumoxybat*-Dosis von 4,5 g/Tag) bis 1,6 g (bei einer *Natriumoxybat*-Dosis von 9 g/Tag) auf. Eine Diät zur Reduktion der Natriumaufnahme sollte sorgfältig bei Patienten mit Herzinsuffizienz, Hypertonie oder eingeschränkter Nierenfunktion erfolgen. **Cave:** Atemdepression.

S RS 5: Bisherige Daten erlauben keine sichere Einschätzung. Von einer Verordnung während der Schwangerschaft wird abgeraten.

Nicergolin

Bewertung

⊖ *Nicergolin* wurde früher als Nootropikum für die Indikation Adjuvans bei hirnorganischem Psychosyndrom mit den Leitsymptomen Einschränkung der Konzentrationsfähigkeit, Merkfähigkeit, Gesamtorientierung, Schlafstörung zugelassen. Es wurden aber danach keine Studien zur Wirksamkeit als Antidementivum nach den gültigen Kriterien veröffentlicht, auch nicht bei der vaskulären Demenz. Bei der vaskulären Demenz sind heute eher *Memantin* oder die AChE-I zu versuchen. *Nicergolin* ist deshalb in der psychiatrischen Pharmakotherapie **nicht indiziert**.

Nikotin

- Substitutionsmittel.
- Agonist (niedrige Dosen) bzw. Antagonist (höhere Dosen) an nikotinischen ACh-Rezeptoren.

Nicorette Pflaster TX[1] (McNeill CH)
Transdermales Pflaster 10/ 15/ 25 mg (7, 14 St.)
Nicorette Kaugummi (McNeill CH)
2 mg classic/ 2 mg freshfruit/ 2 mg freshmint/ 2 mg mint/ 4 mg freshfruit/ 4 mg freshmint/ 4 mg mint (30, 105 St.)

[1] Es wurde ein Präparat unter den Generika ausgewählt.

Indikationen

- *Behandlung der Tabakabhängigkeit durch Linderung der Entzugssymptome* und Unterstützung der Raucherentwöhnung im Rahmen von Raucherentwöhnungsprogrammen.
- Die Nikotinersatztherapie kann die Symptome eines **Nikotinentzugssyndroms**, wie z. B. Reizbarkeit, innere Unruhe, Stimmungsschwankungen bis hin zu depressiven Syndromen, Konzentrationsstörungen, Appetitsteigerung und Gewichtszunahme, mildern.
- Klinische Wirkung biphasisch: Zunächst stimulierend, bei höheren Dosierungen aber sedierend; niedrigere Dosen steigern den Atemantrieb, hohe Dosen können zur Atemdepression führen.
- Bei **Applikationsform** Kaugummi starke Schwankungen der Plasmakonzentration, bei Pflasterapplikation gleichmäßige Nikotinplasmaspiegel.
- Nikotinpräparate sind im Gegensatz zu den anderen Entwöhnungshilfen, wie z. B. *Bupropion* oder *Vareniclin*, **freiverkäufliche**, nicht rezeptpflichtige AM (sog. Over-the-counter- oder OTC-Produkte).

Abhängig vom Umfang des Nikotinkonsums wird mit Beginn des Rauchstopps die Nikotinsubstitution (z. B. transdermales Pflaster) begonnen. Die Therapie wird auch fortgeführt, wenn initial keine komplette Abstinenz erreicht werden kann oder wenn es zu Rückfällen kommt. Dringend empfohlen ist die begleitende Teilnahme an einem Raucherentwöhnungsprogramm.
Bei Patienten mit besonders schwerer Nikotinabhängigkeit ist eine Kombination verschiedener Nikotinersatzstoffe (Kaugummi und Pflaster) oder auch die Kombination eines Nikotinersatzstoffs mit *Bupropion* zu erwägen.
Wenn innerhalb von 4 Wochen das Rauchen nicht eingestellt werden kann, sollte die Nikotinersatztherapie abgesetzt und ein anderer Therapieansatz gewählt werden.

Dosierung

- **Kaugummi:** Raucher mit einem Konsum von bis zu 20 Zigaretten täglich: ein 2-mg-Kaugummi/h. Stärkere Raucher: ein 4-mg-Kaugummi/h, jedoch nicht mehr als 16 Kaugummis pro Tag; nach 4–6 Wochen Dosisreduktion, nach 12 Wochen Beendigung des Konsums.
- **Lutschtabletten:** Raucher mit einem Konsum von bis zu 20 Zigaretten täglich oder Konsum später als 30 min nach dem Aufstehen: eine 1- bis 2-mg-Lutschtablette/h in Abhängigkeit vom Rauchverlangen, stärkere Raucher: eine 4-mg-Lutschtablette/h in Abhängigkeit vom Rauchverlangen, jedoch nicht mehr als 15 Lutschtabletten pro Tag; nach 4–6 Wochen Dosisreduktion, nach 12 Wochen Beendigung des Konsums.
- **Pflaster:** Raucher mit einem Konsum von bis zu 20 Zigaretten täglich: ein Pflaster mit mittlerer Dosisfreigabe pro Tag, stärkere Raucher: zunächst Pflaster mit größerer Wirkstofffreigabe; nach 4–6 Wochen Übergang auf ein Pflaster mit mittlerer Dosisabgabe, nach 8 Wochen auf ein Pflaster mit kleinster Dosisabgabe, nach 12 Wochen Beendigung des Konsums.
- Kaugummi bzw. Pflaster sind **abzusetzen**, wenn das Rauchen nicht innerhalb von 4 Wochen der Anwendung eingestellt werden kann.

Nebenwirkungen

Häufig: Grundsätzlich ähnliche Nikotin-NW wie beim Rauchen: Kopfschmerz, Schwindel, Übelkeit, gastrointestinale Beschwerden, Erbrechen, Tachykardie, periphere Vasokonstriktion.
Gelegentlich: Palpitationen, Hautrötungen, Urtikaria.
Sonstige NW: Selten reversibles Vorhofflimmern.

Pflaster

Sehr häufig/häufig: Hautreaktionen (z. B. Pruritus, Exantheme, Ödeme, Brennen), Erytheme.

Kaugummi

Sehr häufig: Gastrointestinale Störungen, Schluckauf, Übelkeit, Reizungen in Mund oder Hals, Schmerzen in den Kaumuskeln.

Interaktionen: IRis 4

- Tabakrauch, nicht Nikotin, induziert CYP1A2. Daher ist nach Aufgabe des Rauchens mit einem Ansteigen der Plasmaspiegel von AM zu rechnen, die **Substrate** von **CYP1A2** sind, z. B. *Clozapin* oder *Olanzapin* (► **Anhang SUB**).

Bewertung

⊕ Der Einsatz von Nikotinersatzstoffen hat sich bei regelmäßigem Konsum von > 15 Zigaretten am Tag oder nach erfolglosen, nichtpharmakologisch gestützten Absetzversuchen bewährt.

⊖ Relativ viele Interaktionen mit anderen AM.

Ⓡ Routinelabor. Kardiale Diagnostik, RR.

⚠ Vorsicht bei stabiler Angina pectoris, älterem Myokardinfarkt, Herzinsuffizienz, Arteriosklerose, Hypertonie, Nieren- und Leberinsuffizienz, Hyperthyreose, Diabetes, Gastritis und akuten Magen- und Duodenalulzera. **Keine Verordnung** bei instabiler Angina pectoris, nach frischem Myokard- oder Hirninfarkt, schweren Herzrhythmusstörungen, Überempfindlichkeitsreaktionen der Haut.

Ⓢ **RS 4:** Rauchen erhöht das Risiko für den Fetus deutlich. Sollte eine Raucherentwöhnung ohne AM in der Schwangerschaft nicht möglich sein, müssen die Gefahren des Weiterrauchens gegen das Risiko der Nikotinsubstitution abgewogen werden.

Nimodipin

Bewertung

⊖ *Nimodipin* wurde früher als Nootropikum für die Indikation hirnorganisch bedingte Leistungsstörungen im Alter mit deutlichen Beschwerden wie Gedächtnis-, Antriebs- und Konzentrationsstörungen sowie Stimmungslabilität zugelassen. Es wurde danach nur eine Studie bei der vaskulären Demenz mit positivem Ergebnis veröffentlicht. Bei der vaskulären Demenz sind heute eher *Memantin* oder die AChE-I zu versuchen. Es besteht somit kein überzeugender Wirksamkeitsnachweis als Antidementivum. *Nimodipin* ist deshalb in der psychiatrischen Pharmakotherapie **nicht indiziert**.

Nitrazepam

- Hypnotikum.
- 1,4-Benzodiazepin, HWZ 15–30 h.

Mogadan (MEDA Pharma)
Tbl. 5 mg (20 Tbl.)

Indikationen

- *Kurzzeitbehandlung von Schlafstörungen; nur bei Schlafstörungen von klinisch bedeutsamem Schweregrad.*

Dosierung

- Ambulant 2,5–5 mg; max. 10 mg.
- Ältere Patienten: 2,5 mg, max. 5 mg.

Nebenwirkungen

Keine Häufigkeitsangaben vom Hersteller. Es werden nur die wichtigsten NW genannt:

Benommenheit, Sedierung, Kopfschmerzen, gastrointestinale Störungen, Ataxie, Schwindel, Sehstörungen, Hypotension. Bei älteren Patienten erhöhtes Risiko für Stürze und Knochenbrüche. Verminderte Libido.
Bei hohen Dosen sind, besonders bei älteren Patienten, Hangover-Effekte mit verminderter psychomotorischer Leistungsfähigkeit und Reaktionsbereitschaft (eingeschränkte Verkehrstüchtigkeit, eingeschränkte Leistungsfähigkeit bei Alltagstätigkeiten) bekannt.
Unter *Nitrazepam*, stärker als bei anderen BZD, sind paradoxe Disinhibitionsphänomene möglich: Agitiertheit, Euphorisierung, Erregungszustände, Schlaflosigkeit und Aggressivität. Sie treten unter höherer Dosierung und besonders bei älteren Menschen häufiger auf.

Interaktionen: IRis 3

- Vorsicht bei Kombination mit anderen zentral dämpfenden Substanzen einschließlich Alkohol.
- Bei Kombination mit AM, die **CYP3A4 hemmen** oder **induzieren**, kann es zu einer Wirkverstärkung bzw. -abschwächung kommen (► **Anhang INT**). Die Effekte scheinen klinisch nicht relevant zu sein. Bei Risikopatienten und im Alter allerdings grundsätzlich Vorsicht.

Bewertung

⊕ Hochwirksames Hypnotikum bei Patienten, die auf andere Hypnotika nicht ansprechen.
⊖ Sehr hohes **Abhängigkeitsrisiko**. Kumulationsgefahr, besonders bei wiederholter Gabe und bei älteren Patienten. **Psychiatrischer Einsatz nur in Ausnahmefällen bei hartnäckigsten Schlafstörungen**. Im Vergleich zu *Flunitrazepam* und *Flurazepam* zwar kürzere HWZ, aber insgesamt gleiche Risiken.
Ⓡ Abhängigkeitsanamnese! Aufklärung über BZD-Risiken, u. a. Abhängigkeitsentwicklungen, Entzugssyndrome, Toleranzentwicklung.

Keine Verordnung bei schweren Leberfunktionsstörungen, Myasthenia gravis, Ataxie, Ateminsuffizienz, Schlafapnoe-Syndrom, bekannter Abhängigkeitsanamnese (ambulant).
RS 5: Von einer Verordnung während der Schwangerschaft wird abgeraten.

Nortriptylin

- Trizyklisches Antidepressivum.
- Stärkere Noradrenalin- als Serotoninwiederaufnahmehemmung. Geringere anticholinerge Wirkung als *Amitriptylin*.

Nortrilen (Lundbeck)
Drg. 10 mg (20, 50 Drg.)
Drg. 25 mg (20, 50, 100 Drg.)

Indikationen

- *Depressive Zustandsbilder jeglicher Ätiologie.*

Dosierung

- Initial 3 × 10 bis 3 × 25 mg (für 3 Tage), Erhaltungsdosis 100–150 mg/Tag, max. 225 mg/Tag.

Nebenwirkungen

Sehr häufig: Benommenheit, Müdigkeit, Kopfschmerzen, Schwindel, Mundtrockenheit, Obstipation, Übelkeit, Palpitationen, Tachykardie, Schwitzen, Tremor, Akkommodationsstörungen.
Häufig: Innere Unruhe, Verwirrtheit, Gewichtszunahme, EKG-Veränderungen (Verlängerung der QTc-Zeit, QRS-Verbreiterung), kardiale Erregungsleitungsstörungen, AV-Block, Rechts- oder Linksschenkelblock, orthostatische Dysregulation, Ataxie,

Geschmacksstörungen, Mydriasis, Parästhesien, Hautausschläge, Miktionsstörungen, sexuelle Funktionsstörungen.
Gelegentlich: Krampfanfälle, Schlafstörungen, Schlaflosigkeit, Angst, Albträume, allergische Reaktionen (besonders der Haut), Leberfunktionsstörungen, gastrointestinale Beschwerden, Verstärkung einer bestehenden Herzinsuffizienz, Blutdruckanstieg, Synkopen, intraokuläre Druckerhöhung, Glaukomanfälle, Tinnitus, Harnverhalt, Galaktorrhö.
Sonstige NW: Selten Erhöhung der alkalischen Phosphatase, meist passagerer Transaminasenanstieg, Knochenmarkdepression, Agranulozytose, Blutbildveränderungen (insbesondere Leukopenie), Ileus, Delir. Sehr selten TdP.

Interaktionen: IRis 4

- Vorsicht bei gleichzeitigem Konsum von Alkohol oder Einnahme anderer zentral dämpfend wirkender Substanzen: mögliche Wirkverstärkung.
- Keine Kombination mit MAOH.
- *Nortriptylin* kann die Wirksamkeit von Antihypertensiva vom Guanethidin- bzw. Clonidin-Typ abschwächen mit der Gefahr einer Rebound-Hypertension.
- Vorsicht bei Kombination mit anticholinerg wirksamen AM, z. B. *Biperiden*, *Benztropin*, *Metixen* oder *Trihexiphenyl*, wegen des Risikos eines Delirs.
- QTc-Zeit-Verlängerung bekannt: Keine Kombination mit *Thioridazin* und *Pimozid*. Vorsicht mit anderen die QTc-Zeit verlängernden AM.
- Vorsicht bei Kombination mit AM, die eine Hypokaliämie/Hypomagnesiämie verursachen können (Risiko für Arrhythmien). Elektrolytstörungen sollten vor Behandlungsbeginn korrigiert werden.
- Vorsicht bei Kombination mit **CYP2D6-Inhibitoren** (► **Anhang INT**), z. B. *Metoprolol*, Kontrolle der Plasmaspiegel empfohlen.

Keine TZA bei kardialer Vorschädigung; keine Kombination mit Antiarrhythmika und AM, die zur QTc-Zeit-Verlängerung oder zu Erregungsleitungsstörungen führen, z. B. *Pimozid, Thioridazin*. Bei > 100 mg/Tag steigt das Risiko für kardiale NW.

Bewertung

+ TZA ohne sedierende Eigenschaften. Geringere anticholinerge Eigenschaften als bei den meisten anderen TZA. Bei Patienten, die zu orthostatischer Dysregulation neigen, ist bei der Wahl eines TZA *Nortriptylin* vorzuziehen. Therapeutisches Drug Monitoring unter *Nortriptylin* gut untersucht.

− Gewichtszunahme. Hohes Interaktionspotenzial.

R Routinelabor (Blutbild!), Elektrolyte. Gewicht. EKG häufiger kontrollieren. Anfallsanamnese.

⚠ Zu Beginn der Therapie, besonders bis zum Alter von 24 J.: engmaschiges Monitoring der Suizidalität wie bei allen Antidepressiva. Vorsicht bei schweren Leber- und Nierenerkrankungen, erhöhter Anfallsbereitschaft, Prostatahypertrophie, Blutbildstörungen, Hyperthyreose, angeborenem Long-QT-Syndrom oder anderer kardialer Vorschädigung. **Keine Verordnung** bei Harnverhalt, Engwinkelglaukom, Ileus, Prostatahypertrophie mit Restharnbildung.

S **RS 3:** In früheren Studien zeigte *Nortriptylin* unter allen TZA das günstigste Risikoprofil. Zwar wäre aufgrund der Anzahl der Studien mit hohem Risiko für die Schwangerschaft ein RS 2 gerechtfertigt, da zu *Nortriptylin* in den letzten Jahren aber keine Studien mehr vorliegen, ist auch das Risiko im Vergleich zu den neuen Antidepressiva in der Schwangerschaft nicht mehr sicher einzuschätzen. Vor Gabe von *Nortriptylin* in der Schwangerschaft sind Alternativen sorgfältig abzuklären.

Olanzapin

- Atypisches Antipsychotikum mit trizyklischer Struktur.
- Blockade von mACh-, 5-HT_2-, D_{1-5}-Rezeptoren, außerdem α_1- und H_1-Rezeptoren.

Zyprexa (Lilly)	
Tbl.	2,5/ 5/ 7,5/ 10/ 15 mg (35, 70 Tbl.); 20 mg (35 Tbl.)
Schmelztbl.	5/ 10/ 15/ 20 mg (35, 70 Tbl.) (**Velotab**)
Durchstechfl.	10 mg Pulver und Lösungsmittel zur Herstellung einer Injektionslösung (5 mg/1 ml), nur i.m.
Depotpräparat (nur i. m., tief intragluteal): *Olanzapinpamoat*	
Zypadhera (Lilly)	
Durchstechfl.	210/ 300/ 405 mg Pulver und Lösungsmittel zur Herstellung einer Depot-Injektionssuspension (150 mg/1 ml)

Indikationen

- *Schizophrenie, auch zur Aufrechterhaltung der klinischen Besserung bei Patienten, die initial auf die Behandlung angesprochen haben.*
- *Mäßig schwere bis schwere manische Episoden.*
- *Phasenprophylaxe bei Patienten mit bipolaren Störungen, deren manische Phase auf eine Behandlung mit Olanzapin angesprochen hat.*

O

Parenteral akut (nur i.m.)

- *Schnelle Beherrschung von Erregungszuständen bei Patienten mit Schizophrenie für die Dauer von bis zu 3 aufeinanderfolgenden Tagen, wenn eine orale Behandlung nicht angezeigt ist.*

Depotpräparat (Olanzapinpamoat)

- *Erhaltungstherapie bei erwachsenen Patienten (18–65 J.) mit Schizophrenie, die während einer akuten Behandlung hinreichend mit oralem Olanzapin stabilisiert wurden.*

Dosierung

Oral

- Initial 10 mg, Dosisbereich 5–20 mg/Tag. In der Akutpsychiatrie werden vorübergehend manchmal höhere Dosen eingesetzt (initial 20 mg, dann auch 30–40 mg/Tag).
- Anfangsdosis bei Patienten > 65 J. 2,5–5 mg, vorzugsweise zur Nacht.

Parenteral akut

- Initial 10 mg i.m., 2. Dosis (5–10 mg i.m.) nach 2 h möglich, nicht mehr als 3 Injektionen in 24 h, nicht länger als 3 aufeinanderfolgende Tage; max. 20 mg/Tag (einschließlich aller Darreichungsformen). Bei Patienten > 60 J. initial und folgend 2,5–5 mg i.m., ebenso bei Leber-/Nierenfunktionsstörung.

Depotpräparat

- 150 mg, 210 mg, 300 mg alle 2 Wochen; 300 mg und 405 mg alle 4 Wochen.

Umstellung

Entsprechend der oralen täglichen Zieldosis werden folgende Empfehlungen zur Dosierung von *Olanzapinpamoat* gemacht:

- Oral 10 mg, Anfangsdosis (Depot) 210 mg/2 Wochen, Erhaltungsdosis (Depot) nach 2 Monaten 150 mg/2 Wochen oder 300 mg/4 Wochen.
- Oral 15 mg, Anfangsdosis (Depot) 300 mg/2 Wochen, Erhaltungsdosis (Depot) nach 2 Monaten 210 mg/2 Wochen oder 405 mg/4 Wochen.
- Oral 20 mg, Anfangsdosis (Depot) 300 mg/2 Wochen, Erhaltungsdosis (Depot) nach 2 Monaten 300 mg/2 Wochen.

! ***Olanzapinpamoat* darf nur durch tiefe gluteale i.m.-Injektion von medizinischem Fachpersonal, das in der adäquaten Injektionstechnik geschult ist, angewendet werden. Die Injektion muss in einer Einrichtung appliziert werden, in der eine Überwachung nach der Injektion und Zugang zu geeigneter medizinischer Behandlung im Falle einer Überdosierung sichergestellt werden kann.**
Nach jeder Injektion müssen die Patienten in einer medizinischen Einrichtung von angemessen qualifiziertem Personal für mindestens 3 h auf Anzeichen und Symptome einer *Olanzapin*-Überdosierung beobachtet werden. Es muss sichergestellt werden, dass der Patient wach, orientiert und frei von jeglichen Zeichen und Symptomen einer Überdosierung ist. Wenn eine Überdosierung vermutet wird, muss eine eingehende medizinische Überwachung und Kontrolle weitergeführt werden, bis eine Untersuchung bestätigt, dass die Anzeichen und Symptome abgeklungen sind. Die Patienten müssen vor der Anwendung von *Olanzapinpamoat* mit oralem *Olanzapin* behandelt werden, um Verträglichkeit und Ansprechen festzustellen.

Nebenwirkungen

Das Risiko für Gewichtszunahme und metabolische Syndrome ist unter *Olanzapin* höher als unter vielen anderen Antipsychotika (außer *Clozapin*); die Gewichtszunahme scheint nach Fallberichten und ersten systematischen Studien bei Therapie mit Schmelztabletten geringer auszufallen als unter herkömmlichen Tabletten; der zugrunde liegende Mechanismus ist noch unklar. Zudem sind mittlerweile hilfreiche nichtmedikamentöse und medikamentöse Maßnahmen zur Prävention und Reduktion der unter *Olanzapin* häufig auftretenden Gewichtszunahme bekannt.

Verschlechterung der Parkinson-Symptome und Halluzinationen bei M. Parkinson sind möglich, in klinischen Studien bei demenzassoziierter Psychose höhere Inzidenz an Todesfällen und zerebrovaskulären Ereignissen, abnormer Gang, Stürze.

Sehr häufig: Schläfrigkeit, Gewichtszunahme, erhöhte Prolaktinspiegel.
Häufig: Müdigkeit, Asthenie, Schwindel, Akathisie, Parkinsonismus, Dyskinesien, Appetitsteigerung, Eosinophilie, erhöhte Glukose-, Triglyzerid- und Cholesterinspiegel, Glukosurie, passagere Erhöhung der Lebertransaminasen, orthostatische Hypotonie, leichte vorübergehende anticholinerge Effekte (Verstopfung, Mundtrockenheit), Ausschlag, Ödeme.
Gelegentlich: Leukopenie, Neutropenie, Bradykardie, QTc-Zeit-Verlängerung, Lichtüberempfindlichkeit, Alopezie, Harninkontinenz, hohe Kreatinphosphokinasewerte, erhöhtes Gesamtbilirubin, Thromboembolien.
Sonstige NW: Selten oder in Einzelfällen Krampfanfälle, malignes neuroleptisches Syndrom, Eosinophilie, Hepatitis (einschl. hepatozellulärer oder cholestatischer Leberschädigung oder Mischform), Entwicklung oder Verschlechterung eines Diabetes, gelegentlich begleitende Ketoazidose oder Koma (einschl. einiger letaler Fälle), Thrombozytopenie, Hypothermie, Dystonie (einschl. Blickkrämpfe), tardive Dyskinesien, Pankreatitis, ventrikuläre Tachykardie/Fibrillation, Rhabdomyolyse, erhöhte alkalische Phosphatase, Schwierigkeiten beim Wasserlassen, Gynäkomastie, Galaktorrhö, Priapismus.
Absetzsymptome sind bekannt: Schwitzen, Schlaflosigkeit, Zittern, Angst, Übelkeit, Erbrechen.
Bei Langzeitgabe (> 48 Wochen): Gewichtszunahme (sehr häufig ≥ 25% des Ausgangsgewichts), Zunahme von Glukose, Gesamt-LDL/HDL-Cholesterin, Triglyzeride.
Bei Kindern und Jugendlichen in Kurzzeitstudien größeres Ausmaß von Gewichtszunahme, Lipid- und Prolaktinveränderungen als bei Erwachsenen.

Parenteral (akut i.m.)
Häufig: Schläfrigkeit, Bradykardie, Hypotonie, Unbehagen an der Injektionsstelle.
Gelegentlich: Sinus-Pause, Hypoventilation.

Sehr selten: Atemdepression, Hypotonie, Bradykardie oder Todesfälle, i. Allg. bei Patienten mit gleichzeitiger BZD- oder Antipsychotika-Behandlung oder *Olanzapin*-Dosen > 20 mg/Tag. NW sonst wie bei oraler Medikation möglich.

Parenteral (*Olanzapinpamoat*, Depot)

Sehr häufig/häufig: Bei < 0,1% der Injektionen und etwa 1,4% der Patienten: **Postinjektionssyndrom** mit Symptomen wie bei *Olanzapin*-Überdosierung, meist innerhalb 1 h nach Injektion, selten zwischen 1–3 h, sehr selten nach 3 h: Sedierung bis Koma und/oder Delirium (einschl. Verwirrtheit, Desorientierheit, Agitation, Angst, weitere kognitive Beeinträchtigungen), EPS, Sprachstörungen, Ataxie, Aggression, Schwindel, Schwäche, Hypertension, Krampfanfälle.
Sonstige NW: Sedierung, NW an der Injektionsstelle: bei ca. 8% Schmerzen, zudem knötchenartige, erythemartige, ödemartige, nichtspezifische Reaktionen, Irritationen, Bluterguss, Hämorrhagie, Taubheitsgefühl.

Interaktionen: IRis 3

- Vorsicht bei der Kombination mit anderen sedierenden Substanzen einschließlich Alkohol und besonders auch BZD; **keine Kombination** mit **BZD i.v.**
- QTc-Zeit-Verlängerung wurde beobachtet. Vorsicht bei Kombination mit anderen die QTc-Zeit verlängernden AM.
- Gegenseitige Wirkabschwächung bei Kombination mit Dopaminagonisten, auch von Stimulanzien vom Amphetamintyp.
- Kombination mit *Valproat* führt häufig zur Neutropenie.
- Vorsicht bei Kombination mit *Fluvoxamin* oder anderen **Inhibitoren** von **CYP1A2** (► **Anhang INT**), verlangsamter Abbau und Anstieg des Plasmaspiegels von *Olanzapin* (bis zu 3-fach). Der Metabolismus von *Olanzapin* kann durch Rauchen beschleunigt sein. Dadurch haben Raucher im Mittel niedrigere Plasmakonzentrationen als Nichtraucher. Anstieg der

Plasmakonzentrationen im Verlauf einer Woche nach Beendigung des Rauchens

Keine Kombination von Olanzapin parenteral mit BZD parenteral.

Bewertung

Breites Wirkungsspektrum. Einsatz in der Notfallpsychiatrie bewährt. Geringes Risiko für EPS.

Hohes Risiko für metabolisches Syndrom (Gewichtszunahme, Dyslipidämie, Diabetesinduktion). Das Risiko für Gewichtszunahme und metabolisches Syndrom ist unter *Olanzapin* höher als unter anderen Antipsychotika (außer *Clozapin*). Aufgrund der metabolischen Risiken eher Mittel der 2. Wahl. Oft lang anhaltende sedierende Wirkung. Risiko eines Postinjektionssyndroms beim Depotpräparat mit umfangreichen Vorsichtsmaßnahmen. Unter AAP hohe Evidenz zur Krampfschwellensenkung.

R Routinelabor, BZ, Blutfette, Blutbild (trizyklische Substanz!), Gewicht, RR, EKG (QTc). Anfallsanamnese.

Vorsicht bei Leber-und Nierenfunktionsstörungen (ggf. Dosisanpassung), kardialer Vorschädigung, Hypotonie, Prostatahypertrophie, Diabetes, Krampfanfällen in der Anamnese, Leukopenien und/oder Neutropenien jeglicher Ursache. **Keine Verordnung** bei Engwinkelglaukom.

Keine Zulassung bei psychotischen Symptomen bei Demenz oder M. Parkinson. Bei älteren Patienten mit Demenz sind aufgetreten: Pneumonie, erhöhte Körpertemperatur, Lethargie, Erythem, visuelle Halluzinationen, Harninkontinenz (s. auch unten, ▶ Hinweis).

S **RS 3:** Die umfangreichsten Daten unter den AAP liegen für *Olanzapin* vor. Diese allerdings im Vergleich zu den Antidepressiva kleine Zahl von Studien ergab ein relativ unauffälliges Risikoprofil. Wenn die Folgen nach Absetzen von *Olanzapin* für die Mutter aber sehr hoch sind, müssen sehr sorgfältig die möglichen Risiken für Kind und Mutter bei einer Verordnung von

Olanzapin gegeneinander abgewogen werden. Bei dringender Indikation sollte *Olanzapin* Antikonvulsiva vorgezogen werden.

Unter allen Antipsychotika kann das Risiko für plötzliche kardial bedingte Todesfälle erhöht sein. Vorsichtsmaßnahmen: geringstmögliche wirksame Dosis, besonders bei kardialen Risiken und im höheren Alter; regelmäßige EKG- und Elektrolytkontrollen (QTc < 480 ms); keine die QTc-Zeit verlängernde Komedikation.
Verordnung bei psychotischen Symptomen im Rahmen von Demenzerkrankungen **nur nach sehr sorgfältiger Nutzen-Risiko-Abwägung**, besonders bei kardiovaskulären und zerebrovaskulären Risiken bei Patienten > 65 J. (*off label*).

Opipramol

- Anxiolytikum.
- Piperazinylderivat; trizyklische Struktur! Starker Ligand an σ_1- und σ_2-Rezeptoren und (geringe) antagonistische Effekte am 5-HT_2-, H_1- sowie D_2-Rezeptor bei erhöhtem Dopaminumsatz. Keine Hemmwirkung auf Monoaminwiederaufnahme. Geringe anticholinerge Aktivität.

Insidon (Novartis Pharma)

Drg.	50 mg (20, 50, 100 Drg.)
Tbl.	100 mg (20, 50, 100 Tbl.)
Trpf.	1 ml (24 Trpf.) enthält 100 mg *Opipramol*

Indikationen

- *Generalisierte Angststörung (GAS).*
- *Somatoforme Störungen.*

Dosierung

- 50–200 mg/Tag in 1–3 Einzelgaben, Hauptdosis abends, max. 300 mg/Tag.

Nebenwirkungen

Häufig: Verstopfte Nase, Hypotonie, Müdigkeit, Mundtrockenheit.

Gelegentlich: Schwindel, Miktionsstörungen, Akkommodationsstörungen, Tremor, Gewichtszunahme, Durstgefühl, sexuelle Störungen, Obstipation, passagere Leberwerterhöhungen, Tachykardie, Palpipationen.

Sonstige NW: Es können alle NW einer trizyklischen Substanz auftreten. Blutbildveränderungen. Eingeschränktes Reaktionsvermögen möglich. QTc-Zeit-Verlängerung.

Interaktionen: IRis 4

- Wirkverstärkung durch andere sedierende Substanzen einschließlich Alkohol.
- Keine Kombination mit MAOH.
- Keine Kombination mit Anticholinergika. **Cave:** besonders bei älteren Patienten (erhöhtes Delirrisiko!).
- Vorsicht bei Kombination mit Antikonvulsiva, Antiarrhythmika, Antipsychotika, Hypnotika oder anderen Medikamenten, die die QTc-Zeit verlängern oder zur Hypokaliämie führen.
- Vorsicht bei Kombination mit **CYP2D6-Inhibitoren**, z. B. *Fluoxetin* (► **Anhang INT**).

Bewertung

⊕ Keine Abhängigkeits- oder Absetzphänomene. Nach neuen Zulassungskriterien geprüft.

⊖ Trizyklische Substanz mit vielfältigeren NW als bei BZD. Relativ viele NW und Interaktionen. Bei Wahl eines Psychopharmakons zur Behandlung der GAS ist zunächst ein SSRI oder ein SSNRI (z. B. *Venlafaxin*) vorzuziehen.

Ⓡ Routinelabor. EKG. Blutbildkontrolle (Neutropenie, Agranulozytose) bei Fieber, grippalen Infekten und Angina (trizyklische Substanz!). Leberwerte bei Langzeitbehandlung.

⚠ Zu Beginn der Therapie, besonders bis zum Alter von 24 J.: engmaschiges Monitoring der Suizidalität. **Keine Verordnung** bei akutem Engwinkelglaukom, Prostatahypertrophie, Harnverhalt, paralytischem Ileus, schweren Leber- und Nierenerkrankungen, angeborenem Long-QT-Syndrom oder anderen signifikanten kardialen Störungen.

Ⓢ **RS 4:** Wenige Daten, aber auch keine besonderen Hinweise auf teratogene Wirkung. Die Verordnung während der Schwangerschaft sollte vermieden werden.

Orlistat

- Medikament zur Behandlung der Adipositas.
- Lipasehemmer. *Orlistat* bindet an die Pankreaslipase, die im Dünndarm blockiert wird; 30% des aufgenommenen Fetts werden unverdaut wieder ausgeschieden.

Xenical (Roche)
Kps. 120 mg (42, 84 Kps.)
alli (GlaxoSmithKline Consumer Healthcare)
Kps. 60 mg (42, 84 Kps.)

Indikationen

- Behandlung von *Adipositas oder Übergewicht* (BMI ≥ 30 kg/m²) bei Vorliegen begleitender Risikofaktoren bei gleichzeitiger Einhaltung einer hypokalorischen Diät im Sinne eines »Gewichtsmanagements«. Die tägliche Fettaufnahme sollte 60 g nicht überschreiten.
- *Orlistat ist als alli in halber Dosierung wie Xenical rezeptfrei, aber apothekenpflichtig für die Gewichtsreduktion von Erwachsenen mit BMI von mindestens 28 kg/m² zugelassen.*

O

Dosierung

- Xenical: 3 × 120 mg/Tag; 30–60 min vor der Nahrungsaufnahme und nicht mehr als 1 h später einnehmen. Enthält die Mahlzeit keine Fette (oder wird sie ausgelassen), kann auf die Medikation verzichtet werden.
- alli: 3 × 60 mg/Tag.
- Dauer der Behandlung: ca. 6 Monate.

Nebenwirkungen

Sehr häufig: Diarrhö, Steatorrhö, ölige Absonderungen am After, Bauchschmerzen und -beschwerden, Flatulenz, Stuhldrang, vermehrte Stühle, Kopfschmerzen, Infektionen der Atemwege, Hypoglykämie, Influenza.
Häufig: Völlegefühl und Blähungen, Rektumschmerzen, Stuhlinkontinenz, Zahnbeschwerden, Harnwegsinfektion, Menstruationsbeschwerden, Abgeschlagenheit, Angstgefühle.
Gelegentlich: Erhöhung der Lebertransaminasen, rektale Blutungen, Divertikulitis, Pankreatitis, Angioödem.
Sonstige NW: In Einzelfällen Hypertonie, schwere Leberfunktionsstörungen.

Interaktionen: IRis 3

- Keine pharmakodynamischen Interaktionen, weil *Orlistat* das Darmlumen nicht in nennenswerten Mengen verlässt.
- Keine Kombination von Fibraten, *Acarbose*, Biguaniden und *Ciclosporin* (Senkung der *Ciclosporin*-Spiegel zusammen mit *Orlistat*; Kontrolle der *Ciclosporin*-Spiegel im Blut).
- Vorsicht bei gleichzeitiger Gabe von *Pravastatin*.
- Bei Kombination von Antikoagulanzien, z. B. *Phenprocoumon*, INR regelmäßig kontrollieren, denn *Orlistat* vermindert die Resorption von *Vitamin K*.
- Die Behandlung mit Antidiabetika ist bei gleichzeitiger Gabe von *Orlistat* engmaschig zu überwachen. Es wurden Fälle rektaler Blutungen gemeldet.

- *Orlistat* kann indirekt die Verfügbarkeit von oralen Kontrazeptiva, Schilddrüsenhormonen, Antiepileptika und *Amiodaron* verringern (Fälle ungewollter Schwangerschaften, Hypothyreosen und epileptischer Anfälle).

Bewertung

⊕ Keine systemische, sondern lokale Wirkung.

⊖ Wegen häufigen Auftretens subjektiv sehr unangenehmer Inkontinenzsymptome nur eingeschränkt anwendbar. Häufige Überprüfung der Leberfunktion (Absetzen der Medikation bei Erschöpfung, Fieber, Gelbsucht, Urin- oder Stuhlverfärbung, Schmerzen im Oberbauch, Appetitminderung, Übelkeit). Wegen der schlechten gastrointestinalen Verträglichkeit und des fraglichen langfristigen Nutzens ist *Orlistat* **nicht empfehlenswert.**

Ⓡ Routinelabor, besonders Leberfunktion. Bei Behandlung mit Antidiabetika: BZ engmaschig überwachen.

⚠ Vorsicht bei Nieren-und Leberinsuffizienz und bei älteren Patienten. **Keine Verordnung** bei chronischem Malabsorptionssyndrom, Cholestase, Leberfunktionsstörungen (*Orlistat* steht unter Beobachtung der FDA).

Ⓢ **RS 5:** Es gibt zu wenige Daten zur Risikoeinschätzung. Von einer Verordnung während der Schwangerschaft wird abgeraten.

Oxazepam

- Anxiolytikum.
- 1,4-Benzodiazepin, HWZ 6–25 h, keine aktiven Metaboliten.

Adumbran (Boehringer Ingelheim)[1]
Tbl. 10 mg (10, 20, 50 Tbl.)

[1] Bei Generika auch 50 mg (z. B Oxazepam-ratiopharm)

Indikationen

- *Zur symptomatischen Behandlung von akuten und chronischen Angst-, Spannungs- und Erregungszuständen.*
- *Zur symptomatischen Behandlung von Durchschlafstörungen.*

Dosierung

- **Angstzustände:** 20–30 mg in 2–3 Einzelgaben, max. ambulant 60 mg/Tag. Stationär in Ausnahmefällen bis zu 150 mg.
- **Durchschlafstörungen:** 10 mg abends ca. ½ h vor dem Schlafengehen, max. 30 mg.
- Ältere Patienten: halbe Dosis.

Nebenwirkungen

Es werden nur die wichtigsten NW genannt:
Tagesmüdigkeit (meist nur zu Beginn der Therapie), Beeinträchtigung der Aufmerksamkeit und des Reaktionsvermögens, Einschränkung der Fahrtüchtigkeit und Alltagssicherheit, Kumulationsgefahr. Kopfschmerzen, Schwindel. Sehstörungen, Artikulationsstörungen, Atemdepression (bei hoher Dosis), Muskelschwäche, Leberfunktionsstörung, Hypotonie, Appetitstörungen, Leukopenie.
Unter BZD sind paradoxe Disinhibitionsphänomene möglich: Agitiertheit, Euphorisierung, Erregungszustände, Schlaflosigkeit und Aggressivität. Sie treten unter höherer Dosierung und bei älteren Menschen auf. Anterograde Amnesie.

Interaktionen: IRis 1

- Wirkverstärkung durch andere sedierende Substanzen einschließlich Alkohol.
- Unter *Valproat* kann es zu einer Wirkverstärkung kommen.

Bewertung

⊕ Keine Dosiseinschränkung bei Lebererkrankungen (kurze HWZ, keine aktiven Metaboliten). Schneller Wirkungseintritt. Kaum Interaktionsrisiken.

⊖ **Abhängigkeitsrisiko**. Sedierung (oft aber auch erwünscht).
Ⓡ Aufklärung über BZD-Risiken, u. a. Abhängigkeitsentwicklungen, Entzugssyndrome, Toleranzentwicklung.
⚠ Vorsicht bei schweren Nierenerkrankungen, Atemwegserkrankungen. **Keine Verordnung** bei Myasthenia gravis, akutem Engwinkelglaukom, Ataxie, Schlafapnoe-Syndrom, bekannter Abhängigkeitsanamnese (ambulant).
Ⓢ **RS 4:** Mehrere Studien in der Frühschwangerschaft zeigen ein nur geringes Risiko; es gibt aber auch wenige Fallberichte über Fehlbildungen. Die längerfristige Verordnung während der Schwangerschaft sollte vermieden werden. Ein vorübergehender Einsatz kann aufgrund der bisherigen Daten in Ausnahmezuständen akzeptiert werden.

Paliperidon ⊛

- Atypisches Antipsychotikum mit Retardgalenik.
- Antagonist an D_2- und 5-HT_{2A}-Rezeptoren. Antagonistische Wirkung an α_1- und α_2-adrenergen und H_1-Rezeptoren; keine anticholinerge Aktivität.

Invega (Janssen-Cilag)	
Retardtbl.	3/ 6/ 9 mg (28, 49, 98 Tbl.)
Depotpräparat (nur i.m.): *Paliperidonpalmitat*	
Xeplion (Janssen-Cilag)	
Fertigspritze	25/ 50/ 75/ 100/ 150 mg

Invega = Paliperidon ER (*extended release*), Xeplion = *Paliperidonpalmitat* als Depot-Antipsychotikum. *Paliperidon* ist der primäre, aktive Metabolit von *Risperidon*.

Indikationen

Oral: Invega

- *Schizophrene Störungen.*
- *Behandlung psychotischer oder manischer Symptome bei schizoaffektiven Störungen.* Eine Wirkung auf depressive Symptome konnte nicht gezeigt werden.

Depotpräparat (nur i.m.): Xeplion

- *Erhaltungstherapie bei erwachsenen Patienten mit Schizophrenie, die auf Paliperidon oder Risperidon eingestellt wurden.*
- Bei bestimmten erwachsenen Patienten mit Schizophrenie und früheren Ansprechen auf orales *Paliperidon* oder *Risperidon* kann Xeplion ohne vorherige Einstellung auf eine orale Behandlung angewendet werden, wenn die psychotischen Symptome leicht bis mittelschwer sind und eine Behandlung mit einem Depot-Antipsychotikum erforderlich ist.

Dosierung

Oral

- Initial 3-6 mg (nüchtern oder mit dem Frühstück); max. 12 mg/Tag, auch bei älteren Patienten.
- *Paliperidon* muss als ganze Tablette geschluckt werden. Der Wirkstoff befindet sich in einer nichtresorbierbaren Hülle, die aus dem Körper ausgeschieden wird.
- Dosisanpassung bei leichter bis mittelgradiger Leberfunktionsstörung nicht notwendig. Bei eingeschränkter Nierenfunktion (50–80 ml/min Kreatinin-Clearance) 3 mg/Tag.

Depotpräparat (nur i.m.)

- Initial 150 mg → am 8. Tag 100 mg → dann alle 4 Wochen 75 mg. Erhaltungsdosis 25–150 mg.
- Deltoide und gluteale Injektion zugelassen. Zu Beginn deltoide Injektion empfohlen.

Umstellung

- Bei der Umstellung von oraler antipsychotischer Medikation auf Xeplion kann am Tag nach der letzten Einnahme mit der ersten Injektion begonnen werden. Bei der Umstellung von einem anderen Depot-Antipsychotikum (einschließlich Risperdal Consta) sollte nach dem letzten Dosisintervall begonnen werden.
- *Paliperidon* oral 3 mg entsprechen i.m. 50–75 mg; 6 mg entsprechen 100–150 mg i.m.
- Bei Umstellung von Risperdal Consta (25/ 37,5/ 50 mg alle 2 Wochen) sind die Äquivalenzdosen für Xeplion 50, 75 bzw. 100 mg alle 4 Wochen.

P

Nebenwirkungen

Sehr häufig: Kopfschmerzen.

Häufig: Schwindel, Sedierung, Somnolenz, Asthenie, Erschöpfung, Agitiertheit, EPS, Hypertonie, Tachykardie, Schenkel-

block, AV-Block 1. Grades, Bradykardie, orthostatische Hypotonie, Gewichtszunahme (v. a. > 6 mg/Tag), Erbrechen, Schmerzen im Oberbauch, Hypersalivation, Mundtrockenheit.
Gelegentlich: Anaphylaktische Reaktion, Krampfanfälle, Albträume, Hyperglykämie, Appetitsteigerung, tardive Dyskinesien, okulogyre Krise, Synkopen, Palpitationen, EKG-Veränderungen, Sinusarrhythmien, Ischämie, Ödeme, Muskelsteifigkeit, Hautausschlag, Menstruationsstörungen, Galaktorrhö, erektile Dysfunktion, Gynäkomastie, Galaktorrhö.
Sonstige NW: Selten oder in Einzelfällen Hyperprolaktinämie, zerebrovaskuläre Ereignisse, malignes neuroleptisches Syndrom, QTc-Zeit-Verlängerung, Ileus, Priapismus, retrograde Ejakulation.
Unter *Risperidon* beobachtete NW könnten prinzipiell auch unter *Paliperidon* auftreten.
Ein potenzielles Risiko für QTc-Zeit-Verlängerungen ist für *Paliperidon* anzunehmen.
Für ältere Patienten mit Schizophrenie ist ein ähnliches allgemeines Sicherheitsprofil wie für jüngere Patienten zu erwarten; über zerebrovaskuläre NW liegen noch keine hinreichenden Ergebnisse vor.

Interaktionen: IRis 2

- Vorsicht bei der Kombination mit zentral dämpfenden Substanzen, Alkohol und Dopaminagonisten, Anticholinergika.
- Vorsicht bei Kombinationen mit AM, die die QTc-Zeit verlängern oder zu Hypokaliämie führen.
- *Carbamazepin* senkt die Wirkspiegel von *Paliperidon*, wahrscheinlich durch Induktion des Effluxtransporters P-Glykoprotein.
- Vorsicht bei Kombination mit AM, die die Krampfschwelle herabsetzen (u. a. TZA, SSRI, *Tramadol*).
- AM, die sich auf die gastrointestinale Passagezeit auswirken, z. B. *Metoclopramid*, können die Resorption von *Paliperidon* beeinflussen.

- Pharmakokinetische Interaktionen sind durch AM, die die renale Clearance und die gastrointestinale Motilität beeinflussen, zu erwarten.

Bewertung

⊕ AAP zur täglichen Einmalgabe ohne Notwendigkeit zur Titration. Geringere Plasmaspiegelschwankungen mit potenziell besserer Verträglichkeit als *Risperidon*. Geringes Interaktionspotenzial. Dosisanpassung bei leichter Leberfunktionsstörung nicht notwendig. Mit Xelipon steht ein unkompliziertes AAP (im Gegensatz zu *Olanzapinpamoat*) zur Erhaltungstherapie zur Verfügung; auch einfachere Handhabung als bei Risperidon Consta.

⊖ Deutliche Prolaktinerhöhung. Risiken für ein metabolisches Syndrom. Dosisabhängige EPS. Invega unterliegt in Deutschland der Festbetragsregelung (gemeinsame Preisgruppe für orales *Risperidon* und orales *Paliperidon*) durch den Gemeinsamen Bundesausschuss G-BA. Kostenerstattung von *Paliperidon* in Deutschland nur zu einem geringen Teil von den gesetzlichen Krankenkassen.

Ⓡ Routinelabor. BZ, Blutfette. Gewicht, RR, EKG. Anfallsanamnese.

⚠ Vorsicht bei schwerer Leber- und Niereninsuffizienz (keine Erfahrungen); M. Parkinson, Epilepsie; kardialer Vorschädigung, Hypotonie, Blutbildveränderungen, Krampfanfällen in der Anamnese, Betätigung mit extremer Hitzeeinwirkung. **Keine Verordnung** bei prolaktinabhängigen Tumoren.

Ⓢ **RS 5:** Bisherige Daten erlauben keine Einschätzung. Von einer Verordnung während der Schwangerschaft wird abgeraten.

P

> Unter allen Antipsychotika kann das Risiko für plötzliche kardial bedingte Todesfälle erhöht sein. Vorsichtsmaßnahmen: geringstmögliche wirksame Dosis, besonders bei kardialen Risiken und im höheren Alter; regelmäßige EKG- und Elektrolytkontrollen (QTc < 480 ms); keine die QTc-Zeit verlängernde Komedikation. ►

Verordnung bei psychotischen Symptomen im Rahmen von Demenzerkrankungen **nur nach sehr sorgfältiger Nutzen-Risiko-Abwägung**, besonders bei kardiovaskulären und zerebrovaskulären Risiken bei Patienten > 65 J. (*off label*).

Paroxetin

- Antidepressivum.
- Selektiver Serotoninwiederaufnahmehemmer (SSRI). Schwache anticholinerge Potenz.

Seroxat (GlaxoSmithKline)

Tbl.	20 mg (20, 50, 100 Tbl.)
Susp.	2 mg = 1 ml (150 ml)

Tagonis (GlaxoSmithKline)

Tbl.	20 mg (20, 50, 100 Tbl.)

Indikationen

- *Depressive Erkrankungen.*
- *Panikstörung mit/ohne Agoraphobie.*
- *Soziale Angststörung/soziale Phobie.*
- *Generalisierte Angststörung (GAS).*
- *Zwangsstörung.*
- *Posttraumatische Belastungsstörung (PTBS).*

Dosierung

- **Depression:** 20 mg morgens (niedrigste wirksame Dosis und Erhaltungsdosis) → 50 mg/Tag.
- **Panikstörung:** 10 mg → 40 mg/Tag (empfehlenswerte Tagesdosis), max. 60 mg/Tag.
- **GAS, soziale Angststörung, PTBS:** 20 mg/Tag, max. 50 mg/Tag.

- **Zwangsstörung:** Höhere Dosierungen als bei der Depression → 20 mg → 40 mg (empfehlenswerte Tagesdosis), max. 60 mg/Tag.
- Ältere Patienten: max. 40 mg/Tag.

Nebenwirkungen

Sehr häufig: Übelkeit, sexuelle Funktionsstörungen.
Häufig: Kopfschmerzen, Zwangsgähnen, Schläfrigkeit, Schlaflosigkeit, Schwindel, Asthenie, Agitiertheit, ungewöhnliche Träume, verminderter Appetit, Obstipation, Diarrhö, Erbrechen, Gewichtszunahme, Cholesterinerhöhung, Mundtrockenheit, Akkommodationsstörungen, Schwitzen, Tremor.
Gelegentlich: Verwirrtheitszustände, vermehrte Blutungsneigung (Antidepressiva mit Hemmung der Serotoninwiederaufnahme gehen mit einem **erhöhten Risiko für gastrointestinale Blutungen** vergleichbar demjenigen unter einer Behandlung mit Thrombozytenaggregationshemmern einher), EPS, Mydriasis, Sinus-Tachykardie, vorübergehender Blutdruckanstieg oder -abfall, orthostatische Hypotonie, Hautausschlag, Harnverhalt und -inkontinenz, Erhöhung der Transaminasen.
Sonstige NW: Absetzsyndrome sind unter *Paroxetin* häufiger als unter anderen SSRI.
In Einzelfällen, besonders bei älteren Patienten: Hyponatriämie, SIADH, zentrales Serotoninsyndrom, Hepatitis.

Interaktionen: IRis 5

- Keine Kombination mit MAOH.
- Keine Kombination mit *Tamoxifen* (*Citalopram*, *Escitalopram*, *Venlafaxin* sind mit *Tamoxifen* kombinierbar).
- Keine Kombination mit *Codein*, *Hydrocodon*, *Tramadol*, da *Paroxetin* CYP2D6 hemmt und damit die Bildung der pharmakologisch aktiven Metaboliten der Analgetika unterdrückt (Prodrug).
- Vorsicht bei Kombination mit serotonergen AM, z. B. Triptanen, *Tryptophan*, *Ondansetron*, TZA.

- Vorsicht bei Kombination mit Diuretika und ACE-Hemmern (Hyponatriämie-Risiko).
- Wenn neben *Paroxetin* NSAID, Thrombozytenaggregationshemmer oder orale Antikoagulanzien verordnet werden müssen, sollten Substanzen mit fehlender relevanter Affinität zum Serotonintransporter wie *Mirtazapin* vorgezogen werden.
- Keine Kombination mit *Thioridazin* und *Pimozid.* Vorsicht mit anderen die QTc-Zeit verlängernden AM.
- Wegen ausgeprägter Hemmung von CYP2D6 durch *Paroxetin* erhöhte Plasmakonzentrationen von AM möglich, die **Substrate** von **CYP2D6** sind (▶ **Anhang SUB**), z. B. *Donepezil, Metoprolol.*
- Vorsicht bei Kombination mit TZA, nur unter TZA-Plasmaspiegelkontrolle.
- Vor Kombinationen wird *www.psiac.de* dringend empfohlen.

Bewertung

(+) Zulassung bei sehr vielen Indikationen.

(−) Absetzsyndrome unter *Paroxetin* sind häufiger als unter anderen SSRI. Hohes Interaktionsrisiko und damit Therapieeinschränkungen. *Paroxetin* hat **im Vergleich zu anderen SSRI**, besonders *Escitalopram* und *Sertralin*, eine **ungünstigere Nutzen-Risiko-Relation**. Unter den SSRI am häufigsten Gewichtszunahme.

(R) Routinelabor, Elektrolyte. Risiko für Hämorrhagie abklären. Anfallsanamnese.

(!) Vorsicht bei eingeschränkter Leber- bzw. Nierenfunktion (Dosisanpassung), Herz-Kreislauf-Erkrankungen, Diabetes, bekannter Blutungsneigung und bei Krampfbereitschaft. Vorsicht bei Engwinkelglaukom oder Prostatahypertrophie (allerdings relativ milde anticholinerge Potenz). *Paroxetin* sehr langsam – über Wochen/Monate – absetzen (Absetzsyndrom!). Zu Beginn der Therapie, besonders bis zum Alter von 24 J.: engmaschiges Monitoring der Suizidalität wie bei allen Antidepressiva. Erhöhtes Osteoporoserisiko unter Langzeitmedikation bei älteren Menschen. **Keine Verordnung** bei schweren Leber- und Nierenerkrankungen.

S RS 5: Die meisten Studien zeigen für *Paroxetin* ein sehr hohes Risikoprofil. Von einer Verordnung während der Schwangerschaft wird dringend abgeraten.

Perazin

- Trizyklisches Antipsychotikum, mittelpotent.
- Phenothiazinderivat; mittelstarke Affinität zu D_2-artigen Rezeptoren, H_1-, α_1- und mACh-Rezeptoren.

Taxilan (Lundbeck)

Drg.	25/ 100 mg (20, 50, 100 Drg.)[1]
Tbl.	100 mg (20, 50, 100 Tbl.)

[1] Es werden von einem Generika-Anbieter auch 200 mg-Tbl. angeboten.

Indikationen

- *Akute psychotische Syndrome mit Wahn, Halluzinationen, Denkstörungen, Ich-Störungen.*
- *Katatone Syndrome.*
- *Chronisch verlaufende endogene und exogene Psychosen (zur Symptomsuppression und Rezidivprophylaxe der Schizophrenie).*
- *Maniforme Syndrome; psychomotorische Erregungszustände.*

P

Dosierung

- Initial 25–50 mg → 75–600 mg, max. stationär 1000 mg/Tag. Bei Erregungszuständen initial 50–150 mg. Ambulante Erhaltungsdosis: 300 mg.
- Ältere Patienten: halbe Standarddosierung.

Nebenwirkungen

Häufig: EPS, insbesondere zu Beginn der Behandlung, orthostatische Dysregulation, Hypotonie, Tachykardie, EKG-Veränderungen in Form klinisch nicht bedeutsamer Erregungsrückbildungsstörungen, Sedierung, passagere Erhöhungen der Leberenzymaktivität, Glukosetoleranzstörungen.

Gelegentlich: Blutbildveränderungen, v. a. unter höheren Dosen Störungen der Speichelsekretion, verstopfte Nase, Veränderungen des Augeninnendrucks, Schwitzen, Akkommodationsstörungen, vermehrtes Durstgefühl, Mundtrockenheit, Gewichtszunahme. Vor allem unter höheren Dosen und bei längerer Behandlung Akathisie, häufig mit depressiver Verstimmung, Spätdyskinesien, Galaktorrhö, Amenorrhö, Brustdrüsenvergrößerung, Temperaturerhöhung, Photosensibilität (in seltenen Fällen mit Pigmenteinlagerungen, nach Langzeittherapie und in hohen Dosen) sowie Sensibilitätsstörungen an Händen und/oder Füßen, insbesondere nach starker Sonnenbestrahlung, Leukopenie, allergische Hautreaktion, allgemeine Unruhe, vermehrtes Träumen.

Sonstige NW: Selten oder in Einzelfällen Krampfanfälle, Magen-Darm-Störungen, Übelkeit, Obstipation, Thrombopenie, Agranulozytose, Nasenbluten, schwere phototoxische Reaktionen, Kreislaufversagen, respiratorische Störungen, nekrotisierende Enteritis, Cholestase, Hepatitis, Ödeme, Lupus erythematodes, Thrombosen und Embolien, sexuelle Funktionsstörungen, malignes neuroleptisches Syndrom, Verstärkung postpsychotischer Depressionen, Verwirrtheitszustände, Schlafstörungen, amentielle Syndrome, Bewusstseinstrübungen, stuporöse Zustandsbilder, Angstträume.

Unter extrem hohen Dosen auch schwere Leberschädigungen.

Perazin kann das QTc-Intervall verlängern, TdP-Arrhythmien bis hin zu Kammerflimmern sind insbesondere beim Vorliegen weiterer Risikofaktoren nicht auszuschließen

Interaktionen: IRis 5

- Vorsicht bei Kombination mit zentral dämpfenden AM, besonders auch anderen Antipsychotika, Anxiolytika (verstärkte Sedierung, Atemdepression) und Alkohol.
- Vorsicht bei Kombinationen mit AM, die zu einer Blutzellschädigung führen können.
- Vorsicht bei Kombinationen mit AM, die die QTc-Zeit verlängern oder zu Hypokaliämie führen können.
- Möglichst keine Kombination mit anderen Anticholinergika (Delirprovokation möglich).
- *Perazin* ist ein ähnlich starker Inhibitor von CYP1A2 wie *Fluvoxamin*. Daher ist Vorsicht bei Kombination mit AM geboten, die **Substrate** von **CYP1A2** sind (► **Anhang SUB**).
- Bei *Clozapin* steigt die Plasmakonzentration um das 4-Fache an.
- Bei Kombination mit Präparaten, die CYP3A4, CYP2D6 oder CYP2C9 hemmen, evtl. höhere *Perazin*-Plasmakonzentrationen (► Anhang INT).
- Vor Kombinationen wird *www.psiac.de* dringend empfohlen.

Bewertung

⊕ Relativ niedrige (dosisabhängige) EPS-Inzidenz.

⊖ Sedierende und ausgeprägte anticholinerge Komponente. Sehr hohes Interaktionsrisiko. **Gegenüber AAP keine Vorteile erkennbar.**

Ⓡ Routinelabor. BZ, Blutfette. Gewicht, RR, EKG. Anfallsanamnese.

⚠ Vorsicht bei kardialer Vorschädigung, schwerer Hypertonie, Krampfanfällen, schweren Lebererkrankungen, M. Parkinson. Engwinkelglaukom, Miktionsstörungen, insbesondere bei Prostatahypertrophie, prolaktinabhängigen Tumoren. **Keine Verordnung** bei Leukopenie und anderen Störungen der Hämatopoese.

Ⓢ **RS 5:** Die mangelhafte Datenlage erlaubt keine Risikoeinschätzung, auch wenn Phenothiazine grundsätzlich eine relativ geringe Fehlbildungsrate haben. Von einer Verordnung während der Schwangerschaft wird abgeraten.

Unter allen Antipsychotika kann das Risiko für plötzliche kardial bedingte Todesfälle erhöht sein. Vorsichtsmaßnahmen: geringstmögliche wirksame Dosis, besonders bei kardialen Risiken und im höheren Alter; regelmäßige EKG- und Elektrolytkontrollen (QTc < 480 ms); keine die QTc-Zeit verlängernde Komedikation.
Verordnung bei psychotischen Symptomen im Rahmen von Demenzerkrankungen **nur nach sehr sorgfältiger Nutzen-Risiko-Abwägung**, besonders bei kardiovaskulären und zerebrovaskulären Risiken bei Patienten > 65 J. (*off label*).

Perphenazin

- Konventionelles trizyklisches Antipsychotikum, hochpotent.
- Phenothiazinderivat; Blockade von D_2-Rezeptoren, geringere Affinität zu 5-HT_2-, H_1- und α_1-Rezeptoren.

Decentan (Merck)
Tbl. 4/ 8 mg (20, 50 Tbl.)

Indikationen

- *Psychotische Störungen, z. B. akute und chronische Schizophrenien, insbesondere bei Positivsymptomen (katatone und akute paranoide Formen).*
- *Psychomotorische Erregungszustände.*
- *Delirante und andere exogen-psychotische Syndrome.*
- Behandlung des Erbrechens, wenn andere Behandlungsmaßnahmen nicht durchführbar sind oder erfolglos waren.

Dosierung

Oral

- Initial 3 × 4 mg → 24 mg/Tag (akute psychotische Symptomatik); Erhaltungsdosis 8–12 mg/Tag.

Nebenwirkungen

Sehr häufig/häufig: Häufig sind insbesondere EPS (alle Formen); insbesondere bei Behandlungsbeginn: Müdigkeit und auch Einschlafstörungen; diese lassen sich manchmal vermeiden, wenn die letzte Dosis nicht nach 17 Uhr eingenommen wird.
Die Krampfschwelle kann gesenkt werden (**Cave:** erhöhte Anfallsbereitschaft, regelmäßige EEG-Kontrollen).
Gelegentlich: Störungen des Glukosestoffwechsels, Akkommodationsstörungen, Erhöhung des Augeninnendrucks (Engwinkelglaukom), Mundtrockenheit, Obstipation, Gewichtszunahme, Miktionsstörungen, Galaktorrhö, Störungen der Regelblutung, sexuelle Störungen.
Sonstige NW: Selten oder in Einzelfällen Kopfschmerzen, Schwindel, Unruhe, depressive Verstimmung, Lethargie, delirante Syndrome, malignes neuroleptisches Syndrom, Schwitzen, Erregungsleitungsstörungen, Tachykardie, Herzrhythmusstörungen, Hypotonie, Larynxödem, Asthma, gastrointestinale Beschwerden (z. B. Nausea und Erbrechen nach plötzlichem Absetzen), Ileus, Störungen der Leberfunktion (z. B. Anstieg der Leberenzyme, Cholestase), Photosensibilisierung, Pigmentablagerungen in Kornea und Linse.
QTc-Zeit-Verlängerungen sind möglich, in sehr seltenen Fällen bis zu potenziell tödlichen Herzrhythmusstörungen vom Typ TdP, Akathisie, Spätdyskinesien, Kreislauflabilität, Autoimmunerkrankung des Bindegewebes. Insbesondere bei Langzeitbehandlung Gefahr von Blutzellschäden.

Interaktionen: IRis 4

- Vorsicht bei Kombination mit zentral dämpfenden Substanzen und Alkohol.
- Keine Kombination mit anticholinergen Pharmaka.
- Keine Kombination mit *Clozapin* wegen des erhöhten Risikos von Blutbildschädigungen.
- QTc-Zeit-Verlängerung wurde beobachtet. Vorsicht bei Kombination mit anderen die QTc-Zeit verlängernden AM.
- Bei Kombination mit *Lithium* erhöhtes Risiko von motorischen Störungen.
- Bei Kombinationen mit Dopaminagonisten gegenseitige Wirkabschwächung.
- Eine durch Polypeptid-Antibiotika hervorgerufene Atemdepression kann verstärkt werden.
- Vorsicht bei Kombination mit **Inhibitoren** von **CYP2D6** (▶ **Anhang INT**), z. B. *Paroxetin* oder *Fluoxetin*. Erhöhte Plasmaspiegel von *Perphenazin* und vermehrte NW.
- Bei Kombination mit AM, die Substrate von CYP2D6 sind, ist mit einem Anstieg der Wirkspiegel zu rechnen, da *Perphenazin* CYP2D6 hemmt. (▶ Anhang SUB).

Bewertung

⊕ Hochpotentes Antipsychotikum, oral auch für Notfälle. Nur mäßige orthostatische Dysregulation. Als hochpotentes Antipsychotikum wahrscheinlich geringeres Risiko für metabolisches Syndrom als bei AAP.

⊖ Sehr hohes EPS-Risiko. Prolaktinerhöhung. Zumindest initiale Sedierung. Relativ hohes Interaktionsrisiko. Erhöhte Krampfbereitschaft. Es sollte **vor Anwendung** von *Perphenazin* der **Versuch mit einem AAP stehen** (diese Einschränkung bezieht sich auf NW; in der CATIE-Studie zeigte sich im 1,5-Jahres-Verlauf im Vergleich bezüglich der Abbruchrate zu den AAP *Risperidon*, *Quetiapin*, *Ziprasidon* kein Unterschied).

Ⓡ Routinelabor. Regelmäßige Blutbildkontrollen! BZ, Blutfette. Gewicht, RR, EKG. Anfallsanamnese.

⚠ Vorsicht bei Leber- und Nierenerkrankungen, kardialer Vorschädigung, Hypotonie, Bradykardie, Hypokaliämie, Engwinkelglaukom, Prostatahypertrophie, Harnverhalt, depressiven Zustandsbildern, prolaktinabhängigen Tumoren. **Keine Verordnung** bei M. Parkinson, Erkrankungen des blutbildenden Systems, Krampfanfällen in der Anamnese, chronischen Atembeschwerden.

S RS 4: Obwohl in einer Studie mit kleinen Fallzahlen *Perphenazin* ein relativ günstiges Risikoprofil zeigte, ist das Risiko trotzdem nur schwer einzuschätzen. Die Verordnung während der Schwangerschaft sollte vermieden werden.

Unter allen Antipsychotika kann das Risiko für plötzliche kardial bedingte Todesfälle erhöht sein. Vorsichtsmaßnahmen: geringstmögliche wirksame Dosis, besonders bei kardialen Risiken und im höheren Alter; regelmäßige EKG- und Elektrolytkontrollen (QTc < 480 ms); keine die QTc-Zeit verlängernde Komedikation.
Verordnung bei psychotischen Symptomen im Rahmen von Demenzerkrankungen **nur nach sehr sorgfältiger Nutzen-Risiko-Abwägung,** besonders bei kardiovaskulären und zerebrovaskulären Risiken bei Patienten > 65 J. (*off label*).

Pimozid

- Konventionelles Antipsychotikum, hochpotent.

Orap (Janssen-Cilag)
Tbl. 1 mg (75 Tbl.); 4 mg (50 Tbl.) (**Orap forte**)

P

Indikationen

- *Erhaltungstherapie bei chronischen Schizophrenien.*

Dosierung

- Initial: 2–4 mg → 2–8 mg; max. 16 mg/Tag; nur bei höherer Dosis zweimalige Gabe.

Nebenwirkungen

Typische NW unter konventionellen Antipsychotika: z. B. EPS, Prolaktinerhöhung, Sedation, Gewichtszunahme, Hypotension, gastrointestinale Beschwerden, QTc-Zeit-Verlängerung.
Keine Detailbeschreibungen, weil von dem Präparat abgeraten wird.

Interaktionen: IRis 5

- Vorsicht bei der Kombination mit anderen zentral wirksamen Substanzen und mit Alkohol.
- Vorsicht bei Kombinationen mit Präparaten, die die QTc-Zeit verlängern oder zu Hypokaliämie führen können (▶Hinweis).
- Keine Kombination mit SSRI (auch QTc-Zeit Verlängerung).
- Die atemdepressive Wirkung von Opiaten oder Barbituraten wird durch *Pimozid* verstärkt.
- Vorsicht bei Kombination mit Antikonvulsiva, Abschwächung der antikonvulsiven Wirkung.
- Vorsicht bei Kombination mit **Inhibitoren** von **CYP3A4** (▶**Anhang INT**), z. B. *Ketoconazol* oder *Fluoxetin*. Erhöhte Plasmaspiegel von *Pimozid* und vermehrte NW.
- Gleichzeitige Einnahme mit Grapefruitsaft wird nicht empfohlen.
- Vor Kombinationen wird *www.psiac.de* dringend empfohlen.

Bewertung

(+) Keine.
(−) Wegen vorhandener risikoärmerer Alternativen ist **von einer Verordnung dringend abzuraten.** QTc-Zeit-Verlängerung, maligne Arrhythmien (TdP) sind bekannt. Hohes NW- und sehr hohes Interaktionsrisiko.
(R) Routinelabor. BZ, Blutfette. Gewicht. Häufige EKG-Kontrollen nötig. Anfallsanamnese.
(⚠) Vorsicht bei schweren Leberfunktionsstörungen, Krampfgeschehen in der Anamnese. **Keine Verordnung** bei kardialen

Störungen (hohes kardiotoxisches Risiko), M. Parkinson, kongenitalem QT-Syndrom, erworbenem langem QT-Intervall, Hypokaliämie, Hypomagnesiämie, Bradykardie.

S RS 5: Wenige Fallbeobachtungen erlauben keine Risikoeinschätzung. Von einer Verordnung während der Schwangerschaft wird abgeraten.

Unter allen Antipsychotika kann das Risiko für plötzliche kardial bedingte Todesfälle erhöht sein. Vorsichtsmaßnahmen: geringstmögliche wirksame Dosis, besonders bei kardialen Risiken und im höheren Alter; regelmäßige EKG- und Elektrolytkontrollen (QTc < 480 ms); keine die QTc-Zeit verlängernde Komedikation.
Verordnung bei psychotischen Symptomen im Rahmen von Demenzerkrankungen **nur nach sehr sorgfältiger Nutzen-Risiko-Abwägung**, besonders bei kardiovaskulären und zerebrovaskulären Risiken bei Patienten > 65 J. (*off label*).

Pipamperon

- Antipsychotikum, niedrigpotent.
- Butyrophenon; Antagonist am 5-HT_2-Rezeptor; deutlich weniger an D_2- und α_1-Rezeptoren.

Dipiperon (Janssen-Cilag)

Tbl.	40 mg (50, 100 Tbl.)
Saft	4 mg = 1 ml (200 ml Sirup)

P

Indikationen

- *Psychomotorische Erregungszustände.*
- *Schlafstörungen, insbesondere bei geriatrischen Patienten.*

Dosierung

- **Erregungszustände:** Initial: 3 × 40 mg → max. 360 mg/Tag.
- Ältere Patienten: initiale Dosishalbierung.
- **Schlafstörungen:** 20–80 mg zur Nacht.

Nebenwirkungen

Sehr häufig: Somnolenz, Rigor.

Häufig: Asthenie, Depression, EPS (Frühdyskinesien), Dyskinesien, Gangstörungen, muskuläre Spastizität, Hypertonie, Tachykardie, orthostatische Hypotension, Erbrechen, Urtikaria, Amenorrhö.

Sonstige NW: Selten oder in Einzelfällen Krampfanfälle, malignes neuroleptisches Syndrom, toxische epidermale Nekrolyse, Leukopenie, Hyperprolaktinämie, Hyponatriämie, Leberenzymerhöhung, Synkopen, Kammerflimmern, tardive Dyskinesien, Schwitzen, Speichelfluss, Ödeme, Fieber, Harnretention, Galaktorrhö, Gynäkomastie, Oligomenorrhö, Priapismus.

EKG-Veränderungen einschließlich QTc-Zeit-Verlängerungen sind möglich, Parkinsonismus, Tremor, Kopfschmerzen, Verschwommensehen, Hypotonie, Epistaxis, Übelkeit, verminderter Appetit, Leberfunktionsstörungen, cholestatische Hepatitis, Hautausschlag, Fatigue, Hypothermie.

Interaktionen: IRis 3

- Vorsicht bei Kombination mit zentral dämpfenden Substanzen und Alkohol.
- Vorsicht bei Kombinationen mit AM, die die QTc-Zeit verlängern oder zu Hypokaliämie führen (▶ Hinweis).
- Gegenseitige Wirkabschwächung bei Kombination mit Dopaminagonisten.
- Wirkungsverstärkung mit AM, die die Krampfschwelle herabsetzen.

Bewertung

⊕ Aufgrund der fehlenden anticholinergen Komponente und geringem EPS-Risiko zur Sedierung bei psychomotorischen Erregungszuständen und zur Schlafinduktion besonders in der Geriatrie geeignet (wegen Zulassung bei diesen Indikationen Alternative zu *Risperidon* bei der Diskussion um Risiken bei psychotischen Symptomen bei Demenz; allerdings hat *Pipam-*

peron kaum antipsychotische Potenz). *Pipamperon* ist **kein** Enzyminhibitor von CYP2D6 (im Gegensatz zu *Melperon*).

⊖ Zum Vergleich mit neuen AAP fehlen bei dem wichtigen Antipsychotikum moderne Zulassungsstudien.

Ⓡ Routinelabor. EKG. Anfallsanamnese.

⚠ Vorsicht bei M. Parkinson, kardiale Vorschädigung, insbesondere Patienten mit verlängerter QTc-Zeit, schweren Leberfunktionsstörungen, prolaktinabhängigen Tumoren, M. Parkinson, Krämpfen in der Anamnese, schweren Leberfunktionsstörungen. **Cave:** Es besteht zwar eine Zulassung bei psychomotorischen Erregungszuständen, dennoch sollte eine sehr **sorgfältige Nutzen-Risiko-Abwägung**, bei zerebrovaskulären Risiken bei Patienten > 65 J. und bei Demenz erfolgen. **Keine Verordnung** bei hereditärer Fruktoseintoleranz.

Ⓢ **RS 5:** Eine unzureichende Datenlage erlaubt keine Risikoeinschätzung. Von einer Verordnung während der Schwangerschaft wird abgeraten.

> Unter allen Antipsychotika kann das Risiko für plötzliche kardial bedingte Todesfälle erhöht sein. Vorsichtsmaßnahmen: geringstmögliche wirksame Dosis, besonders bei kardialen Risiken und im höheren Alter; regelmäßige EKG- und Elektrolytkontrollen (QTc < 480 ms).

Piracetam

Bewertung

⊖ *Piracetam* wurde früher als Nootropikum für die symptomatische Behandlung von chronischen hirnorganisch bedingten Leistungsstörungen zugelassen. Es wurden keine Studien zur Wirksamkeit als Antidementivum nach den gültigen Kriterien veröffentlicht. *Piracetam* ist deshalb in der psychiatrischen Pharmakotherapie **nicht indiziert**.

Pramipexol

- Medikament gegen Bewegungsstörungen.
- Chemisch nicht mit den Ergot-Alkaloiden verwandter Dopaminagonist. Hohe selektive Rezeptoraffinität für die D_2-Rezeptorenfamilie, bevorzugt D_3-Rezeptoren.

Sifrol (Boehringer Ingelheim)
Tbl. 0,088/ 0,018/ 0,35/ 0,7 mg Pramipexol-Base (entspricht 0,125/ 0,250/ 0,5/ 1 mg Pramipexol-Dihydrochlorid) (30, 100 Tbl.)

Indikationen

- *Mittelgradiges bis schweres idiopathisches Restless-Legs-Syndrom (RLS).*
- Zugelassen auch zur Behandlung des M. Parkinson.

Dosierung

- **RLS:** 0,088 mg der Base (= 0,125 mg der Salzform) 1 × täglich 2–3 h vor dem Schlafengehen. Erhöhung alle 4–7 Tage bis max. 0,54 mg der Base bzw. 0,75 mg der Salzform.

Nebenwirkungen

Sehr häufig: Übelkeit, Dyskinesien, Schwindel, Somnolenz.
Häufig: Kopfschmerzen, abnorme Träume, Schlaflosigkeit, Müdigkeit, Obstipation, Erbrechen, Gewichtszunahme, Verwirrtheitszustände, Halluzinationen, Impulskontrollstörungen, zwanghaftes Verhalten, Sehstörungen, Hypotonie.
Gelegentlich: Hypersexualität, gestörte Libido, pathologisches Spielen, Wahn, Hyperphagie, Essattacken, Amnesie, Ruhelosigkeit, Dyskinesien, plötzliches Einschlafen, Synkopen, Herzversagen, Gewichtsabnahme, verminderter Appetit, periphere Ödeme, Lungenentzündung, Dyspnoe, Schluckauf, Pruritus, Hautausschlag, periphere Ödeme.

Interaktionen: IRis 2

- Vorsicht bei Kombination mit anderen zentral dämpfenden Substanzen einschließlich Alkohol.
- Bei Kombination mit *L-Dopa* wird empfohlen, während einer Dosiserhöhung von *Pramipexol* die *L-Dopa*-Dosis zu reduzieren.
- *Pramipexol* und AM, die die aktive renale Tubulussekretion hemmen oder auf diesem Wege ausgeschieden werden, wie z. B. *Amantadin* und *Cimetidin*, können zu einer reduzierten Clearance von einem oder beiden AM führen.
- Die gleichzeitige Gabe von Antipsychotika und *Pramipexol* sollte vermieden werden.

Bewertung

⊕ Neue Substanz zur wirkungsvollen Behandlung des RLS. Wenige Interaktionen.

⊖ Mögliche Auswirkungen langfristiger Verordnungen noch nicht genügend bekannt. Kardiales Monitoring.

Ⓡ Routinelabor. EKG und RR.

⚠ Vorsicht bei Nierenschäden: geringere Dosis. Insbesondere Patienten mit kardialen Risiken genau beobachten. **Keine Verordnung** bei Psychosen (dopaminagonistische Wirkung!).

Ⓢ **RS 5:** Von einer Verordnung während der Schwangerschaft wird abgeraten.

P

Prazepam

- Anxiolytikum.
- 1,4-Benzodiazepin, Prodrug, aktiver Metabolit *Nordazepam*, HWZ in Einzelfällen 36–200 h.

Demetrin (Pfizer)

Tbl.	10 mg (10, 20, 50 Tbl.)
Tbl.	20 mg (10, 20, 50 Tbl.) (**Mono Demetrin**)

Indikationen

- *Zur symptomatischen Behandlung akuter und chronischer Spannungs-, Erregungs- und Angstzustände.*

Dosierung

- 10–30 mg, max. 60 mg/Tag; Einmaldosierung ist möglich.

Nebenwirkungen

Es werden nur die wichtigsten NW genannt:
Mattigkeit, verlängerte Reaktionszeit. Verwirrtheit, lebhafte Träume, Beeinträchtigung der Aufmerksamkeit und des Reaktionsvermögens, Einschränkung der Fahrtüchtigkeit und Alltagssicherheit, Kumulationsgefahr, Palpitationen, Mundtrockenheit, gastrointestinale Beschwerden, Hautausschläge, muskuläre Hypotonie, Tremor, Gelenkschmerzen, Hyperaktivität. Beschwerden im Urogenitaltrakt, Libidominderung, Menstruationsstörungen, Veränderung der Leberwerte, Blutdruckabfall, Gewichtszunahme.
Unter BZD sind paradoxe Disinhibitionsphänomene möglich: Agitiertheit, Euphorisierung, Erregungszustände, Schlaflosigkeit und Aggressivität. Sie treten unter höherer Dosierung und bei älteren Menschen auf.

Interaktionen: IRis 4

- Wirkverstärkung durch andere sedierende Substanzen einschließlich Alkohol.
- Vorsicht bei Kombination mit *Clozapin.*
- **CYP2C19-** oder **CYP3A4-Inhibitoren**, z. B. Fluvoxamin, können die Metabolisierung von *Prazepam* verzögern. Hierdurch kann es zu einer Wirkverstärkung von *Prazepam* kommen, aber auch das Toxizitätspotenzial kann erhöht werden (► **Anhang INT**). **CYP3A4-Induktoren** wie *Carbamazepin, Phenytoin* oder *Johanniskraut* können die Metabolisierung von *Prazepam* beschleunigen (► **Anhang INT**).
- Kürzere HWZ bei Rauchern.

Bewertung

⊕ Keine.

⊖ Zur Akuttherapie und als Hypnotikum nicht geeignet (verzögerter Wirkungseintritt). **Abhängigkeitsrisiko.** Aufgrund von Kumulationsgefahr, häufigen NW, hohem Interaktionsrisiko und risikoärmeren Alternativen kann auf *Prazepam* in der psychiatrischen Pharmakotherapie **verzichtet werden.**

Ⓡ Aufklärung über BZD-Risiken, u. a. Abhängigkeitsentwicklungen, Entzugssyndrome, Interaktionsrisiken.

⚠ Vorsicht bei Nierenerkrankungen, Kumulationsgefahr. **Keine Verordnung** bei Myasthenia gravis, akutem Engwinkelglaukom, Ataxie, bekannter Abhängigkeitsanamnese (ambulant), Atemwegserkrankungen, Schlafapnoe-Syndrom, schweren Leberfunktionsstörungen.

Ⓢ **RS 5:** Von einer Verordnung im 1. Trimemon wird abgeraten. Die Verordnung nach dem 1. Trimenon sollte vermieden werden.

Pregabalin ⊛

- Anxiolytikum, Antikonvulsivum.
- GABA-Analogon, wirkt aber nicht aktiv am GABA-Rezeptor. *Pregabalin* ist ein präsynaptischer Modulator bei der Freisetzung von Aminen übererregter Neurone.

Lyrica (Pfizer)

Kps. 25 mg (14, 100 Kps.)/ 50 mg (21, 100 Kps.)/ 75 mg (14, 56, 100 Kps.)/ 100 mg (21, 100 Kps.)/ 150 mg (56, 100 Kps.)/ 200 mg (21 Kps.)/ 225 mg (56, 100 Kps.)/ 300 mg (56, 100 Kps.)

Indikationen

- *Generalisierte Angststörung (GAS).*

- Periphere und zentrale neuropathische Schmerzen (keine Zulassung bei Fibromyalgie).

Dosierung

- **GAS:** Initial 150 mg in 2–3 Dosen während oder zwischen den Mahlzeiten → wöchentliche Steigerung um 150 mg, Erhaltungsdosis 200–450 mg, max. 600 mg/Tag.
- Neuropathische Schmerzen: eher 600 mg/Tag.
- Bei Schläfrigkeit die höhere Dosis am Abend verordnen.
- **Cave:** Ausschleichend absetzen.

Nebenwirkungen

Sehr häufig: Benommenheit, Schläfrigkeit (bei schneller Dosissteigerung besonders ausgeprägt).
Häufig: Schwindel, Gedächtnisstörungen, Euphorie, Reizbarkeit, Verwirrung, Tremor, Gangstörungen, verschwommenes Sehen, Diplopie, Mundtrockenheit, Obstipation, Erbrechen, Flatulenzen, Gewichtszunahme, Ödeme, verringerte Libido, erektile Dysfunktion.
Gelegentlich: Stimmungsschwankungen.
Sonstige NW: Selten Enthemmung, Hypoglykämie, geschwollene Zunge, Herzinsuffizienz, QTc-Zeit-Verlängerung.
Hinweise auf ein Missbrauchspotenzial von *Pregabalin* wurden unter die Warnhinweise in die FI aufgenommen.

Interaktionen: IRis 2

- Wirkverstärkung durch andere sedierende Substanzen einschließlich Alkohol.
- Vorsicht bei Kombination mit BZD.
- Vorsicht bei Kombination AM, die die QTc-Zeit verlängern (EKG-Kontrolle).
- *Pregabalin* behindert in vitro nicht den Metabolismus von anderen AM. Daher gibt es keine Hinweise auf pharmakokinetische Wechselwirkungen.

Bewertung

⊕ Neuer Wirkmechanismus bei guter Wirksamkeit. Keine pharmakokinetischen Interaktionen (wird unverändert in der Niere ausgeschieden, *Pregabalin*-Clearance direkt proportional zur Kreatinin-Clearance). Gut geeignet bei diabetischem neuropathischem Schmerz. Vorteile bei Leberfunktionsstörungen.

⊖ Sehr viel höhere NW-Quote als unter BZD, besonders zu Beginn. Sehr häufig Gewichtszunahme. Abhängigkeitspotenzial in Einzelfällen beschrieben; ebenso wurden nach Absetzen einer Kurzzeit- oder Langzeittherapie Entzugssymptome beobachtet.

Ⓡ Routinelabor. EKG empfohlen.

⚠ Vorsicht bei kardialen Störungen, besonders im Alter. Bei Nierenfunktionsstörungen: geringere Dosis! Bei Diabetes ggf. Dosisanpassung. **Cave:** Unter Antikonvulsiva ist das Risiko für das Auftreten von Suizidalität bei depressiven Patienten wahrscheinlich leicht erhöht: sorgfältiges Monitoring! **Keine Verordnung** bei Galaktosestoffwechselstörungen, schwerer Niereninsuffizienz.

Ⓢ **RS 5:** Von einer Verordnung während der Schwangerschaft wird abgeraten.

Promethazin

- Hypnotikum, Antihistaminikum.
- Phenothiazinderivat; vorwiegend H_1-Rezeptorantagonist, zusätzlich anticholinerge, adrenolytische und schwach antiserotonerge Eigenschaften; HWZ 10–12 h.

Atosil (Bayer)

Tbl.	25 mg (20, 50, 100 Tbl.)
Trpf.	20 mg = 20 Trpf. = 1 ml (30/ 50/ 100 ml)
Amp.	50 mg/2 ml (5 Amp.)

Indikationen

- *Schlafstörungen, wenn andere Therapiemöglichkeiten nicht durchführbar sind oder nicht erfolgreich waren.*
- *Unruhe- und Erregungszustände im Rahmen psychiatrischer Grunderkrankungen.*

Dosierung

Oral

- **Schlafstörungen:** 25 mg → 2 × 25 mg zur Nacht oder 20–50 Trpf.

Parenteral

- **Schwere Unruhe- und Erregungszustände:** i.m./i.v. initial in der Regel 25 mg, Wiederholung nach 2 h möglich, kurzfristige Steigerung auf max. 200 mg über den Tag verteilt möglich.

Nebenwirkungen

Sehr häufig: Mundtrockenheit, Eindickung von Schleim mit gestörter Speichelsekretion, orthostatische Kreislaufprobleme, erhöhte Herzfrequenz.
Weiterhin (Häufigkeit vom Hersteller nicht mehr angegeben): Störungen der Hämatopoese, Akkommodationsstörungen, erhöhter Augeninnendruck, verlängertes QTc-Intervall, vermehrtes Durstgefühl, Obstipation, Gewichtszunahme, Cholestase, Photosensibilisierung, Temperaturerhöhung, Miktionsstörungen, sexuelle Funktionsstörungen.
Bei i.v.-Injektion sind Venenwandreizung, Thrombophlebitiden bis hin zu Nekrosen möglich. Vorsicht bei Thrombolysetherapie.

Interaktionen: IRis 4

- Keine Kombination mit AM, die die QTc-Zeit verlängern oder zu Hypokaliämie führen.

- Keine Kombination mit anticholinergen Antiparkinsonmitteln, anderen Phenothiazinpräparaten, TZA.
- Vorsicht bei Kombination mit Antiepileptika oder MAOH.
- Wirkverstärkung von Antihypertonika; Abschwächung der α-adrenergen Wirkung von *Adrenalin*.
- Vorsicht bei der Kombination mit **CYP2D6-Inhibitoren**, Anstieg der Wirkspiegel von *Promethazin* (▶ **Anhang INT**), dadurch auch erhöhtes Risiko für QTc-Zeit-Verlängerung.

Bewertung

⊕ In der **Notfallsituation** gute sedierende Eigenschaften. Kombination mit *Haloperidol* i.m. In Akutsituationen evaluiert (**Cave**: engmaschige Kontrolle).

⊖ Als Hypnotikum wegen hohem NW- und Interaktionsrisiko und geringer therapeutischer Breite **nur Mittel der 2. Wahl**, auch schwächer wirksam als BZD-Hypnotika. Zur Sedation bei Erregungszuständen sind AAP (*Olanzapin*, *Quetiapin*) vorzuziehen, *Promethazin* ist für diese Indikation **nicht zu empfehlen**.

Ⓡ Phenothiazinderivat (!): Routinelabor, BZ, Blutfette, Gewicht, RR, EKG, regelmäßige Blutbild- und Leberenzymkontrollen. Anfallsanamnese. Eingeschränktes Reaktionsvermögen.

⚠ Vorsicht bei Prostatahypertrophie, Harnverhalt, Glaukom, Pylorusstenose, Leber- und Nierenerkrankungen (ggf. geringere Dosis), Hypertonie, Krampfanfällen, Photosensibilität, M. Parkinson, Epilepsie, kardialen Störungen, chronischen Atembeschwerden. **Keine Verordnung** bei Erkrankungen des hämatopoetischen Systems, Kreislaufschock, Koma.

P

Ⓢ **RS 2:** Es gibt bisher in relativ vielen Schwangerschaften keine Hinweise auf ein Fehlbildungsrisiko. In der FI wird dennoch darauf hingewiesen, dass *Promethazin* in der Frühschwangerschaft nur bei zwingender Notwendigkeit verordnet werden soll.

Prothipendyl

- Trizyklisches Antipsychotikum, niedrigpotent.

Dominal (AWD pharma)	
Drg.	40 mg (20, 50 Drg.) (**Dominal forte**)
Tbl.	80 mg (20, 50 Tbl.) (**Dominal forte**)
Trpf.	50 mg = 20 Trpf. = 1 ml (15, 100 ml)

Indikationen

- *Dämpfung psychomotorischer Unruhe- und Erregungszustände im Rahmen psychiatrischer Grunderkrankungen.*

Dosierung

- **Erregungszustände:** 240–320 mg/Tag.
- **Schlafstörungen:** 40–80 mg abends.

Nebenwirkungen

Typische NW unter trizyklischen Antipsychotika: z. B. EPS, Sedation, Gewichtszunahme, Hypotension.
Keine Detailbeschreibungen, weil von dem Präparat abgeraten wird.

Interaktionen: IRis 3

- Vorsicht bei der Kombination mit anderen zentral wirksamen Substanzen und mit Alkohol.
- QTc-Zeit-Verlängerung wurde beobachtet. Vorsicht bei Kombination mit anderen die QTc-Zeit verlängernden AM.
- Gegenseitige Wirkabschwächung bei Kombination mit Dopaminagonisten.
- Wirkungsverstärkung mit AM, die die Krampfschwelle herabsetzen.

Bewertung

⊕ Als Zusatzmedikation bei hartnäckigen *Schlafstörungen im Rahmen von Erregungszuständen* bei Versagen anderer Hypnotika.

⊖ Wegen schwacher antipsychotischer Wirkung als Basisantipsychotikum nicht geeignet. Keine Vorteile bei Erregungszuständen. Risiko zur Auslösung von ventrikulären Herzrhythmusstörungen (TdP). Aufgrund von hohem NW-Risiko und vorhandenen Alternativen bei der zugelassenen Indikation wird **vor einer Verordnung abgeraten.**

Ⓡ Routinelabor, BZ, Blutfette. Gewicht, EKG (QTc).

⚠ Vorsicht bei orthostatischen Regulationsstörungen. **Keine Verordnung** bei kardialen Störungen, Bradykardie, Hypokaliämie, Lungenfunktionsstörungen.

Ⓢ **RS 5:** Die Daten erlauben keine Risikoeinschätzung. Von einer Verordnung während der Schwangerschaft wird abgeraten.

> Unter allen Antipsychotika kann das Risiko für plötzliche kardial bedingte Todesfälle erhöht sein. Vorsichtsmaßnahmen: geringstmögliche wirksame Dosis, besonders bei kardialen Risiken und im höheren Alter; regelmäßige EKG- und Elektrolytkontrollen (QTc < 480 ms); keine die QTc-Zeit verlängernde Komedikation.
> **Verordnung** bei psychotischen Symptomen im Rahmen von Demenzerkrankungen **nur nach sehr sorgfältiger Nutzen-Risiko-Abwägung,** besonders bei kardiovaskulären und zerebrovaskulären Risiken bei Patienten > 65 J. (*off label*).

P

Pyritinol

Bewertung

⊖ *Pyritinol* wurde früher als Nootropikum für die symptomatische Behandlung von chronischen hirnorganisch bedingten Leistungsstörungen im Rahmen eines therapeutischen Gesamtkonzepts bei demenziellen Syndromen mit der Leitsymptomatik: Gedächtnisstörungen, Konzentrationsstörungen, Denkstörungen, vorzeitige Ermüdbarkeit, Antriebs- und Motivationsmangel, Affektstörungen zugelassen. Es wurden keine Studien zur Wirksamkeit als Antidementivum nach den gültigen Kriterien veröffentlicht. *Pyritinol* ist deshalb in der psychiatrischen Pharmakotherapie **nicht mehr indiziert**.

Quetiapin

- Atypisches Antipsychotikum mit trizyklischer Struktur!
- Vor allem Blockade von H_1-Rezeptoren, schwächer von 5-HT(5-HT_{2A} > $5HT_7$)- und $\alpha_{1/2}$-, $D_2 \geq D_1$-Rezeptoren. Hauptmetabolit *Norquetiapin* soll eine hohe Affinität zum NA-Transport haben.

Seroquel (AstraZeneca)
Filmtbl. 25/ 100/ 200/ 300 mg (20, 50, 100 Tbl.)[1]
Seroquel-prolong (AstraZeneca)
Retardtbl. 50/ 200/ 300/ 400 mg (10, 100 Tbl.)

[1] Es stehen auch Generika mit 150 mg-Tbl. zur Verfügung.

Indikationen

Film- und Retardtabletten (z. B. Seroquel und Seroquel-prolong)

- *Schizophrenie.*
- *Mäßig schwere bis schwere manische Episoden im Rahmen bipolarer Störungen.*
- *Schwere depressive Episoden im Rahmen von bipolaren Störungen* (»bipolare Depression«).
- *Zur Prävention von Rückfällen bei Patienten mit bipolaren Störungen, deren manische oder depressive Episode auf Quetiapin angesprochen hat.*

Retardtabletten (Seroquel-prolong)

- *Behandlung depressiver Erkrankungen (Episoden einer Major Depression) als Zusatztherapie* (entspricht der Augmentationstherapie) *bei Patienten, die unzureichend auf die Monotherapie mit einem Antidepressivum angesprochen haben.*

› ***Quetiapin*** **ist nur für die schwere, nicht für die leichte bipolare Depression zugelassen.**

Q

Dosierung

Filmtabletten (nichtretardiert)

- **Schizophrenie:** 50 mg am 1. Tag, 100 mg am 2. Tag, 200 mg am 3. Tag, 300 mg ab 4. Tag. Erhaltungsdosis (2 Einnahmezeitpunkte) 300–450 mg, max. 750 mg/Tag. Aufdosierung in 4 × 200 mg-Schritten in 4 Tagen wird in der Regel auch gut vertragen.
- **Bipolare Störung – manische Episode:** Initial 100 mg, in 4 Tagen → 300 mg (jeweils morgens und abends), danach Steigerung um max. 200 mg, max. 800 mg/Tag.
- **Bipolare Störung – depressive Episode** und als **Augmentationstherapie bei depressiven Episoden:** Einnahme 1 × täglich vor dem Schlafengehen; Beginn mit 50 mg, dann 100 mg (2. Tag), 200 mg (3. Tag) und 300 mg (4. Tag). Die empfohlene Tagesdosis ist 150–300 mg, einzelne Patienten können von Erhöhungen auf bis zu 600 mg profitieren.
- Zur **Prävention von Rezidiven bei bipolaren Störungen** sollten Patienten, die auf *Quetiapin* zur akuten Behandlung der bipolaren Störung angesprochen haben, die Behandlung mit gleicher Dosis fortsetzen. Die Dosis kann je nach individuellem Ansprechen des Patienten und der Verträglichkeit bei 2 × täglicher Gabe zwischen 300 mg und 800 mg *Quetiapin* täglich liegen.
- Ältere Patienten: Initial 12,5 mg, → in 50-mg-Schritten aufdosieren, max. 100–150 mg/Tag.

Retardtabletten (Seroquel-prolong)

- **Schizophrenie und manische Episoden bei bipolaren Störungen:** Einmal 300 mg am 1. Tag, 600 mg am 2. Tag. Erhaltungsdosis 600 mg, max. 800 mg/Tag.
- **Bipolare Depression** und als **Augmentationstherapie bei depressiven Episoden:** 50 mg am 1. Tag, 100 mg am 2. Tag, 200 mg am 3. Tag, 300 mg am 4. Tag. Erhaltungsdosis 150–300 mg, max. 600 mg/Tag.

- **Rezidivprophylaxe bei bipolaren Störungen:** Bei Response gleiche Dosis fortsetzen, vor dem Schlafengehen.

Umstellung
- Von schnell freisetzenden Tabletten auf Retardtabletten: äquivalente Tagesgesamtdosis einmal täglich einnehmen.
- Zur Vermeidung von Müdigkeit am nächsten Morgen kann die Retardtablette auch schon am frühen Abend eingenommen werden.

Retardtabletten (Seroquel-prolong): mindestens 1 h vor einer Mahlzeit einnehmen, also nicht zusammen mit der Mahlzeit.
Bei den Indikationen bipolare Depression und Zusatztherapie bei depressiven Erkrankungen wurde der Fokus aufgrund der relativ niedrigen Dosierungen auf »vor dem Schlafengehen« gelegt.
Die Retardtabletten sollten im Ganzen geschluckt und nicht geteilt, zerkaut oder zerkleinert werden.

Nebenwirkungen

Sehr häufig: Schwindel, Kopfschmerzen, Somnolenz, Entzugssymptome, Gewichtszunahme, Mundtrockenheit, Erhöhung von Triglyzeriden und LDL-Cholesterin, Abnahme des HDL-Cholesterins, Abnahme des Hämoglobins.
Häufig: Asthenie, Gereiztheit, anormale Träume und Albträume, Suizidgedanken und suizidales Verhalten, orthostatische Hypotonie, Tachykardie, Palpitationen, Synkopen, EPS, Leukopenie, Verringerung der neutrophilen Granulozyten, Erhöhung der eosinophilen Granulozyten, Erhöhung der Serumtransaminasen (ALT, AST), Hyperprolaktinämie, Blutzuckerspiegelanstieg, gesteigerter Appetit, Obstipation, Dyspepsie, verschwommenes Sehen, Rhinitis, Ödeme, **Abnahme von Gesamt-T4 und fT4, Abnahme von Gesamt-T3, Zunahme von TSH,** Dysarthrie, Dyspnoe, Erbrechen, Pyrexie.

Gelegentlich: Krampfanfälle, Spätdyskinesien, QTc-Zeit-Verlängerung, Dysphagie, Thrombozytopenie, γ-GT-Erhöhung, Hypersensibilität, Anämie, Abnahme von fT3, Hypothyreose, Hyponatriämie, Diabetes mellitus, RLS, sexuelle Dysfunktion.
Sonstige NW: Selten oder in Einzelfällen malignes neuroleptisches Syndrom, Stevens-Johnson-Syndrom, Hepatitis, Ikterus, Angioödeme, anaphylaktische Reaktionen, CK-Erhöhung, Galaktorrhö, Priapismus, SIADH, metabolisches Syndrom, Somnambulismus und verwandte Reaktionen wie Reden im Schlaf und schlafbezogene Essstörungen, venöse Thromboembolien, Pankreatitis, Rhabdomyolyse, Schwellung der Brust, Menstruationsstörungen, Hypothermie, Erhöhung der Blutkreatinphosphokinase.

Interaktionen: IRis 4
- Vorsicht bei der Kombination mit anderen sedierenden Substanzen einschließlich Alkohol und BZD; **keine Kombination** mit **BZD i.v.**
- Vorsicht bei Kombinationen mit AM, die die QTc-Zeit verlängern oder zu Hypokaliämie führen können(z. B. *Amiodaron*, *Chinidin*, *Chlorpromazin*, *Gatifloxacin*, *Pentamidin*, *Procainamid*, *Methadon*, *Moxifloxacin*, *Thioridazin* oder *Ziprasidon*), besonders wenn zusätzliche Risikofaktoren bestehen, wie hohe Dosis, kardiale Vorschädigung, gestörtes Elektrolytgleichgewicht oder kongenitales Long-QT-Syndrom, sorgfältige Kontrolle.
- Keine Kombination mit **CYP3A4-Inhibitoren** (z. B. *Clarithromycin*, *Erythromycin*, *Ritonavir*), dann 5- bis 8-facher Anstieg der Plasmakonzentrationen von *Quetiapin* (► **Anhang INT**). Senkung des Plasmaspiegels und möglicher Wirkverlust von *Quetiapin*, das bevorzugtes Substrat von CYP3A4 ist, bei gleichzeitiger Gabe **CYP3A4-Induktoren** (z. B. *Carbamazepin*, *Phenytoin* oder *Johanniskraut*-Präparate) (► **Anhang INT**).

- Bei Kombination von *Quetiapin* mit *Lamotrigin* ist im Mittel mit 58% niedrigeren Plasmaspiegeln von *Quetiapin* zu rechnen, wahrscheinlich durch Induktion der Glukuronidierung; daher Kontrolle der Plasmaspiegel und ggf. Dosisanpassung, auch nach Absetzen von *Quetiapin*.

Bewertung

⊕ Sehr breites Wirkungsspektrum, bei akuten Symptomen Wirkungseintritt innerhalb einer Woche. Einziges AAP mit Zulassung für mäßig schwere bis schwere manische Episoden **und** *schwere depressive Episoden bei bipolarer Störung*; auch zu deren Rezidivprophylaxe zugelassen. Geringes Risiko für EPS und Prolaktinanstieg. Vorzüge bei Psychosen bei M. Parkinson und Demenz mit Lewy-Körperchen (**Cave:** Verordnung von *Quetiapin* bei demenzassoziierter Psychose *off label*).

⊖ Risiken für ein metabolisches Syndrom (> als *Aripiprazol*, < als *Olanzapin*). Sedierung kann anfänglich mehr als bei anderen Antipsychotika ein Problem sein. Orthostatische Hypotonie häufig. Relativ hohes Interaktionspotenzial. Bei Hypomanie/leichter Manie gegenüber Plazebo nicht voll überzeugende Ergebnisse. Risiko für eine QTc-Zeit-Verlängerung erhöht (es gibt eine Warnung der FDA für Kombinationsbehandlungen mit anderen Substanzen, die ebenfalls die QTc-Zeit verlängern).

Ⓡ Routinelabor, BZ, Blutfette, Elektrolyte. Gewicht, RR, EKG. Kontrolle des Blutbilds (Risikofaktoren für Leukopenie oder Neutropenie sind eine vorbestehende erniedrigte Anzahl weißer Blutzellen; trizyzklische Substanz!).

⚠ Vorsicht bei kardio- und zerebrovaskulären Erkrankungen oder anderen Störungen, die für Hypotonie anfällig machen, Krampfanfällen in der Anamnese, schweren Leber- und Nierenerkrankungen. **Cave:** Grundsätzlich diabetische Ketazidose möglich.

Ⓢ **RS 3:** Frühere Fallserien, allerdings in kleinem Umfang, ergaben ein im Vergleich zu anderen Antipsychotika relativ unauffälligeres Risikoprofil.

Unter allen Antipsychotika kann das Risiko für plötzliche kardial bedingte Todesfälle erhöht sein. Vorsichtsmaßnahmen: geringstmögliche wirksame Dosis, besonders bei kardialen Risiken und im höheren Alter; regelmäßige EKG- und Elektrolytkontrollen (QTc < 480 ms); die QTc-Zeit verlängernde Komedikation nur unter EKG-Kontrolle.
Verordnung bei psychotischen Symptomen im Rahmen von Demenzerkrankungen **nur nach sehr sorgfältiger Nutzen-Risiko-Abwägung**, besonders bei kardiovaskulären und zerebrovaskulären Risiken bei Patienten > 65 J. (*off label*).

Reboxetin ⊛

- Antidepressivum.
- Selektiver Noradrenalinwiederaufnahmehemmer (SNRI).

Edronax (Pharmacia)
Tbl. 4 mg (20, 50, 100 Tbl.)
Solvex (Merz Pharmaceuticals)
Tbl. 4 mg (20, 50, 100 Tbl.)

Indikationen

- *Akute depressive Erkrankungen sowie in der Erhaltungstherapie.*

Dosierung

- Initial: 2 × 2 mg für 1 Woche → 2 × 4 mg für eine weitere Woche (bis 65 J.), max. 12 mg/Tag. Zweite Tagesdosis am Mittag. Ab 8 mg zu Beginn stärkere NW.
- Ältere Patienten und bei Leber- oder Niereninsuffizienz nur 4 mg/Tag.

Nebenwirkungen

Sehr häufig: Schlaflosigkeit, Benommenheit, Mundtrockenheit, Obstipation, Schwitzen.
Häufig: Schwindel, Kopfschmerzen, Tachykardie, Palpitationen, Gefäßerweiterung, orthostatische Dysregulation, Kältegefühl, Akkommodationsstörungen, Appetitverlust, Miktionsbeschwerden und Harnverhalt (nur bei Männern), Harnwegsinfektionen, sexuelle Funktionsstörungen, Hodenschmerzen.
Gelegentlich: Angst, Reizbarkeit, Übelkeit, Erbrechen, Hypertonie, Parästhesien, kalte Extremitäten, Hyponatriämie.

Interaktionen: IRis 3

- Keine Kombination mit Antihypertensiva und ergotaminhaltigen AM (Blutdruckerhöhung).
- Wirkverstärkung mit anderen adrenergen Substanzen, MAOH und SSRI.
- Keine pharmakokinetischen oder -dynamischen Interaktionen mit Alkohol bekannt, dennoch sollte auf gleichzeitigen Alkoholkonsum möglichst verzichtet werden.
- Bevorzugte Metabolisierung über CYP3A4: Vorsicht bei Kombination mit starken CYP3A4-Inhibitoren.

Bewertung

⊕ Nicht sedierend. Keine Gewichtszunahme. Relativ geringes Interaktionsrisiko. Bei Verordnungswunsch eines NA-selektiven Antidepressivums ist *Reboxetin* dem TZA *Nortriptylin* vorzuziehen.

⊖ Die IQWiG-Nutzenbewertung zeigte eine unzureichende Wirksamkeit von *Reboxetin* im Vergleich zu SSRI. Weitere Metaanalysen stützen diese Aussage. Eine Verordnung von *Reboxetin* zu Lasten der GKV ist nur noch ausnahmsweise in medizinisch begründeten Einzelfällen möglich. Dosisabhängige, relativ hohe NW-Rate, aber geringer als unter TZA.

Ⓡ Routinelabor, Elektrolyte, RR. Anfallsanamnese.

⚠ Vorsicht bei Leber- oder Niereninsuffizienz (Dosishalbierung), kardialer Vorschädigung, Prostatahypertrophie, Blasenentleerungsstörungen, Glaukom, Anfallsbereitschaft. Zu Beginn der Therapie, besonders bis zum Alter von 24 J.: engmaschiges Monitoring der Suizidalität wie bei allen Antidepressiva. **Cave:** Harnverhalt bei Männern: sofort Absetzen!

Ⓢ **RS 5:** Bisherige Daten erlauben keine sichere Einschätzung. Von einer Verordnung während der Schwangerschaft wird abgeraten.

Risperidon

- Atypisches Antipsychotikum.
- Blockade von 5-HT-, D_2- und α_1-Rezeptoren; in geringerem Maße H_1- und α_2-Rezeptoren.

Risperdal (Janssen-Cilag)

Tbl.	0,5 mg (20, 50 Tbl.) 1/ 2/ 3/ 4 mg (20, 50, 100 Tbl.)
Schmelztbl.	1/ 2/ 3/ 4 mg (28, 56 Tbl.) (**Risperdal Quicklet**)
Lsg.	1 mg = 1 ml (30, 100 ml) (**Risperdal Lösung**)

Depotpräparat (nur i.m.): *Risperidon* (Mikroverkapselung in Polyglycolsäure-co-milchsäure)

Amp.	25/ 37,5/ 50 mg/2 ml (1 Applikationsset) (**Risperdal Consta**)

Indikationen

Oral

- *Schizophrenie.*
- *Mäßige bis schwere manische Episoden bei bipolaren Störungen.*
- *Kurzzeitbehandlung (bis zu 6 Wochen) von anhaltender Aggression bei Patienten mit mäßiger bis schwerer Alzheimer-Demenz, die auf nichtpharmakologische Methoden nicht ansprechen und wenn ein Risiko für Eigen- und Fremdgefährdung besteht.*
- Symptomatische Kurzzeitbehandlung (bis zu 6 Wochen) von anhaltender Aggression bei Verhaltensstörung bei Kindern im Alter ab 5 J. und Jugendlichen mit unterdurchschnittlicher intellektueller Funktion oder mentaler Retardierung, die gemäß der DSM-IV-Kriterien diagnostiziert wurden.

Depotpräparat

- *Erhaltungstherapie der Schizophrenie bei Patienten, die zurzeit mit oralen Antipsychotika stabilisiert sind.*

Dosierung

Oral

Einnahme unabhängig von Nahrungsaufnahme; Nahrungsmittel beeinflussen die Resorption nicht (außer Lösung: inkompatibel zu grünem oder schwarzem Tee).

- **Schizophrenie** (ohne Notfallsituation): Initial 1-2 mg → bis 4 mg erhöhen (schon ab 2. Tag möglich) → 4-6 mg (Einmal- oder Zweimalgabe); 4–6 mg sind die Regel, max. 16 mg/Tag.
- **Manie im Rahmen bipolarer Störungen:** Initial 1 × täglich 2 mg → 1–6 mg/Tag (höhere Dosis wurde bei Manie nicht untersucht).
- Ältere Patienten (Schizophrenie und bipolare Störung): Initial 0,25–0,5 mg 2 × täglich → Zieldosis 1 mg, in Einzelfällen → 4 mg/Tag erhöhen. Kontinuierliche Neubewertung von Indikation und Dosis.
- **Mäßige bis schwere Alzheimer-Demenz:** Bei anhaltender Aggression initial 2 × 0,25 mg, wenn erforderlich, um 2 × 0,25 mg jeden 2. Tag erhöhen. Regeldosis 0,5 mg 2 × täglich, manchmal → 1 mg 2 × täglich.
- Bei anhaltender Aggression Anwendung nicht länger als 6 Wochen. Kontinuierliche Neubewertung von Indikation und Dosis.

Depotpräparat

- Alle 2 Wochen 25 mg tief intragluteal mit Spezialnadel (abwechselnd in beide Seiten); manche Patienten benötigen 37,5 mg oder 50 mg alle 2 Wochen (max. 50 mg). Eine Injektion in den Oberarm (deltoide Injektion) ist verfügbar.
- Nach der ersten Depotinjektion muss aufgrund der Pharmakokinetik für die Dauer von mindestens 3 Wochen noch eine orale Weiterbehandlung mit *Risperidon* erfolgen. Ab Beginn der 4. Woche Ausschleichen der oralen Vormedikation über mindestens eine Woche. Die Geschwindigkeit sollte sich nach den Eigenschaften der Vormedikation (u. a. sedierende und/ oder anticholinerge Wirkungen) und dem klinischen Bild

richten. Insbesondere bei Vorbehandlung mit *Clozapin* wird ein dosisabhängiges Ausschleichen über mehrere Wochen empfohlen. Unabhängig von der Vormedikation sollte eine Ausschleichphase von mindestens 2 Wochen bei persistierender Positivsymptomatik und bekanntem hohem Rezidivrisiko gewählt werden. Vor einer ersten Depotinjektion ohne vorherige orale Gabe muss zunächst die Verträglichkeit oral getestet werden.

- Dosiserhöhung sollte nicht häufiger als alle 4 Wochen erfolgen.
- Ältere Patienten: empfohlene Dosis 25 mg i.m. alle 2 Wochen.
- Steady State ist nach der 4. Injektion (ab der 6. Woche) erreicht.

Umstellung

- Von anderen Antipsychotika: wenn möglich, ausschleichendes Absetzen der vorherigen Behandlung, während *Risperidon* begonnen wird.

Nebenwirkungen

Sehr häufig: Kopfschmerzen, Schlaflosigkeit, EPS.

Häufig: Schwindel, Asthenie, Somnolenz, Sedierung, Lethargie, Agitation, Tremor, Dyskinesien, Dystonien, Arthralgien, Prolaktinerhöhung, verstärkter oder verminderter Appetit, gastrointestinale Störungen, abdomineller Schmerz, Diarrhö, Obstipation, Dyspepsie, Gewichtszunahme, trockener Mund, Tachykardie, Fieber, Pneumonie, Bronchitis, Infektionen der oberen Atemwege, Dyspnoe, Husten, verstopfte Nase, Verschwommensehen, pharyngolaryngealer Schmerz, Brustschmerz, Rückenschmerzen, Gliederschmerzen, Erythem, Ödeme, Akathisie, Harnwegsinfektionen, Enuresis, Epistaxis, Hautausschlag, Angst, Schlafstörungen.

Gelegentlich: Haltungsschwindel, Gleichgewichtsstörungen, Bewusstseinsverlust, Verminderung des Bewusstseinsgrades, Störung der Aufmerksamkeit, Hypersomnie, Dysphonie, Sprachstörungen, Koordinationsstörungen, zerebrovaskuläre Ereignisse, transitorische ischämische Attacken, QTc-Zeit-Verlängerung, EKG-Veränderungen, AV-Block, Schenkelblock, Vorhofflimmern, Sinusbradykardie, Palpitationen, Synkopen, Dysarthrie, tardive Dyskinesien, Leukopenie, Eosinophilie, Thrombozytopenie, Anämie, erhöhte Serumglukose, Transaminasenerhöhung, erniedrigtes Hämoglobin, Temperaturerhöhung, Konjunktivitis, okuläre Hyperämie, Augenausfluss, geschwollenes oder trockenes Auge, verstärkte Tränensekretion, Photophobie, Sinusitis, Ohrenschmerzen, Tinnitus, Keuchen, Atemwegsbeschwerden, Dysphagie, Anorexie, Stuhlinkontinenz, Polydipsie, Dysurie, Harninkontinenz, Pollakisurie, Angioödem, Hypästhesie, Hautläsionen, Hauterkrankungen, Alopezie, Muskelschwäche, Myalgie, Nackenschmerzen, Anschwellen der Gelenke, Gliedersteifigkeit, muskuloskeletaler Brustschmerz, Infektionen, Aspirationspneumonie, Lungenstauung, respiratorische Störung, Lungenrasseln, Atemwegsobstruktion, Gastritis, Pruritus, Akne, Hautverfärbung, seborrhoeische Dermatitis, trockene Haut, Hyperkeratose, Diabetes mellitus, Hyperglykämie, Infektion des Ohres, Tonsillitis, Cellulitis, Otitis media, Infektion des Auges, lokalisierte Infektion, Akrodermatitis, Cystitis, Onychomykosis, Hypotension, orthostatische Hypotension, Flush, Gesichtsödem, Gangstörung, Schwerfälligkeit, influenzaartige Erkrankung, Durst, Brustkorbbeschwerden, Schüttelfrost, Überempfindlichkeit, Amenorrhö, sexuelle Dysfunktion, erektile Dysfunktion, Ejakulationsstörung, Galaktorrhö, Gynäkomastie, Menstruationsstörung, vaginaler Ausfluss, Verwirrtheitszustand, Manie, verminderte Libido, Teilnahmelosigkeit, Nervosität.

Sonstige NW: Selten oder in Einzelfällen malignes neuroleptisches Syndrom, Körpertemperaturerniedrigung, Granulozytopenie und Agranulozytose, diabetische Ketoazidose, zerebrale

Ischämie, zerebrovaskuläre Erkrankungen, Visusminderung, Glaukom, Schlafapnoe-Syndrom, Hyperventilation, intestinale Obstruktion, Pankreatitis, Lippenschwellung, Rhabdomyolyse, Wasserintoxikation, Bewegungsstörung, Schuppen, chronische Otitis media, generalisiertes Ödem, Hypothermie, peripheres Kältegefühl, Ikterus, Anorgasmie, Priapismus, abgestumpfter Affekt.
Bei älteren Patienten ambulant erworbene Pneumonie.
Zusätzliche NW bei Risperdal Consta (nicht oral): Vertigo, Sturzneigung, Depression, Bradykardie, Hypertonie, Blepharospasmen, Gastroenteritis, Gewichtsabnahme, γ-GT-Erhöhung, Leberenzymeerhöhung, Neutropenie, Parästhesie, Zahnschmerzen, Zungenspasmus, Ekzem, Infektionen der unteren Atemwege, subkutane Abszesse, Schmerzen, Gesäßschmerzen.

Interaktionen: IRis 3

- Vorsicht bei der Kombination mit zentral dämpfenden Substanzen einschließlich Alkohol und besonders auch BZD; **keine Kombination** mit **BZD i.v.**
- Keine Kombinationen mit *Furosemid* (erhöhte Mortalität).
- QTc-Zeit-Verlängerung wurde beobachtet. Vorsicht bei Kombination mit anderen die QTc-Zeit verlängernden AM.
- Die Wirkung von Dopaminagonisten, z. B. *Bromocriptin* oder *L-Dopa*, wird abgeschwächt.
- Kombination mit *Carbamazepin* oder *Johanniskraut*-Präparaten nur unter Kontrolle der Plasmakonzentrationen. Es ist mit einer verminderten Bioverfügbarkeit von *Risperidon* zu rechnen durch Induktion von CYP3A4 und P-Glykoprotein.
- Wirkungsverstärkung von Antihypertensiva (insbesondere α_1-Rezeptorenblocker) möglich.

R

Bewertung

⊕ Geringes EPS-Risiko um 4 mg; Dosierungen > 10 mg/Tag nicht wirksamer, jedoch höheres EPS-Risiko. Keine anticholinergen Wirkungen. Relativ geringe sedierende Komponente. In der Geriatrie und bei aggressivem Verhalten zurzeit – trotz Anwendungsbeschränkungen - unverzichtbar.

⊖ Häufig deutliche Prolaktinerhöhung. Risiken für ein metabolisches Syndrom. Deutliches Risiko für QTc-Zeit-Erhöhung. Routinemäßiges Umsetzen auf das Depotpräparat erbrachte in einer Studie gegenüber der oralen Einnahme keine Vorteile.

Ⓡ Routinelabor. BZ, Blutfette. Gewicht, RR, EKG (QTc).

⚠ Vorsicht bei eingeschränkter Leber- und Nierenfunktion (4 mg nicht überschreiten; langsam aufdosieren), Krampfanfällen in der Anamnese, kardialen Risiken (langsam einschleichen 2 × 0,5 mg, Steigerung → 0,5–1 mg/Tag), prolaktinahängigen Tumoren. **Cave:** Bei psychotischen Symptomen bei Demenz, insbesondere bei kardio- und zerebrovaskulären Risiken bei Patienten > 65 J., trotz Zulassung **sehr sorgfältige Nutzen-Risiko-Abwägung** (*Risperidon* ist das einzige zugelassene AAP bei Demenz und psychotischen oder Verhaltensstörungen; Alternativen *Melperon*, *Zuclopenthixol*). Besondere Vorsicht bei Patienten mit Blutbildveränderungen, M. Parkinson, Epilepsie.

Ⓢ **RS 3:** Fallserien ergaben ein im Vergleich zu anderen Antipsychotika relativ unauffälligeres Risikoprofil.

Unter allen Antipsychotika kann das Risiko für plötzliche kardial bedingte Todesfälle erhöht sein. Vorsichtsmaßnahmen: geringstmögliche wirksame Dosis, besonders bei kardialen Risiken und im höheren Alter; regelmäßige EKG- und Elektrolytkontrollen (QTc < 480 ms); die QTc-Zeit verlängernde Komedikation unter EKG-Kontrolle.

Rivastigmin
- Antidementivum
- Acetylcholinesterasehemmer. Zusätzlich Hemmung der Butyrylcholinesterase (Bedeutung noch nicht gesichert).

Exelon (Novartis Pharma)
Kps. 1,5/ 3/ 4,5/ 6 mg (56, 112 Kps.)
Lsg. 2 mg = 1 ml (50/ 120 ml)
Exelon transdermales Pflaster (Novartis Pharma)
TTS 4,6 mg/24 h [5 cm^2] (30, 60); 9,5 mg/24 h [10 cm^2] (30, 60, 90)

Indikationen
- *Leichte bis mittelschwere Alzheimer-Demenz.*
- *Leichte bis mittelschwere Demenz bei idiopathischem Morbus Parkinson.*
- Wahrscheinlich auch wirksam bei *schwerer Alzheimer-Demenz.*
- Hinweise für Verbesserung der begleitenden Verhaltensstörungen (BPSD).
- Moderate Effekte bei vaskulärer Demenz.

Dosierung
Oral
- Initial 2 × 1,5 mg verteilt auf 2 Einzeldosen zu den Mahlzeiten, → alle 2 Wochen bis zur Erhaltungsdosis 6–12 mg/Tag (2 Einnahmezeitpunkte). Wenn die Behandlung länger als einige Tage unterbrochen wurde, Wiederbeginn mit 2 × 1,5 mg und anschließende Dosistitration.

R

Transdermales Pflaster
- Initial 4,6 mg/24 h; nach 4 Wochen Erhöhung auf Erhaltungsdosis von 9,5 mg/24 h. Applikation einmal täglich auf die Haut im oberen oder unteren Rückenbereich, an Ober-

arm oder Brustkorb; bei Applikation im Bereich der Oberschenkel oder im Bauchbereich verminderte Bioverfügbarkeit von *Rivastigmin*. Wenn die Behandlung länger als einige Tage unterbrochen wurde, ist sie mit 4,6 mg/24 h wiederaufzunehmen.

- Die transdermalen Pflaster mit einer Freisetzung von 9,5 mg/24 h führen zu einer Wirkstoffexposition ähnlich einer oralen Dosis von etwa 12 mg/Tag.
- Patienten mit einer oralen Tagesdosis von 3 mg und 6 mg *Rivastigmin* können auf 4,6 mg/24 h, diejenigen mit einer Tagesdosis von 12 mg *Rivastigmin* oral können auf 9,5 mg/24 h transdermale Pflaster umgestellt werden. Je nach vorangegangener Verträglichkeit der oralen Dosis kann eine Umstellung bei Patienten mit einer Tagesdosis von 9 mg *Rivastigmin* auf 9,5 mg/24 h oder 4,6 mg/24 h transdermale Pflaster erfolgen.
- Bei Leber- und Nierenfunktionsstörung ggf. Dosisanpassung erforderlich (Clearance von *Rivastigmin* bei eingeschränkter Leberfunktion um etwa 60%, bei mäßig eingeschränkter Nierenfunktion um etwa 50% vermindert).

Nebenwirkungen

Sehr häufig: Schwindel, Appetitlosigkeit, Übelkeit, Erbrechen, Diarrhö.

Häufig: Müdigkeit, Kopfschmerzen, Agitiertheit, Unwohlsein, Bauchschmerzen, Gewichtsverlust, vermehrtes Schwitzen, Tremor. Pflaster: Hautreaktionen an der Applikationsstelle.

Gelegentlich: Schlaflosigkeit, Depression, Stürze, Synkopen, Bradykardien.

Sonstige NW: Selten Krampfanfälle, Angina pectoris, Magen- und Duodenalulzera, Hautausschlag. Sehr selten Halluzinationen, Herzrhythmusstörungen, Bluthochdruck, EPS, Harnwegsinfekte, gastrointestinale Blutungen.

Gastrointestinale NW treten dosisabhängig, insbesondere zu Beginn der Behandlung und während der Titrationsphase, an-

dere NW (z. B. zentral, kardiovaskulär, respiratorisch) häufiger während der Erhaltungstherapie und ohne klare Dosisabhängigkeit auf; sie sind häufiger als bei *Donepezil*.
Entsprechend einer 6-monatigen Vergleichsstudie weist *Rivastigmin* bei Applikation über ein transdermales Pflaster eine im Vergleich zur oralen Gabe bessere Verträglichkeit auf.
Nach Handhabung eines transdermalen Pflasters ist der Kontakt mit den Augen zu vermeiden

Interaktionen: IRis 2

- Keine Kombination mit Cholinomimetika oder -lytika, depolarisierenden Muskelrelaxanzien vom Succinylcholin-Typ, bradykardieauslösenden AM, z. B. β-Rezeptorenblockern.
- *Rivastigmin* unterliegt einem nichthepatischen Metabolismus ohne Beteiligung des CYP-Systems, bislang sind keine pharmakokinetischen Interaktionen bekannt.
- Es liegen Fallberichte zu QTc-Zeit-Verlängerung und ventrikulären Arrhythmien bei AChE-I vor; regelmäßige Puls- und ggf. EKG-Kontrollen v. a. zu Beginn der Therapie und bei Kombination mit die QTc-Zeit verlängernden AM.

Bewertung

⊕ Kurze HWZ (vor Operationen wichtig). Sehr geringes Interaktionspotenzial. Transdermales Pflaster mit besserer Verträglichkeit verfügbar.

⊖ Häufiger Übelkeit und Erbrechen als bei den anderen AChE-I (nur in der oralen Darreichungsform), besonders wenn zu Beginn zu schnell aufdosiert. Oral keine Einmalgabe möglich. Nutzen-Risiko-Relation bei allen AChE-I noch nicht befriedigend.

Ⓡ Routinelabor. Regelmäßig Puls und EKG-Kontrollen v. a. zu Beginn. Anfallsanamnese.

⚠ Vorsicht bei Leber- und Nierenfunktionsstörung: Dosisanpassung. Vorsicht bei bradykarden Herzrhythmusstörungen, Sick-Sinus-Syndrom, supraventrikulären Erregungsleitungsstörungen, Asthma bronchiale, obstruktive Lungenerkrankungen, Patienten mit erhöhtem Risiko zur Bildung peptischer Ulzera und Krampfanfällen. **Keine Verordnung** bei schwerer Leber- und Niereninsuffizienz.

S Nicht relevant.

Ropinirol

- Medikament gegen Bewegungsstörungen.
- Dopaminagonist; nichtergoliner D_2/D_3-Agonist, der Dopaminrezeptoren im Striatum stimuliert.

Adartrel (GlaxoSmithKline)
Tbl. 0,25/ 0,5/ 2 mg (als HCl) (12, 28, 84 Tbl.)

Indikationen

- *Symptomatische Behandlung des mittelschweren bis schweren idiopathischen Restless-Legs-Syndroms (RLS).*

Dosierung

Initial 2 Tage 0,25 mg in der 1. Woche 0,5 mg/Tag → bei schwerem RLS 2 mg, max. 4 mg. Einnahme kurz vor dem Schlafengehen, auch bis zu 3 h vorher möglich.

Nebenwirkungen

Sehr häufig: Erbrechen, Übelkeit.
Häufig: Müdigkeit, übermäßige Schläfrigkeit, Augmentation (paradoxe Verschlechterung des RLS, entweder zeitliche Vorverlagerung der Beschwerden im Tagesverlauf, erhöhte Intensität oder Ausbreitung der Symptome auf vorher nicht betroffene Gliedmaßen) oder frühmorgendliches Rebound-Phänomen, Nervosität, Schwindel, Synkopen, Schmerzen im Abdomen.
Gelegentlich: Halluzinationen, Verwirrtheit, Hypotonie.

Sonstige NW: Impulskontrollstörungen (z. B. pathologisches Spielen, Spielsucht), gesteigerte Libido, Hypersexualität (als NW unter Dopaminagonisten).

Interaktionen: IRis 3
- Die gleichzeitige Anwendung von Antipsychotika sollte wegen gegenseitiger Wirkabschwächung vermieden werden.
- Vorsicht bei Kombination mit **Inhibitoren** von **CYP1A2**, z. B. *Ciprofloxacin*, *Enoxacin* oder *Fluvoxamin* (► **Anhang INT**).
- Bei Patienten, die mit dem Rauchen anfangen oder aufhören kann eine Dosisanpassung erforderlich sein wegen Induktion bzw. Deinduktion von CYP1A2.
- Bei Frauen unter hormoneller Kontrazeption kann eine Dosisanpassung erforderlich sein.

Bewertung

⊕ Neue Substanz zur wirkungsvollen Behandlung des RLS. Positive Wirkung auf depressive Symptomatik bei RLS.

⊖ Erhöhtes NW-Profil. Mögliche Auswirkungen langfristiger Verordnungen noch nicht genügend bekannt.

Ⓡ Routinelabor.

⚠ **Keine Verordnung** bei Psychosen (dopaminagonistische Wirkung!), schweren Nieren- oder Leberfunktionsstörungen.

Ⓢ **RS 5:** Von einer Verordnung während der Schwangerschaft wird abgeraten.

Rotigotin ⊛

- Medikament gegen Bewegungsstörungen.
- Dopamiagonist, nichtergoliner Dopaminagonist an D_{1-3}-Rezeptoren

Leganto (Bayer)	
Transderm. Pfl.	1 mg/24 h, 2 mg/24 h, 3 mg/24 h
Neupro (UCB)	
Transderm. Pfl.	1 mg/24 h, 2 mg/24 h, 3 mg/24 h

Indikationen

- *Symptomatische Behandlung des mittelschweren bis schweren idiopathischen RLS.*

Dosierung

Initial 1 mg/24 h; wöchentlich ggf. um 1 mg/24 h auf max. 3 mg/24 h. Alle 6 Monate Überprüfung der Notwendigkeit.

Nebenwirkungen

Sehr häufig: Müdigkeit, Kopfschmerzen, Übelkeit, Reaktionen an der Applikationsstelle.
Häufig: Reizbarkeit, Somnolenz, Schlafattacken, Schlafstörungen, Hypertonie, Erbrechen, Dyspepsie, Libidostörungen.
Gelegentlich: Störungen der Impulskontrolle (einschließlich pathologisches Spielen, Zwangshandlungen), Hypotonie.

Interaktionen: IRis 1

- Die gleichzeitige Anwendung von Antipsychotika sollte wegen gegenseitiger Wirkabschwächung vermieden werden.

Bewertung

⊕ Neue Substanz zur wirkungsvollen Behandlung des RLS. Kaum Interaktionen.

⊖ Deutliches NW-Profil. Mögliche Auswirkungen langfristiger Verordnungen noch nicht genügend bekannt.
Ⓡ Routinelabor.
⚠ Pflaster bei Magnetresonanztomographie oder Kardioversion abnehmen (Pflaster enthält Aluminium). **Keine Verordnung** bei Psychosen (dopaminagonistische Wirkung!) und schweren Leberfunktionsstörungen.
Ⓢ **RS 5:** Von einer Verordnung während der Schwangerschaft wird abgeraten.

Sertindol ⊛

- Atypisches Antipsychotikum.
- Indolderivat mit blockierender Wirkung an 5-HT-, D_2- und α_1-Rezeptoren.

Serdolect (Lundbeck)
Filmtbl. 4 mg (30, 50, 100 Tbl.); 12 mg (50, Tbl.); 16/ 20 mg (50, 100 Tbl.)

Indikationen

- *Schizophrene Psychosen*; aufgrund kardiovaskulärer Sicherheitsbedenken *nur bei Patienten mit Unverträglichkeit mindestens eines anderen Antipsychotikums.*

Dosierung

- Initial Einmalgabe 4 mg, → schrittweise Erhöhung um 4 mg alle 4–5 Tage → 12–20 mg, max. 24 mg/Tag. Bei Unterbrechungen > 7 Tage erneut mit 4 mg/Tag.

Nebenwirkungen

Sehr häufig: Rhinitis, verstopfte Nase.
Häufig: Schwindel, Gewichtszunahme, dosisabhängige QTc-Zeit-Verlängerung, orthostatische Hypotonie, Dyspnoe, Mundtrockenheit, periphere Ödeme, Parästhesie, Erythrozyturie, Leukozyturie, vermindertes Ejakulationsvolumen.
Gelegentlich: TdP, Synkopen, Krämpfe, Bewegungsstörungen (v. a. tardive Dyskinesien), **Hyperglykämie.**
Sonstige NW: Selten malignes neuroleptisches Syndrom.

! **Dosisabhängige QTc-Zeit-Verlängerung** (im Durchschnitt um 5%, bei > 1% Erhöhungen > 500 ms, damit verbunden Arrhythmierisiko von 0,1–0,2%); bisher keine eindeutigen Arrhythmien, keine Häufung von TdP, jedoch kardial bedingte Todesfälle im Zusammenhang mit der Einnahme von *Sertindol.*

Interaktionen: **IRis 5**

- Vorsicht bei Kombination mit zentral dämpfenden Substanzen und Alkohol.
- Vorsicht bei Kombination mit Antihypertensiva.
- **Strikter Ausschluss von Pharmaka, die die QTc-Zeit verlängern oder zu Hypokaliämie führen können** (z. B. *Amiodaron, Astemizol, Chinidin, Cisaprid, Erythromycin, Dofetilid, Gatifloxacin*, Lithiumsalze, *Moxifloxacin, Sotalol, Terfenadin, Thioridazin*).
- Keine Kombination mit Kalziumantagonisten (z. B. *Diltiazem, Verapamil*).
- **CYP2D6-Inhibitoren** (► **Anhang INT**), z. B. *Fluoxetin* und *Paroxetin*, können die Plasmaspiegel von *Sertindol* um den Faktor 2–3 erhöhen (**Cave:** Kombination nur unter besonderer Vorsicht, u. a. niedrigere Erhaltungsdosis, EKG-Kontrolle) ebenso wie **CYP3A4-Inhibitoren** (z. B.*Ketoconazol, Itraconazol)* (► **Anhang INT**). Der CYP3A4-Inhibitor *Erythromycin* hatte keinen signifikanten Einfluss. Unter Kombination mit **Induktoren**, insbesondere von **CYP3A4** (► **Anhang INT**) wie *Carbamazepin* oder *Phenytoin* ist mit beschleunigter Elimination von *Sertindol* zu rechnen.
- Vor Kombinationen wird *www.psiac.de* dringend empfohlen.

Bewertung

⊕ Selten EPS. Kaum Prolaktinerhöhung. Geringe Sedierung.
⊖ Nur bei Patienten, die mindestens ein anderes AAP nicht vertragen haben. *Sertindol* **ist ein AAP der 2. Wahl. Es gibt Auflagen bei der Verordnung** (s. FI). Nicht in Notfallsituationen zur raschen Symptomreduktion geeignet. Vorübergehend vom Markt genommen wegen kardialer Todesfälle und ungünstiger Nutzen-Risiko-Abwägung. Bei systematischer Nachuntersuchung ergab sich ein erhöhtes Risiko nur für QTc-Zeit-Verlängerungen. Durch **höheres kardiales Risiko** im Vergleich zu anderen AAP und aufwendigen EKG-Kontrollen deutlicher **Nachteil gegenüber anderen AAP.** Sehr hohe Interaktionsrisiken.

R Routinelabor. BZ, Blutfette. Gewicht, RR. Strikte **EKG-Überwachung** vor und während der Behandlung (s. FI).

A Vorsicht bei leichten Leberfunktionsstörungen, Krämpfen in der Anamnese, Risiko erheblicher Elektrolytstörungen (Erbrechen, Durchfall, kaliumausscheidende Diuretika), bekanntem Poor-metabolizer-Status (CYP2D6). **Keine Verordnung** bei Herz-Kreislauf-Erkrankungen, M. Parkinson, Epilepsie, schweren Leberfunktionsstörungen.

S **RS 5:** Eine unzureichende Datenlage erlaubt keine Risikoeinschätzung. Von einer Verordnung während der Schwangerschaft wird abgeraten.

Unter allen Antipsychotika kann das Risiko für plötzliche kardial bedingte Todesfälle erhöht sein. Vorsichtsmaßnahmen: geringstmögliche wirksame Dosis, besonders bei kardialen Risiken und im höheren Alter; regelmäßige EKG- und Elektrolytkontrollen (QTc < 480 ms); keine die QTc-Zeit verlängernde Komedikation.

Verordnung bei psychotischen Symptomen im Rahmen von Demenzerkrankungen **nur nach sehr sorgfältiger Nutzen-Risiko-Abwägung**, besonders bei kardiovaskulären und zerebrovaskulären Risiken bei Patienten > 65 J. (*off label*).

Sertralin

- Antidepressivum.
- Selektiver Serotoninwiederaufnahmehemmer (SSRI).

Zoloft (Pfizer Pharma)

Tbl.	50/ 100 mg (20, 50, 100 Tbl.)
Lsg.	20 mg/ml (60 ml)

Indikationen

- *Depressive Erkrankungen, auch Rezidivprophylaxe depressiver Erkrankungen.*
- *Panikstörung mit/ohne Agoraphobie.*

- *Zwangsstörung.*
- *Soziale Phobie.*
- *Posttraumatische Belastungsstörung (PTBS).*

Dosierung

- **Depression, Zwangsstörung:** Morgens 50 mg (niedrigste wirksame Dosis und Erhaltungsdosis) → Steigerung um 50 mg pro Woche möglich, max. 200 mg/Tag.
- **Panikstörung, PTBS, soziale Phobie:** Beginn mit 25 mg → nach einer Woche 50 mg → ggf. 50 mg je Woche erhöhen, bis max. 200 mg/Tag.

Nebenwirkungen

Sehr häufig: Schlaflosigkeit, Müdigkeit, Kopfschmerzen, Schwindel, Diarrhö, Übelkeit, Mundtrockenheit, Ejakulationsverzögerung.
Häufig: Zwangsgähnen, Albträume, Bruxismus, Angst, Agitiertheit, Erbrechen, Obstipation, Dyspepsie, Flatulenz, Anorexie, verstärkter Appetit, Tremor, erhöhter Muskeltonus, Myalgien, Palpitationen, Hitzewallungen, Schwitzen, Tinnitus, Geschmacksveränderungen, Sehstörungen, Parästhesien, Erektionsstörungen, verminderte Libido.
Gelegentlich: Krampfanfälle, Hyperkinesien, Hypästhesien, Sprachstörungen, Migräne, Apathie, Tachykardie, Hypertonie, Bronchospasmus, Dysphagie, Gewichtsabnahme oder -zunahme, Alopezie, Urtikaria, Miktionsstörungen, Sexualstörungen bei der Frau.
Sonstige NW: Selten erhöhtes Serumcholesterin, Hypoglykämie, Erhöhung der Transaminasen, veränderte Leberfunktion, schwere Leberfunktionsstörungen, Hepatitis, Dermatitis, Harninkontinenz, Priapismus. Bei Überdosierung kann das QTc-Intervall verlängert sein.
In Einzelfällen Leukopenie, Thrombozytopenie, Hyponatriämie, SIADH, dann v. a. bei älteren Patienten. **Alteration der Thrombozytenfunktion mit selten verlängerter Blutungszeit**

und/oder Anzeichen einer Blutung unter Antidepressiva mit (selektiver) Hemmung der Serotoninwiederaufnahme. Das Risiko für gastrointestinale Blutungen ist vergleichbar demjenigen unter einer Behandlung mit Thrombozytenaggregationshemmern. In Einzelfällen zentrales Serotoninsyndrom.
Absetzsyndrome sind unter *Sertralin* häufig.

Interaktionen: IRis 2

- Keine Kombination mit MAOH (MAOH frühestens 7 Tage nach Absetzen von *Sertralin* ansetzen; *Sertralin* kann 14 Tage nach Absetzen eines irreversiblen MAOH bzw. 2 Tage nach Absetzen von *Moclobemid* gegeben werden). Keine Kombination mit *Linezolid* (Antibiotikum, schwacher, reversibler, nichtselektiver MAOH).
- Keine Kombination mit *Pimozid* (erhöhte *Pimozid*-Spiegel, Ursache unbekannt).
- Kein Grapefruitsaft (Möglichkeit erhöhter Plasmaspiegel von *Sertralin*).
- Keine Kombination mit serotonergen Substanzen, z. B. Triptanen, *Tryptophan*, *Ondansetron*, TZA, *Johanniskraut*-Präparaten, *Tramadol*. Fallbericht über zentrales Serotoninsyndrom mit *Bupropion*.
- Vorsicht bei Kombination mit (Thiazid-)Diuretika und ACE-Hemmern (Hyponatriämierisiko).
- Keine pharmakokinetischen oder -dynamischen Interaktionen mit Alkohol bekannt, dennoch sollte auf gleichzeitigen Alkoholkonsum möglichst verzichtet werden.
- Wenn neben SSRI NSAID, Thrombozytenaggregationshemmer oder orale Antikoagulanzien verordnet werden müssen, sollten Substanzen mit fehlender relevanter Affinität zum Serotonintransporter wie *Mirtazapin* vorgezogen werden.

Bewertung

⊕ Nicht sedierend. Keine Gewichtszunahme. Relativ geringes Interaktionspotenzial. *Sertralin* ist der einzige SSRI, der nicht zu einer Prolaktinerhöhung führt. Positiv mehrfach untersucht als Antidepressivum nach Myokardinfarkt. Für die Rezidivprophylaxe, wie auch *Venlafaxin*, zugelassen. Bei eingeschränkter Nierenfunktion Dosisanpassung nicht nötig. In einer Metaanalyse wird *Sertralin* – neben *Citalopram*, *Escitalopram*, *Mirtazapin*, *Venlafaxin* – als Mittel der 1.Wahl genannt.

⊖ Anfängliche Übelkeit. Diarrhö häufiger als bei anderen SSRI. Dosistitration bei höherer Dosis nötig.

Ⓡ Routinelabor, Elektrolyte (**Cave:** Hyponatriämie, besonders bei älteren Patienten), EKG empfohlen. Risiko für Hämorrhagie abklären. Anfallsanamnese.

⚠ Zu Beginn der Therapie, besonders bis zum Alter von 24 J.: engmaschiges Monitoring der Suizidalität wie bei allen Antidepressiva. Vorsicht bei eingeschränkter Leberfunktion (Dosisanpassung), erhöhter Blutungsneigung und bei Krampfbereitschaft. Erhöhtes Osteoporoserisiko unter Langzeitmedikation bei älteren Menschen.

Ⓢ **RS 5:** Von einer Verordnung während der Schwangerschaft wird abgeraten.

Sildenafil ⊛

- Medikament zur Behandlung der erektilen Dysfunktion.
- Selektiver Inhibitor der Phosphodiesterase Typ 5 (PDE-5).

Viagra (Pfizer)

Tbl.	25 mg (4 Tbl.)
Tbl.	50 mg (4, 12 Tbl.)
Tbl.	100 mg (4, 12 Tbl.)

Indikationen

- *Erektile Dysfunktion* jeglicher Genese, insbesondere auch bei gesicherter organischer Ursache (z. B. bei Diabetes, Rückenmarkverletzungen).

- *Sildenafil* wirkt auch bei substanzinduzierter erektiler Dysfunktion unter SSRI oder Antipsychotika.
- *Sildenafil* wirkt nur bei sexueller Stimulation, kein pharmakologischer Effekt auf die Libido.

Dosierung

- Initial 50 mg pro Bedarfsanwendung, ggf. Dosisreduktion auf 25 mg bzw. Dosissteigerung auf max. 100 mg.
- Einnahme bei Bedarf ca. 1 h vor sexueller Aktivität.
- Höchstens eine Bedarfsanwendung pro Tag.
- Patienten < 65 J.: mit 25 mg beginnen.

Nebenwirkungen

Sehr häufig: Kopfschmerzen.

Häufig: Schwindel, Sehstörungen, Veränderungen des Farbsehens, Flush, verstopfte Nase, Dyspepsie.

Gelegentlich: Somnolenz, Hypästhesie, Bindehautstörungen, Augenstörungen, Tränenflussstörung, Vertigo, Tinnitus, Palpitationen, Tachykardie, Erbrechen, Übelkeit, trockener Mund, Hautausschlag, Myalgie, Brustschmerzen, Müdigkeit, erhöhte Herzfrequenz.

Sonstige NW: Überempfindlichkeitsreaktionen, Schlaganfall, Synkopen, Taubheit, Hypertonie, Hypotonie, Herzinfarkt, Vorhofflimmern, Nasenbluten.

Sehr selten, Einzelfälle: Transitorische ischämische Attacke, Krampfanfälle, nichtarteriitische anteriore ischämische Optikusneuropathie (NAION), Verschluss von Netzhautgefäßen, Gesichtsfelddefekte, ventrikuläre Arrhythmie, instabile Angina pectoris, plötzlicher Herztod, Stevens-Johnson-Syndrom, toxisch epidermale Nekrolyse, Priapismus, prolongierte Erektion. Berichte über Muskelschmerzen, v. a. wenn *Sildenafil* häufiger als empfohlen eingenommen wurde.

Bei einseitigem plötzlichem Sehverlust nach Anwendung von PDE-5-Inhibitoren ist die Einnahme sofort einzustellen. Cave: Plötzlicher Netzhautgefäßverschluss; nicht-arteriitische anteriore ischämische Optikusneuropathie (NAION).

Interaktionen: IRis 4

- Addition des blutdrucksenkenden Effekts von Antihypertensiva oder anderen Substanzen mit blutdrucksenkenden Eigenschaften möglich.
- Erhöhung der Plasmakonzentration durch **CYP3A4-Inhibitoren** wie *Cimetidin*, *Erythromycin*, *Indinavir*, *Ritonavir* oder Grapefruitsaft (► Anhang INT).
- Mit beschleunigter Elimination und verminderter Wirkung ist bei Einnahme von CYP3A4-Induktoren, z. B. *Carbamazepin*, zu rechnen
- Erhöhte *Sildenafil*-Plasmakonzentrationen bei Patienten > 65 J.

Bei gleichzeitiger Anwendung von Nitraten (z. B. *Glyceroltrinitrat*) oder anderen NO-Donatoren (z. B. *Molsidomin*, *Nitroprussid-Natrium*) ist eine Potenzierung hypotensiver Effekte möglich.
Von einer Kombination mit α-Adrenozeptorenblockern ist ebenfalls abzuraten.

Bewertung

(+) Effektives und gut verträgliches Medikament gegen erektile Dysfunktion.

(−) Vor jeder Ersteinnahme müssen Interaktionen, kardiales Risiko und Kontraindikationen sorgfältig beachtet werden.

(R) Routinelabor. Kardiovaskulärer Status.

(⚠) Vorsicht bei Nieren- oder Leberinsuffizienz (erhöhte *Sildenafil*-Plasmakonzentrationen): mit 25 mg beginnen. Vorsicht bei anatomischen Penismissbildungen, prädisponierenden Erkrankungen für Priapismus (z. B. Sichelzellenanämie, Plasmozytom, Leukämie), Gerinnungsstörungen, peptischen Ulzera. **Keine Verordnung** bei erblich bedingter Retinaerkrankung (z. B. Retinitis pigmentosa), Galaktose-Stoffwechselstörungen, schwerer Leberinsuffizienz, schweren Herz-Kreislauf-Erkrankungen (z. B. instabile Angina pectoris, schwere Herzinsuffizienz, Hypotonie mit RR < 90/50 mmHg), Patienten mit kürzlich erlittenem Schlaganfall oder Herzinfarkt (< 3–6 Monate), Schlafapnoe-Syndrom, NAION in der Anamnese.

S Nicht relevant.

Sulpirid

- Antipsychotikum, niedrigpotent.
- Benzamid; D_2-Blocker, auch antihistaminerge und anticholinerge Wirkungen, α_1-Rezeptorenblocker.

Dogmatil (Sanofi Aventis)

Kps.	50 mg (20, 50, 100 Kps.)
Tbl.	200 mg (20, 50, 100 Tbl.) (**Dogmatil forte**)
Saft	5 mg = 1 ml (200 ml Lsg.)
Amp.	100 mg/2 ml (5 Amp.)

Indikationen

Oral

- *Akute und chronische Schizophrenie.*
- *Depressive Störungen, wenn die Behandlung mit einem anderen Antidepressivum erfolglos war oder nicht durchgeführt werden kann.*

Parenteral (i.m.-Injektion)

- Zur Initialbehandlung bei beiden Indikationen.

Dosierung

Oral

- **Schizophrenie:** Einschleichend 300 mg (3 × ½ Tbl.), dann bis → 1000 mg (ambulant), max. bei therapieresistenter Schizophrenie → 1600 mg/Tag (stationär). Niedrige Dosis hat möglicherweise aktivierende Komponente und positive Wirkung auf Negativsymptomatik.
- **Depression:** 100–300 mg/Tag.

Parenteral (i.m.)

- 200–1000 mg/Tag.

Nebenwirkungen

Entsprechend ► *Amisulprid*.
Keine Detailbeschreibungen, weil von dem Präparat abgeraten wird.

Interaktionen: IRis 3

- Vorsicht bei der Kombination mit sedierend wirksamen Substanzen einschließlich Alkohol. Keine Kombination mit *L-Dopa* oder Dopaminagonisten.
- Kombinationen mit AM, die die QTc-Zeit verlängern oder zu Hypokaliämie führen können, nur unter sorgfältiger Kontrolle (► Hinweis).
- Kann in Verbindung mit AM, die stimulierend auf das ZNS wirken (z. B. Appetitzügler, Asthmamittel), verstärkte Unruhe, Nervosität, Angst und Erregung bewirken.

Bewertung

⊕ Relativ geringes EPS-Risiko (teilweise AAP-Eigenschaften).
⊖ Deutliche Prolaktinerhöhung. Verordnung bei jungen Frauen eher vermeiden. Deutlich erhöhtes Risiko für QTc-Zeit-Verlängerung. Sedierende Wirkung. Wegen Prolaktinerhöhung und Interaktionsrisiko sollte es als **Antidepressivum nicht verordnet** werden. Eine **Indikation bei Schizophrenie besteht** seit

Zulassung von *Amisulprid* **nicht**.

R Routinelabor. BZ, Blutfette, Prolaktin. Gewicht, EKG. Anfallsanamnese.

⚠ Vorsicht bei Nierenfunktionsstörungen, schweren Leberfunktionsstörungen. Besondere Vorsicht bei kardiovaskulären Erkrankungen. **Keine Verordnung** bei M. Parkinson, Manie, Epilepsie.

S **RS 5:** Bisherige Daten erlauben keine sichere Einschätzung. Von einer Verordnung während der Schwangerschaft wird abgeraten.

> Unter allen Antipsychotika kann das Risiko für plötzliche kardial bedingte Todesfälle erhöht sein. Vorsichtsmaßnahmen: geringstmögliche wirksame Dosis, besonders bei kardialen Risiken und im höheren Alter; regelmäßige EKG- und Elektrolytkontrollen (QTc < 480 ms); keine die QTc-Zeit verlängernde Komedikation.
> **Verordnung** bei psychotischen Symptomen im Rahmen von Demenzerkrankungen **nur nach sehr sorgfältiger Nutzen-Risiko-Abwägung**, besonders bei kardiovaskulären und zerebrovaskulären Risiken bei Patienten > 65 J. (*off label*).

T

Tadalafil ⊛

- Medikament zur Behandlung der erektilen Dysfunktion.
- Selektiver Inhibitor der Phosphodiesterase Typ 5 (PDE-5).

Cialis (Lilly)

Tbl.	5 mg (28 Tbl.)
Tbl.	10 mg (4 Tbl.)
Tbl.	20 mg (4, 8, 12 Tbl.)

Indikationen

- *Erektile Dysfunktion.*
- Lange Wirkungsdauer (bis zu 24–36 h).
- *Tadalafil* wirkt nur bei sexueller Stimulation, kein pharmakologischer Einfluss auf die Libido.

Dosierung

- 10 mg mindestens 30 min vor erwarteter sexueller Aktivität. Bei ausbleibender Wirkung Dosis auf max. 20 mg erhöhen. Wirkungseintritt nach etwa 30 min und bis zu 24–36 h anhaltend.
- Einnahmehäufigkeit 1 × täglich.
- Voraussetzung für die tägliche Einnahme ist ein Ansprechen auf die Einnahme nach Bedarf. Die empfohlene Dosis ist 1 × täglich 5 mg jeweils zur etwa gleichen Tageszeit.

Nebenwirkungen

Sehr häufig: Kopfschmerzen.

Häufig: Schwindel, Hautrötung, verstopfte Nase, Dyspepsie, Rückenschmerzen, Muskelschmerzen.

Gelegentlich: Verschwommenes Sehen, Empfindungen, die als Augenschmerzen beschrieben wurden, Tachykardie, Palpitationen, Hypotonie (v. a. wurde dies berichtet, wenn *Tadalafil* von Patienten eingenommen wurde, die bereits mit Antihypertensiva behandelt wurden), Hypertonie, abdominelle Beschwerden, gastroösophagealer Reflux, Hautausschlag, Hyperhidrosis (Schwitzen), Brustschmerz.

Sonstige NW: Schlaganfall (einschl. hämorrhagische Ereignisse), Synkopen, vorübergehende ischämische Attacken, Migräne, Krampfanfälle, vorübergehende Amnesie (Gedächtnisstörung), Gesichtsfeldausfall, Schwellung der Augenlider, Bindehautrötung, nichtarteriitische anteriore ischämische Optikusneuropathie (NAION), Augenvenenverschluss, plötzliche Schwerhörigkeit oder Taubheit, Myokardinfarkt, instabile Angina pectoris, ventrikuläre Arrhythmien, Epistaxis (Nasenbluten), Urtikaria, Stevens-Johnson-Syndrom, exfoliative Dermatitis, lang andauernde Erektionen, Priapismus, Gesichtsödem, plötzlicher Herztod

! Bei einseitigem plötzlichem Sehverlust nach Anwendung von PDE-5-Inhibitoren ist die Einnahme sofort einzustellen. Cave: Plötzlicher Netzhautgefäßverschluss; nichtarteriitische anteriore ischämische Optikusneuropathie (NAION).

Interaktionen: IRis 4

- Addition des blutdrucksenkenden Effekts von Antihypertensiva oder anderen Substanzen mit blutdrucksenkenden Eigenschaften möglich.
- Erhöhung der Plasmakonzentration durch **CYP3A4-Inhibitoren** wie *Cimetidin*, *Erythromycin*, *Indinavir*, *Ritonavir* oder Grapefruitsaft (▶ Anhang INT).
- Mit beschleunigter Elimination und verminderter Wirkung ist bei Einnahme von CYP3A4-Induktoren, z. B. *Carbamazepin*, zu rechnen.

! Bei gleichzeitiger Anwendung von Nitraten (z. B. *Glyceroltrinitrat*) oder anderen NO-Donatoren (z. B. *Molsidomin, Nitroprussid-Natrium*) ist eine Potenzierung hypotensiver Effekte möglich.
Von einer Kombination mit α-Adrenozeptorenblockern ist ebenfalls abzuraten.

T

Bewertung

⊕ Effektives Medikament gegen erektile Dysfunktion **mit längerer Wirkungsdauer** als bei *Sildenafil* und *Vardenafil*. Keine Dosisanpassung bei älteren Männern oder Diabetes notwendig.

⊖ Interaktionen und kardiales Risiko müssen sorgfältig vor jeder Ersteinnahme beachtet werden.

Ⓡ Routinelabor. Kardiovaskulärer Status.

⚠ Vorsicht bei Nieren- oder Leberinsuffizienz: max. 10 mg. Vorsicht bei anatomischen Penismissbildungen, prädisponierenden Erkrankungen für Priapismus (z. B. Sichelzellenanämie, Plasmozytom, Leukämie). **Keine Verordnung** bei Männern mit kardialen Erkrankungen, denen von sexueller Aktivität abgeraten wird, Herzinfarkt während der vorangegangenen 90 Tage, instabiler Angina pectoris oder Angina pectoris, die während sexueller Aktivität auftrat, Herzinsuffizienz (NYHA II oder höher) während der letzten 6 Monate, unkontrollierten Arrhythmien, Hypotonie (< 90/50 mmHg), unkontrollierter Hypertonie, Schlaganfall während der vorangegangenen 6 Monate, NAION in der Anamnese, Galaktosestoffwechselstörungen.

Ⓢ Nicht relevant.

Temazepam

- Hypnotikum.
- 1,4-Benzodiazepin, HWZ 5–14 h.

Planum (Pfizer)
Kps. 10 mg (10, 20, 30 Kps.) (**Planum mite**)
Kps. 20 mg (10, 20, 30 Kps.)
Remestan (MEDA Pharma)
Kps. 10 mg (10, 20 Kps.) (**Remestan mite**)
Kps. 20 mg (10, 20 Kps.)

Indikationen

- *Kurzzeitbehandlung von Schlafstörungen; nur bei Schlafstörungen von klinisch bedeutsamem Schweregrad.*

Dosierung

- 10–20 mg; max. 40 mg 1–2 h vor dem Schlafengehen (langsame Absorption).
- Ältere Patienten: max. 10 mg/Tag.

Nebenwirkungen

Keine Häufigkeitsangaben vom Hersteller. Es werden nur die wichtigsten NW genannt:
Benommenheit, Sedierung, Kopfschmerzen, Sehstörung, Schwindel, Ataxie. Bei älteren Patienten erhöhtes Risiko für Stürze und Knochenbrüche. Verminderte Libido.
Bei hohen Dosen sind, besonders bei älteren Patienten, Hang-over-Effekte mit verminderter psychomotorischer Leistungsfähigkeit und Reaktionsbereitschaft (eingeschränkte Verkehrstüchtigkeit, eingeschränkte Leistungsfähigkeit bei Alltagstätigkeiten) bekannt.
Unter *Temazepam* sind paradoxe Disinhibitionsphänomene möglich: Agitiertheit, Euphorisierung, Erregungszustände, Schlaflosigkeit und Aggressivität. Sie treten unter höherer Dosierung und besonders bei älteren Menschen häufiger auf.

Interaktionen: IRis 2

- Vorsicht bei Kombination mit anderen zentral dämpfenden Substanzen einschließlich Alkohol, Narkoanalgetika, Muskelrelaxanzien, β-Rezeptorenblockern, Antihypertensiva und AM, die die Atemfunktion beeinflussen können, besonders bei Risikopatienten und im Alter.

Bewertung

⊕ Keine Kumulationsneigung. Aufgrund der HWZ für Durchschlafstörungen besonders geeignet.

T

Abhängigkeitsrisiko. *Temazepam* sollte nicht bei Einschlafstörungen verordnet werden (dafür eher *Zaleplon*, *Zolpidem*, *Zopiclon*). Hang-over-Effekte bei höherer Dosierung verstärkt möglich.

R Aufklärung über BZD-Risiken, u. a. Abhängigkeitsentwicklungen, Entzugssyndrome, Toleranzentwicklung.

Keine Verordnung bei schwerer Leberfunktionsstörung, Myasthenia gravis, Schlafapnoe-Syndrom, Ataxie, schwerer Ateminsuffizienz.

S **RS 5:** Von einer Verordnung während der Schwangerschaft wird abgeraten.

Thioridazin

- Konventionelles trizyklisches Antipsychotikum, niedrigpotent.
- Phenothiazin.

Melleril (AWD Pharma)

Drg.	25 mg (20, 50, 100 Drg.); 100 mg (20, 50 Drg.)
Tbl.	30/ 200 mg (20, 50, 100 Tbl.) (**Melleril retard**)

Indikationen

- *Chronische Formen schizophrener und anderer Psychosen, bei denen psychomotorische Unruhe und Erregungszustände im Vordergrund stehen.*

Dosierung

- 3 × 25 mg → max. ambulant 200 mg, stationär 500 mg/Tag.

Nebenwirkungen

Alle typischen NW unter trizyklischen Antipsychotika sind möglich: z. B. EPS, Prolaktinerhöhung, Sedation, Gewichtszu-

nahme, Hypotension, gastrointestinale Beschwerden, dosisabhängige QTc-Zeit-Verlängerung.
Keine Detailbeschreibung, weil von dem Präparat abgeraten wird.

Interaktionen: IRis 5

- Vorsicht bei der Kombination mit anderen zentral wirksamen Substanzen und mit Alkohol.
- Keine Kombinationen mit AM, die die QTc-Zeit verlängern oder zu Hypokaliämie führen können, (▶ Hinweis).
- Aufgrund der starken anticholinergen Komponente gibt es sehr viele pharmakodynamische Wechselwirkungen.
- Bei Kombination mit Lithiumsalzen erhöhtes Risiko für EPS.
- Die Wirkung von Dopaminagonisten, z. B. *Bromocriptin*, *Amantadin* oder *L-Dopa* wird abgeschwächt.
- Keine Kombination mit **CYP2D6-Inhibitoren**, z. B. *Paroxetin*, *Fluoxetin* oder *Metoprolol* (▶ **Anhang INT**), ebenso keine Anwendung bei Patienten mit genetisch bedingtem nicht aktivem CYP2D6.
- Vor Kombinationen wird *www.psiac.de* dringend empfohlen.

Bewertung

⊕ Keine Vorteile.

⊖ Starke anticholinerge Komponente. Hohes kardiotoxisches Risiko. Sehr hohes Interaktionsrisiko. Wegen vorhandener risikoärmerer Alternativen ist **von einer Verordnung dringend abzuraten**.

Ⓡ Routinelabor mit Elektrolyten. BZ, Blutfette. Gewicht. Häufig EKG (QTc).

⚠ Vorsicht bei Leber- und Nierenfunktionsstörungen, Harnretention, chronischer Obstipation. **Keine Verordnung** bei kardialen Störungen (hohes kardiotoxisches Risiko), M. Parkinson, Blutbildungsstörungen, Epilepsie, Glaukom.

Ⓢ **RS 5:** Wenige Fallbeobachtungen, bei denen keine Fehlgeburten beobachtet wurden, erlauben keine Risikoeinschätzung.

T

Von einer Verordnung während der Schwangerschaft wird abgeraten.

Unter allen Antipsychotika kann das Risiko für plötzliche kardial bedingte Todesfälle erhöht sein. Vorsichtsmaßnahmen: geringstmögliche wirksame Dosis, besonders bei kardialen Risiken und im höheren Alter; regelmäßige EKG- und Elektrolytkontrollen (QTc < 480 ms); keine die QTc-Zeit verlängernde Komedikation.
Verordnung bei psychotischen Symptomen im Rahmen von Demenzerkrankungen **nur nach sehr sorgfältiger Nutzen-Risiko-Abwägung**, besonders bei kardiovaskulären und zerebrovaskulären Risiken bei Patienten > 65 J. (*off label*).

Tranylcypromin ⊛

- Antidepressivum.
- Irreversibler nichtselektiver Monoaminoxidasehemmer (MAOH). Abklingen der MAO-Hemmung nach Absetzen innerhalb von 7–10 Tagen.

Jatrosom N (esparma)
Tbl. 10/ 20 mg (20, 50, 100 Tbl.)

Indikationen

- *Depressive Syndrome unabhängig von ihrer nosologischen Zuordnung.*

Dosierung

- Initial 10 mg (morgens) → Steigerung 10 mg pro Woche → 20–40 mg (1–3 × täglich); max. 60 mg/Tag (stationär).
- Letzte Verordnung nicht nach 15 Uhr.
- Ältere Patienten: langsamere Dosissteigerung.

Nebenwirkungen

Sehr häufig: Hypotonie, orthostatische Dysregulation, Schlafstörungen.
Häufig: Schwäche, Müdigkeit, Schwindel, Angstzustände, Agitiertheit, Unruhe, Mundtrockenheit, Palpitationen, Hypertonie, Gewichtszunahme oder -abnahme.
Gelegentlich: Hypertensive Krisen.
Sonstige NW: Selten Anämien, Leukopenie, Neutropenie, Agranulozytose, Thrombopenie, zerebrale Krampfanfälle, Leberfunktionsstörungen, Anstieg der Leberenzymaktivität, Ödeme, Akkommodationsstörungen, Obstipation, Diarrhö, Schwitzen. Muskelschmerzen, Gelenkschmerzen. Sehr selten Halluzinationen, Verwirrtheit, Hyperthermie, Haarausfall, SIADH.

! Warnung vor jeglicher **Selbstmedikation!**

› **Tyraminarme Diät** erforderlich. Zu meiden sind: Käse (besonders reifer, alter Käse; Frischkäse ist erlaubt), Fischhalbkonserven wie z. B. Salzheringe, Hefeextrakte und -hydrolysate, Pilze, Soja und Sojaprodukte, Saubohnen, gealtertes Fleisch oder Fleischextrakte (Frischfleisch ist erlaubt), Sauerkraut, Salami, fermentierte Würste, Geflügelleber, saure Sahne oder Joghurt (große Portionen), verdorbene oder getrocknete Früchte wie verdorbene Bananen, Feigen oder Rosinen, sämtliche nichtfrischen bzw. konservierten Lebensmittel; möglichst Alkoholkarenz (trotz geringen Tyramingehalts der meisten Alkoholika); besonders Biere, schwere Rot- und Süßweine.

Interaktionen: IRis 3

- Keine Kombination mit TZA, *Bupropion*.
- Keine Kombination mit serotonergen AM, z. B. SSRI, *Clomipramin*, *Buspiron*, *Duloxetin*, *Venlafaxin*, *Milnacipran*, *Tryptophan*, *Tramadol*, *Naratriptan*, *Sumatriptan*, *Dextromethorphan*, *Pethidin*.

T

- Keine Kombination mit indirekten Sympathomimetika.
- Keine Kombination mit *Disulfiram*.
- Die Wirkung von Alkohol kann bei gleichzeitiger Einnahme verstärkt werden.
- Bei Gabe von **Antidepressiva nach *Tranylcypromin*** Karenzzeit beachten (mindestens 2 Wochen). Bei Gabe von ***Tranylcypromin* nach vorheriger Gabe eines anderen Antidepressivums** Karenzzeit mindestens $5 \times t_{1/2}$; im Falle von *Fluoxetin* 5 Wochen. Allgemeinnarkose: *Tranylcypromin* 2 Wochen vorher absetzen.

Bewertung

⊕ In einigen Fällen gute antidepressive Wirkung bei unzureichender Response auf andere Antidepressiva, insbesondere in höherer Dosis (50–60 mg). Augmentation aber unter strikter Nutzen-Risiko-Abwägung. MAOH sind nicht kardiotoxisch (aber Hypotonie und hypertensive Krisen als NW). Keine Gewichtszunahme. Selten sexuelle Funktionsstörungen. Nicht sedierend.

⊖ Tyraminarme Diät notwendig. Relativ hohes Interaktions- und NW-Risiko; daher sollte *Tranylcypromin* **nur Mittel der 2. Wahl** sein und Experten im Umgang mit MAOH vorbehalten bleiben.

Ⓡ Routinelabor. Elektrolyte. RR. Anfallsanamnese.

⚠ Vorsicht bei Diabetes, kardialer Vorschädigung (v. a. höhergradige Herzinsuffizienz), eingeschränkter Nierenfunktion, Krampfanfällen in der Anamnese und besonders Suizidalität. Hyper-und Hypotonie. **Cave:** Hypertone Blutdruckkrisen überwiegend nach Einnahme stark aminhaltiger Nahrungsmittel (besonders Tyramin), Vorliegen eines Phäochromozytoms und Thyreotoxikose. **Keine Verordnung** bei Phäochromozytom, Karzinoid, vaskulären Erkrankungen des Gehirns, Gefäßfehlbildungen wie Aneurysmen, schweren Formen von Hypertonie bzw. von Herz-Kreislauf-Erkrankungen, Leberfunktionsstörungen, schweren Nierenfunktionsstörungen, Porphyrie, Diabetes insipidus, maligner Hyperthermie (auch in der Vorgeschichte), Delirien.

S RS 5: Bisherige Daten erlauben keine sichere Einschätzung. Von einer Verordnung während der Schwangerschaft wird abgeraten.

Trazodon

- Antidepressivum.
- Serotoninwiederaufnahmehemmer und 5-HT_{2A}-Rezeptorantagonist.

Trazodon HEXAL (HEXAL)[1]

Tbl. 100 mg (20, 50, 100 Tbl.)

[1] Es wurde ein Generikum ausgewählt. Erstanbieter bietet *Trazodon* nicht mehr an.

Indikationen

- *Depressive Erkrankungen.*
- Wirksamkeit bei primärer Schlafstörung, auch bei Restless-legs-Syndrom (RLS) (*off label*).

Dosierung

- **Depression:** Initial 100 mg Erhaltungsdosis 200–400 mg/Tag (nach einer Woche, stationär auch schneller, dann max. 600 mg/Tag). Einnahme nach dem Essen.
- Ältere Patienten: 100–200 mg/Tag.
- Schlafstörungen: 25–150 mg/Tag.

Nebenwirkungen

Häufig: Schwindel, Kopfschmerzen, Müdigkeit, Schlafstörungen, Unruhe, Sedation, orthostatischer Blutdruckabfall, Herzrhythmusstörungen (Bradykardie, Tachykardie, ventrikuläre Rhythmusstörungen, insbesondere bei Patienten mit vorbeste-

T

henden Rhythmusstörungen), gastrointestinale Beschwerden, Mundtrockenheit.

Gelegentlich: Zittern, Verwirrtheit, Sehstörungen, Blutdruckerhöhung, Sehstörungen, Obstipation, Gewichtszunahme oder -abnahme.

Sonstige NW: Selten Priapismus. Sehr selten Blutbildveränderungen, Krampfanfälle, kollaptische Zustände, Leberfunktionsstörungen und Hepatitis. QTc-Zeit-Verlängerung möglich, insbesondere bei Überdosierung und Vorliegen weiterer Risikofaktoren.

Interaktionen: IRis 4

- Vorsicht bei gleichzeitigem Konsum von Alkohol oder Einnahme anderer zentral dämpfend wirkender Substanzen: mögliche Wirkverstärkung.
- Keine Kombination mit MAOH.
- Risiko eines zentralen Serotoninsyndroms bei Kombination mit serotonergen AM, z. B. SSRI, *Tramadol*, *Tryptophan*.
- Verstärkung der blutdrucksenkenden Wirkung bei gleichzeitiger Einnahme von Phenothiazinen, wie z. B. *Fluphenazin*, *Levomepromazin*, *Perphenazin*.
- QTc-Zeit-Verlängerung beschrieben: Keine Kombination mit *Thioridazin* und *Pimozid*. Vorsicht mit anderen die QTc-Zeit verlängernden AM.
- Vorsicht bei Kombination mit AM, die eine Hypokaliämie/Hypomagnesiämie verursachen können (Risiko für Arrhythmien).
- Bei Kombination mit *Warfarin* oder anderen Antikoagulanzien INR regelmäßig kontrollieren.
- Anstieg der Plasmakonzentration von *Trazodon* bei Kombination mit **CYP3A4-Inhibitoren** (► **Anhang INT**; Abfall bei Kombination mit **CYP3A4-Induktoren** (► **Anhang INT**).

Bewertung

⊕ Gute schlafinduzierende Wirkung. Keine Gewichtszunahme (im Gegensatz zu *Mirtazapin*). Keine sexuellen Funktionsstörungen. *Trazodon* löst im Gegensatz zu *Mirtazapin* kein RLS aus und ist bei nächtlichen Bewegungsstörungen indiziert.

⊖ Erhöhtes NW-Risiko im Vergleich zu neueren Antidepressiva. Sedation (häufig werden > 150 mg nicht vertragen). Relativ hohes Interaktionsrisiko. Wegen vorhandener risikoärmerer Alternativen ist *Trazodon* **als Antidepressivum nur 2. Wahl.** Die Vorteile der fehlenden Gewichtszunahme und der schlafinduzierenden Wirkung gleichen die Nachteile in der Regel nicht aus.

Ⓡ Routinelabor. Blutbild, Elektrolyte, EKG.

⚠ Vorsicht bei Herzrhythmusstörungen bzw. dekompensierter kardiovaskulärer Insuffizienz, angeborenem Long-QT-Syndrom, Hypokaliämie, Bradykardie, Epilepsie, Leber- und Niereninsuffizienz. Zu Beginn der Therapie, besonders bis zum Alter von 24 J.: engmaschiges Monitoring der Suizidalität wie bei allen Antidepressiva. **Cave:** Priapismus, sofort urologische Intervention (akuter Notfall). Keine Verordnung bei Karzinoid-Syndrom, Störungen des Galaktosestoffwechsels.

Ⓢ **RS 5:** Bisherige Daten erlauben keine sichere Einschätzung. Von einer Verordnung während der Schwangerschaft wird abgeraten.

T

Triazolam ⊛
- Hypnotikum.
- Triazolo-Benzodiazepin, HWZ 1,5–5 h.

Halcion (Pfizer)	
Tbl.	0,25 mg (7,10, 14 Tbl.)

Indikationen
- *Zur Kurzzeitbehandlung von Einschlafstörungen.*

Dosierung
- 0,125–0,25 mg; ältere Patienten 0,125 mg.

Nebenwirkungen
Keine Häufigkeitsangaben vom Hersteller. Es werden nur die wichtigsten NW genannt:

Verwirrtheit, Ataxie, Schwindel und Doppelbilder (Vorwiegend zu Beginn der Behandlung). Schläfrigkeit, Kopfschmerzen. Hautreaktionen, gastrointestinale Störungen, Tachykardie, Veränderungen der Libido. Schlafwandeln, Gangunsicherheit mit Sturzgefahr, Synkopen, vermehrtes Schwitzen, Mundtrockenheit.

Anterograde Amnesie kommt häufiger als bei anderen BZD vor.

Bei hohen Dosen sind, besonders bei älteren Patienten und höheren Dosen, Hang-over-Effekte mit verminderter psychomotorischer Leistungsfähigkeit und Reaktionsbereitschaft (eingeschränkte Verkehrstüchtigkeit, eingeschränkte Leistungsfähigkeit bei Alltagstätigkeiten) bekannt. Aufgrund der kurzen HWZ sollten diese NW bei *Triazolam* geringer als bei anderen BZD sein.

Unter *Triazolam* sind paradoxe Disinhibitionsphänomene häufiger als bei anderen BZD: Agitiertheit, Euphorisierung, Erregungszustände, Schlaflosigkeit und Aggressivität. Sie treten unter höherer Dosierung und besonders bei älteren Menschen häufiger auf.

Interaktionen: **IRis 4**

- Vorsicht bei Kombination mit anderen zentral dämpfenden Substanzen einschließlich Alkohol,
- Narkoanalgetika, Muskelrelaxanzien, β-Rezeptorenblockern, Antihypertensiva und AM, die die Atemfunktion beeinflussen können.
- Bei Kombination mit **CYP3A4-Inhibitoren** (z. B. *Ritonavir* oder *Clarithromycin*) Anstieg der Wirkspiegel (► **Anhang INT**). Die Eliminations-HWZ von *Triazolam* verlängert sich von 3 h auf 41 h.
- Beschleunigter Abbau bei Kombination mit **Induktoren** von **CYP3A4** (z. B. *Carbamazepin*, *Johanniskraut*, *Oxybutynin*) (► **Anhang INT**).

Bewertung

⊕ Keine Kumulationsgefahr.

⊖ **Abhängigkeitsrisiko**. Am Morgen nach abendlicher Gabe erhöhte Ängstlichkeit und Unruhe als Rebound-Phänomen möglich. Relativ hohes Interaktionsrisiko. Relativ häufig anterograde Amnesie. Für Einschlafstörungen sind *Zaleplon*, *Zolpidem*, *Zopiclon* vorzuziehen. Nutzen-Risiko-Verhältnis ungünstiger als bei anderen BZD-Hypnotika, daher **nur Mittel der 2. Wahl.**

Ⓡ Aufklärung über BZD-Risiken, u. a. Abhängigkeitsentwicklungen, Entzugssyndrome, Toleranzentwicklung.

⚠ Vorsicht bei Leber-und Nierenfunktions- und Kreislaufstörungen. **Keine Verordnung** bei schweren Leberstörungen, Myasthenia gravis, Ataxie, schweren Störungen der Atemfunktion, Schlafapnoe-Syndrom, bekannter Abhängigkeitsanamnese (ambulant).

Ⓢ **RS 5:** Es liegen zu wenige Daten zur Abschätzung des Risikos während der Schwangerschaft vor. Von einer Verordnung wird abgeraten.

T

Trimipramin

- Trizyklisches Antidepressivum.
- Starke Histaminrezeptorblockade, 5-HT_2- und D_2-Rezeptor-antagonistischer Effekt, nur geringe NA- oder 5-HT-Wiederaufnahmehemmung, keine REM-/Tiefschlafsuppression.

Stangyl (Sanofi-Aventis)

Tbl.	25/ 100 mg (20, 50, 100 Tbl.) (**Stangyl Tabs**)
Lsg.	40 mg = 40 Trpf. = 1 ml (30/ 90 ml)

- *Depressive Erkrankungen (Episoden einer Major Depression) mit den Leitsymptomen Schlafstörungen, Angst und innere Unruhe.*
- Schlafstörungen ohne begleitende depressive Symptomatik (*off label*).
- Chronische Schmerzzustände (*off label*).

Dosierung

- **Depression:** Initial 25-50 mg, Erhaltungsdosis langsam steigern → 100-150 mg/Tag, auch → 300 mg/Tag (Hauptdosis spät abends), max. 400 mg/Tag.
- Schlafstörungen (ohne Depression): 25–50 mg spät abends.
- Chronische Schmerzzustände: Initial 50 mg → langsame Erhöhung auf 150 mg/Tag.

Nebenwirkungen

Sehr häufig: Müdigkeit (stärkere Sedierung als bei *Amitriptylin*), Benommenheit, Kopfschmerzen, Schwindel, Tremor, Tachykardie, orthostatische Dysregulation, Obstipation, Übelkeit, Gewichtszunahme, Mundtrockenheit, Schwitzen, Akkommodationsstörungen, meist passagerer Anstieg der Leberenzymaktivität.

Häufig: Innere Unruhe, Schlafstörungen, Hautausschläge, Durstgefühl, Miktionsstörungen, sexuelle Funktionsstörungen.
Gelegentlich: Verwirrtheit, Blutbildveränderungen, Leberfunktionsstörungen, Hypoglykämie, SIADH, Ileus, Synkopen, Tinnitus, Parästhesien, Haarausfall, Harnverhalt, Galaktorrhö.
Sonstige NW: Sehr selten Agranulozytose, Krampfanfälle, Glaukomanfälle. In Einzelfällen Herzrhythmus- und Reizleitungsstörungen, Verstärkung einer bestehenden Herzinsuffizienz, Verlängerung des QTc-Intervalls, TdP, cholestatische Hepatitis.

Interaktionen: IRis 4

- Keine Kombination mit MAOH (unter stationären Bedingungen möglich).
- Keine Kombination mit anticholinergen Substanzen, z. B. *Biperiden*, *Benztropin*, *Trihexiphenyl* oder *Metixen*.
- QTc-Zeit-Verlängerung beschrieben: Keine Kombination mit *Thioridazin* und *Pimozid*. Vorsicht mit anderen die QTc-Zeit verlängernden AM.
- Vorsicht bei Kombination mit AM, die eine Hypokaliämie/Hypomagnesiämie verursachen können (Risiko für Arrhythmien).
- Vorsicht bei Kombination mit Antiepileptika wegen prokonvulsiver Eigenschaften von *Trimipramin*.
- Vorsicht bei gleichzeitigem Konsum von Alkohol oder Einnahme anderer zentral dämpfend wirkender Substanzen: mögliche Wirkverstärkung.
- Vorsicht bei Kombinationen mit **Inhibitoren** von **CYP2C19** oder **CYP2D6**, z. B. *Fluoxetin*, *Fluvoxamin*, *Moclobemid*, *Paroxetin* oder *Bupropion* (► **Anhang INT**), Kontrolle der Plasmaspiegel empfohlen.

! Keine TZA bei kardialer Vorschädigung; keine Kombination mit Antiarrhythmika und AM, die zur QTc-Zeit-Verlängerung oder zu Erregungsleitungsstörungen führen, z. B. *Pimozid, Thioridazin*.

T

Bewertung

⊕ Vorteile bei Schlafstörungen (keine REM-Schlafphasen-Unterdrückung, ebenso wie *Agomelatin* und *Mirtazapin*), weiterhin bei Schmerzen und depressiven Episoden mit psychotischen Symptomen geeignet. Nur geringe anticholinerge Komponente.

⊖ Stark sedierende Wirkung (stärker als bei *Amitriptylin* und anderen TZA, kann aber bei Schlafstörungen therapeutisch genutzt werden). Therapeutische Breite geringer als bei neueren Präparaten.

Ⓡ Routinelabor (Blutbild!), Elektrolyte. Gewicht. EKG und RR regelmäßig. Anfallsanamnese.

⚠ Vorsicht bei schweren Leber- und Nierenerkrankungen, erhöhter Anfallsbereitschaft, kardialer Vorschädigung (insbesondere Erregungsleitungsstörungen, angeborenes Long-QT-Syndrom), Hypokaliämie, Bradykardie, Blutbildstörungen, chronischer Obstipation. Besonders zu Beginn der Therapie, besonders bis zum Alter von 24 J.: engmaschiges Monitoring der Suizidalität wie bei allen Antidepressiva. **Keine Verordnung** bei Harnverhalt, Engwinkelglaukom, Prostatahyperplasie mit Restharnbildung, Pylorusstenose.

Ⓢ **RS 5:** Bisherige Daten erlauben keine sichere Einschätzung. Von einer Verordnung während der Schwangerschaft wird abgeraten.

Tryptophan

- Hypnotikum.
- Serotoninpräkursor.

Kalma (NIDDApharm)[1]

Tbl. 500 mg (20, 50, 100 Tbl.)

[1] Der Erstanbieter hat gewechselt.

Indikationen

- *Förderung der Schlafbereitschaft und Erleichterung des Einschlafens.*

Dosierung

- 500–1000 mg, max. 2000 mg; 20–30 min vor dem Schlafengehen.

Nebenwirkungen

Schwindel, Kopfschmerzen, Müdigkeit, Lichtempfindlichkeit. Bei Hypertonie Blutdrucksenkung möglich.
Keine Häufigkeitsangaben vom Hersteller.

Interaktionen: IRis 3

- Keine Kombination mit Serotonin-stimulierenden AM, wie SSRI, MAOH, *Clomipramin*, *Duloxetin* oder *Venlafaxin* und auch *Dextromethorphan* (Gefahr eines zentralen Serotoninsyndroms).
- Verminderte Toleranzentwicklung bei Opiaten.
- *L-Tryptophan* kann die Wirkung von TZA oder Lithiumsalzen verstärken.
- *L-Tryptophan* kann die Wirkung von *L-Dopa* durch Hemmung der Aufnahme in das Gehirn abschwächen.
- Die Wirkungen von *L-Tryptophan* können durch *Carbamazepin* verstärkt und durch *Phenytoin* abgeschwächt sein.

Bewertung

⊕ Keine.

⊖ **Geringe hypnotische Potenz**, kann bei Behandlung von chronischen Schlafstörungen unterstützend eingesetzt werden. **Mittel der 2. Wahl.**

Ⓡ Reaktionsvermögen kann eingeschränkt sein.

⚠ Vorsicht bei Hypertonie. **Keine Verordnung** bei Leber- und Nierenerkrankungen, Karzinoidsyndrom.

Ⓢ **RS 5:** Von einer Verordnung während der Schwangerschaft wird abgeraten.

V

Valproat

- Stimmungsstabilisierer, Antikonvulsivum.

Ergenyl chrono (Sanofi-Aventis)

Tbl.	300/ 500 mg (50, 100, 200 Retardtbl.)

Ergenyl chronosphere (Sanofi-Aventis)

Stck.	100/ 250/ 500/ 750/ 1000 mg Retardgranulat (50, 100, 200 Btl.) **Orfiril long** (Desitin)
Kps.	150/ 300 mg (50, 100, 200 Retardkps.)
Stck.	500/ 1000 mg Retardminitabletten (50, 100, 200 Btl.)

Indikationen

- *Manische Syndrome.*
- *Rezidivprophylaxe bipolarer affektiver Störungen* (**nur** Ergenyl chrono, Ergenyl chronosphere und Orfiril long).

Dosierung

- Initial 500–1000 mg (1–2 Einzeldosen), Erhaltungsdosis 1200–2000 mg, je nach Plasmakonzentration (s. unten), max.: Orfiril long 2500 mg, Ergenyl chrono und Ergenyl chronosphere 2000 mg/Tag.
- Um einen raschen antimanischen Effekt innerhalb von 2–3 Tagen zu erzielen, wird empfohlen, von Beginn an mit einer Tagesdosis von 20 mg/kg KG zu behandeln (*loading*), in der Akutphase der Manie wurden Plasmakonzentrationen bis 120 mg/l gut vertragen.
- **Dosierung nach Plasmakonzentration** (wie in der Epilepsiebehandlung): 50–100 mg/l. Regelmäßige Kontrollen v. a. zu Therapiebeginn (12 ± 0,5 h nach der letzten und vor der morgendlichen Einnahme).

Nebenwirkungen

Zentralnervöse Nebenwirkungen

Häufig: Schläfrigkeit, Tremor, Parästhesien.
Gelegentlich: Kopfschmerzen, Reizbarkeit, Hyperaktivität, Verwirrtheit, Stupor bis hin zum transienten Koma, Spastizität, Ataxie.
Selten: Chronische Enzephalopathien mit neurologischer Symptomatik.

Störungen der Leberfunktion, Stoffwechsel- und Ernährungsstörungen

Sehr häufig: Hyperammonämie.
Häufig: Gewichtszunahme oder -abnahme, Diarrhö, Übelkeit.
Gelegentlich: Schwerwiegende (bis tödlich verlaufende) Leberfunktionsstörungen, Hypersalivation.
Selten: Schädigung der Bauchspeicheldrüse, teilweise mit tödlichem Verlauf, nach Absetzen reversibles Fanconi-Syndrom. Es wurde in einigen Studien unter langfristiger Gabe von *Valproat* eine **verminderte Knochendichte** festgestellt.

Blutbildveränderungen, Störungen des Immunsystems

Häufig: Thrombozytopenie, Leukozytopenie.
Gelegentlich: Periphere Ödeme, Blutungen.
Selten: Lupus erythematodes, Erythema multiforme.

Störungen der Geschlechtsorgane

Selten: Dysmenorrhö, polyzystische Ovarien.
Sonstige NW: Dosisabhängig häufig: Vorübergehender Haarausfall.
Einzelfälle von Stevens-Johnson-Syndrom, Lyell-Syndrom und reversibler Hypothermie.

Aufklärung über Frühsymptome möglicher Organschädigungen (bei Knochenmarkschädigung: Fieber, Halsschmerzen, Mundulzera, Hämatome; bei Hepatitis und/oder Pankreatitis: Müdigkeit, Appetitlosigkeit, Erbrechen, Bauchschmerzen).

Bei gleichzeitiger Einnahme von valproathaltigen Präparaten und Antikoagulanzien oder Antiaggreganzien kann es zu erhöhter Blutungsneigung kommen. Deshalb werden bei gleichzeitiger Anwendung regelmäßige Kontrollen der Blutgerinnungswerte empfohlen. Bei Risikopatienten (über lange Perioden immobilisiert, keine Sonnenexposition, geringe Kalziumaufnahme) sollte eine Vitamin-D-Substitution erwogen werden.

Interaktionen: IRis 4

- Bei Kombination mit anderen Antikonvulsiva kommt es häufig zur Sedierung. Vorsicht auch bei Kombination mit anderen zentral dämpfenden Substanzen und Alkohol.
- In Kombination mit *Amitriptylin*, *Desipramin* oder *Nortriptylin* vermehrte NW möglich, erhöhtes Risiko von Krampfanfällen.
- Bei gleichzeitiger Einnahme von valproathaltigen AM und Antikoagulanzien oder Antiaggreganzien erhöhte Blutungsneigung (regelmäßige Kontrollen der Blutgerinnungswerte empfohlen). **Cave:** *Acetylsalicylsäure*.
- Bei Kombination mit *Lamotrigin* vorsichtig und unter Kontrolle der Plasmaspiegel dosieren (vermehrt NW), da *Valproat* den Abbau von *Lamotrigin* hemmt.
- Bei Kombination mit den enzyminduzierenden Substanzen *Carbamazepin*, *Cimetidin*, *Erythromycin*, *Imipenem*, *Lamotrigin*, *Mefloquin*, *Meropenem*, *Panipenem*, *Phenytoin*, *Primidon*, *Rifampicin* Plasmaspiegelkontrolle, da die Spiegel von *Valproat* absinken können.

Bewertung

⊕ In der akuten Manie schneller wirksam und in der Regel besser verträglich als *Lithium*; aber bei dieser Indikation sind zunächst AAP vorzuziehen. Oft gute Wirkung bei gemischten Psychosen im Rahmen einer bipolaren Störung und bei Rapid Cycling.

⊖ Zur Rezidivprophylaxe bipolarer affektiven Störungen insgesamt **nur 2. Wahl (besonders bezüglich der Depression).** Relativ hohes Interaktionsrisiko. Zahlreiche Routinekontrollen (insbesondere zur frühzeitigen Erkennung von Störungen von Leber, Bauchspeicheldrüse, Knochenmark und Gerinnung) nötig. Gewichtszunahme. Oft Sedierung. Verminderung der kontrazeptiven Wirkung kann nicht ausgeschlossen werden.

Ⓡ Routinelabor. Kreatinin, Elektrolyte, Leberenzyme, Amylase, Lipase, Quick-Wert, Fibrinogen, Faktor VIII. EKG empfohlen. Schilddrüsenfunktion. Plasmakonzentration (s. oben, zunächst monatlich, dann halbjährlich).

⚠ Vorsicht bei Knochenmarkschädigungen, metabolischen Erkrankungen (insbesondere angeborenen Enzymopathien). Vorsicht bei Niereninsuffizienz, Hypoproteinämie, Lupus erythematodes. **Cave:** Unter Antikonvulsiva scheint das Risiko für das Auftreten von Suizidalität bei depressiven Patienten leicht erhöht zu sein: sorgfältiges Monitoring! **Keine Verordnung** bei hepatischer Porphyrie, mittel- bis schwergradiger Leberinsuffizienz, auch in der Familienanamnese, Blutgerinnungsstörungen.

Ⓢ **RS 5:** *Valproat* hat ein sehr hohes teratogenes Risikoprofil. Von einer Verordnung während der Schwangerschaft wird dringend abgeraten. Das Risiko ist dosisazzoziiert.

Vardenafil ⊛

- Medikament zur Behandlung der erektilen Dysfunktion.
- Relativ selektiver Inhibitor der Phosphodiesterase Typ 5 (PDE-5).

Levitra (Bayer)	
Tbl.	5/ 10/ 20 mg (4, 8, 12 Tbl.)
Schmelztbl.	10 mg (4, 8 Tbl.)

Indikationen

- *Erektile Dysfunktion.*
- *Vardenafil* wirkt auch bei substanzinduzierter erektiler Dysfunktion unter SSRI oder Antipsychotika.
- *Vardenafil* wirkt nur bei sexueller Stimulation, kein pharmakologischer Effekt auf die Libido.
- Schmelztablette: Standard- und Maximaldosis 10 mg; etwa 1 h vor geplanter sexueller Aktivität ohne Flüssigkeit einnehmen (auf die Zunge legen).

Dosierung

- Initial 10 mg pro Bedarfsanwendung, ggf. Dosisreduktion auf 5 mg bzw. Dosissteigerung auf max. 20 mg.
- In höherem Lebensalter: Initialdosis 5 mg.
- Empfohlener Einnahmezeitpunkt: 25–60 min vor angestrebter sexueller Aktivität.
- Fettreiche Mahlzeiten (> 50% Fettgehalt) können die Resorption von *Vardenafil* verzögern.
- Max. Einnahmehäufigkeit: 1 × täglich.

Nebenwirkungen

Sehr Häufig: Kopfschmerzen.

Häufig: Flush (Gesichtsrötung mit Wärmeempfinden), Schwindel, verstopfte Nase, Dyspepsie.

Gelegentlich: Allergische Ödeme und Angioödem, Schlafstörungen, Somnolenz, Parästhesien und Dysästhesien, visuelle Störungen, okuläre Hyperämie, Farbensehen, Augenschmerzen und Augenbeschwerden, Photophobie, Tinnitus, Schwindel, Palpitationen, Tachykardie, Dyspnoe, Nasennebenhöhlenentzündung, gastroösophagealer Reflux, Gastritis, gastrointestinale und abdominelle Schmerzen, Diarrhö, Erbrechen, Übelkeit, Mundtrockenheit, Transaminasenanstieg, Erythem, Exanthem, Rückenschmerzen, CK-Anstieg, Muskelschmerzen, verstärkter Muskeltonus und Krämpfe, Anstieg von Erektionen, Unwohlsein.

Sonstige NW: Konjunktivitis, Angstgefühle, synkope zerebrale Krämpfe, Amnesie, Anstieg des Augeninnendrucks, vermehrte Tränenbildung, Myokardinfarkt, ventrikuläre Tachyarrythmien, Angina pectoris, Hypertonie, Hypotonie, Nasenbluten, γ-GT-Anstieg, Photosensibilität, Priapismus, Brustschmerzen.
Einzelfälle von nichtarteriitischer anteriorer ischämischer Optikusneuropathie (NAION), Störungen des Visus, plötzliche Schwerhörigkeit oder Taubheit.

! Bei einseitigem plötzlichem Sehverlust nach Anwendung von PDE-5-Inhibitoren ist die Einnahme sofort einzustellen. Cave: plötzlicher Netzhautgefäßverschluss; nicht-arteriitische anteriore ischämische Optikusneuropathie (NAION).

Interaktionen: IRis 4

- Addition des blutdrucksenkenden Effekts von Antihypertensiva oder anderen Substanzen mit blutdrucksenkenden Eigenschaften möglich.
- Erhöhung der Plasmakonzentration durch **CYP3A4-Inhibitoren** wie *Cimetidin*, *Erythromycin*, *Indinavir*, *Ritonavir* oder Grapefruitsaft (▸ **Anhang INT**).
- Mit beschleunigter Elimination und verminderter Wirkung ist bei Einnahme von CYP3A4-Induktoren, z. B. *Carbamazepin*, zu rechnen.
- *Vardenafil* führt bei Einmalgaben zu einer geringfügigen Verlängerung des QTc-Intervalls. Bei Kombination mit anderen die QTc-Zeit verlängernden AM können sich die Effekte addieren.

! Bei gleichzeitiger Anwendung von Nitraten (z. B. *Glyceroltrinitrat*) oder anderen NO-Donatoren (z. B. *Molsidomin*, *Nitroprussid-Natrium*) ist eine Potenzierung hypotensiver Effekte möglich.
Von einer Kombination mit α-Adrenozeptorenblockern ist ebenfalls abzuraten.

V

Bewertung

⊕ Effektives Medikament gegen erektile Dysfunktion.

⊖ Vor jeder Ersteinnahme müssen Interaktionen, kardiales Risiko und Kontraindikationen sorgfältig beachtet werden.

Ⓡ Routinelabor. Kardiovaskulärer Status. Auf die QTc-Zeit verlängernde AM muss bei Kombinatinen besonders geachtet werden.

⚠ Vorsicht bei leicht bis mäßig eingeschränkter Leberfunktion oder stark eingeschränkter Nierenfunktion (Initialdosis 5 mg). Vorsicht bei anatomischen Penismissbildungen, prädisponierenden Erkrankungen für Priapismus (z. B. Sichelzellenanämie, Plasmozytom, Leukämie). **Keine Verordnung** bei Männern, denen von sexueller Aktivität abzuraten ist (z. B. mit schweren Herz-Kreislauf-Erkrankungen wie instabiler Angina pectoris oder schwerer Herzinsuffizienz), schwerer Leberinsuffizienz, Endstadium einer Nierenfunktionsstörung mit Dialysepflicht, Hypotonie (Blutdruck < 90/50 mmHg), kürzlich erlittenem Schlaganfall oder Herzinfarkt (innerhalb der letzten 6 Monate), angeborener QTc-Zeit-Verlängerung, Hypokaliämie, erblich bedingter degenerativer Retinaerkrankung, Schlafapnoe-Syndrom, NAION in der Anamnese und bei Männern > 75 J.

Ⓢ Nicht relevant.

Vareniclin ⊛

- Raucherentwöhnungsmittel.
- Partieller Agonist am nikotinischen ACh-Rezeptor.

Champix (Pfizer)

Tbl.	0,5 mg + 1 mg (Starterpackung)
Tbl.	0,5 mg (56 Tbl.)
Tbl.	1 mg (28, 56, 112 Tbl.)

Indikationen

- *Mittel zur Raucherentwöhnung.*
- *Vareniclin* hemmt die subjektiv angenehme Nikotinwirkung der Zigarette und die Symptome des Nikotinentzugssyndroms (Reizbarkeit, innere Unruhe, Stimmungsschwankungen bis zum depressiven Syndrom, Konzentrationsstörungen, Appetitsteigerung, Gewichtszunahme).
- *Vareniclin* ist verschreibungspflichtig, jedoch nicht erstattungsfähig (Verordnung über Privatrezept).

Dosierung

- Tag 1–3: 0,5 mg/Tag.
- Tag 4–7: 0,5 mg 2 × täglich (Starterpack).
- Tag 8 bis Behandlungsende: 1 mg 2 × täglich; jeweils unzerkaut.
- Dosisreduktion bei starker Niereninsuffizienz: 1 mg 1 × täglich.
- Der Rauchstopp sollte innerhalb der ersten 8 Tage erfolgen. Die empfohlene Einnahmedauer beträgt 12 Wochen, ggf. kann eine Weiterbehandlung über weitere 12 Wochen erwogen werden.

Nebenwirkungen

Sehr häufig: Übelkeit (bei 1/3); Kopfschmerzen, abnorme Träume, Schlaflosigkeit.

Häufig: Müdigkeit, Somnolenz, Schwindelgefühl, gesteigerter Appetit, Diarrhö, Dyspepsie, Obstipation, Erbrechen, Flatulenz, Geschmacksveränderungen, Mundtrockenheit.

Gelegentlich: Affektschwankungen, Depression, Dysphorie, Dysarthrie, Hypertonie, Palpitationen, Atemwegskongestion, Magenbeschwerden, Kältegefühl, nasopharyngeale Infektionen, Rachenreizung, Polydipsie, Unwohlsein.

Sonstige NW: Halluzinationen, Angstzustände, schwerwiegende Hautreaktionen, einschließlich Stevens Johnson-Syndrom und Erythema multiforme, Angioödeme, Herzinfarkt.

Eine durch *Vareniclin* induzierte Müdigkeit kann die **Verkehrstüchtigkeit und Reaktionsfähigkeit beeinträchtigen.**
In Einzelfällen sind unter *Vareniclin* vermehrte **Stimmungsschwankungen bis hin zu suizidalen Gedanken** berichtet worden; die abschließende Bewertung dieser NW steht noch aus.

Interaktionen: **IRis 4**

- Vorsicht bei der Kombination mit Nikotinersatzstoffen.
- *Vareniclin* verursacht gelegentlich Vorhofflimmern, Palpitationen, ST-Strecken- oder T-Wellen-Amplituden-Senkung im EKG. Daher EKG-Kontrolle bei Kombination mit AM, die die QTc-Zeit verlängern.
- Tabakrauch, nicht Nikotin, induziert CYP1A2. Daher ist nach Aufgabe des Rauchens mit einem Ansteigen der Plasmaspiegel von AM zu rechnen, die **Substrate** von **CYP1A2** sind, z. B. *Clozapin* oder *Olanzapin* (► **Anhang SUB**).

Bewertung

⊕ Neuartige Substanz in der Raucherentwöhnung; möglicherweise *Bupropion* und Nikotinersatzstoffen überlegen. Keine relevanten Wechselwirkungen.

⊖ Auf NW, besonders Depression und Suizidalität und Verschlimmerung bestehender psychiatrischer Erkrankungen sowie kardiale NW, muss geachtet werden. Häufig Übelkeit und Schlafstörungen. Relativ viele Interaktionen. Die Nutzen-Risiko-Bewertung ist weiterhin in Diskussion; der Einsatz muss im Einzelfall kritisch abgewogen werden.

Ⓡ Routinelabor mit EKG.

⚠ Vorsicht bei mäßiger Niereninsuffizienz und bei Patienten mit Epilepsie. **Cave:** Bei Auftreten von Agitiertheit, depressiver Stimmungslage, Veränderung im Verhalten oder Suizidgedanken: *Variniclin* sofort absetzen. **Keine Verordnung** bei rezidivierenden Depressionen, insbesondere vorbeschriebenen Suizidgedanken und Patienten mit kardiovaskulären Risiken.

S RS 5: Es gibt keine klinischen Daten. Von der Anwendung in der Schwangerschaft wird abgeraten.

Venlafaxin

- Antidepressivum.
- Selektiver Serotonin- und Noradrenlinwiederaufnahmehemmer (SNRI). In niedriger Dosis bis 75 mg präferenziell 5-HT-, in höheren Dosisbereichen zusätzlich NA-Wiederaufnahmehemmung; schwache DA-Wiederaufnahmehemmung.

Trevilor retard (Wyeth)
Kps. 37,5 (7, 50 Kps)/ 75/ 150 mg (14, 49, 100 Kps.)
Nichtretardierte Tbl. (37,5/ 50/ 75 mg) gibt es als Generika

Indikationen

- *Episoden einer Major Depression mit Rezidivprophylaxe von Episoden einer Major Depression.*
- *Generalisierte Angststörung (GAS).*
- *Panikstörung mit/ohne Agoraphobie.*
- *Soziale Phobie.*

Dosierung

- **Depression:** Initial 75 mg → 150 mg, max. 375 mg/Tag. Stationär mit 150 mg beginnen, rasche Dosissteigerung möglich. Bei mittelschwerer Depression waren 75 mg/Tag ausreichend.
- **Panikstörung:** 37,5 mg über 4–7 Tage → 75 mg, max. 225 mg/Tag.
- **Soziale Phobie, GAS:** Initial 75 mg → 150 mg, max. 225 mg/Tag.
- Klimakterische Beschwerden (*off label*): 37,5 mg → 75 mg/Tag.

- Schmerzsyndrome (*off label*): 75 → 150 mg/Tag.
- Vorzugsweise Gabe der Retardpräparation. Bei älteren Patienten langsame Dosiserhöhung.

Nebenwirkungen

Sehr häufig: Kopfschmerzen, Schwindelgefühl, Mundtrockenheit, Übelkeit, Schwitzen (einschließlich Nachtschweiß).
Häufig: Asthenie, Nervosität, Zittern, Schwindel, Zwangsgähnen, Schlaflosigkeit, ungewöhnliche Träume, verminderter Appetit, Erbrechen, Obstipation, Gewichtsabnahme, erhöhte Muskelspannung, Parästhesien, Blutdruckanstieg, Vasodilatation, Palpitationen, Akkommodationsstörungen, Mydriasis, Sehstörungen, Cholesterin erhöht, Miktionsstörungen, Dysurie, Pollakisurie, Libidoabnahme, Ejakulations- und Orgasmusstörungen, Anorgasmie, erektile Dysfunktion, Menorrhagie, Metrorrhagie.
Gelegentlich: Apathie, Agitiertheit, Bruxismus, Diarrhö, Gewichtszunahme, Geschmacksveränderungen, orthostatische Hypotonie, Synkopen, Tachykardie, Myoklonien, Tinnitus, Hautausschlag, Lichtüberempfindlichkeitsreaktion, Ekchymose, gastrointestinale Blutungen, Harnverhalt, Orgasmusstörungen (bei der Frau).
Sonstige NW: In Einzelfällen Hyponatriämie, SIADH, dann v. a. bei älteren Patienten; Blutbildveränderungen, Leberwertveränderungen, Herzrhythmusstörungen, Prolaktinerhöhung. QTc-Zeit-Verlängerung möglich, insbesondere bei Überdosierung oder Intoxikation. Einzelfälle von stark erhöhtem Blutdruck, der eine sofortige Behandlung benötigte.
Venlafaxin induziert nach einer Studie häufiger Manien als *Sertralin* oder *Bupropion*.
Es gibt Hinweise, dass bei Intoxikation in suizidaler Absicht eine erhöhte Letalität im Vergleich zu SSRI (aber geringer als unter TZA) besteht; dabei ist zu berücksichtigen, dass Patienten unter *Venlafaxin* oft schon zu Behandlungsbeginn ein höheres Risikoprofil aufweisen.

Alteration der Thrombozytenfunktion mit selten verlängerter Blutungszeit und/oder Anzeichen einer Blutung unter Antidepressiva mit (selektiver) Hemmung der Serotoninwiederaufnahme.
In Einzelfällen, besonders bei älteren Patienten: Hyponatriämie, SIADH und zentrales Serotoninsyndrom, Hepatitis, Prolaktinanstieg.

Interaktionen: IRis 4
- Keine Kombination mit MAOH (nach *Venlafaxin* Abstand von einer Woche zur Verordnung eines MAOH einhalten; nach Absetzen von *Tranylcypromin* Karenzzeit von 2 Wochen, bevor mit *Venlafaxin* begonnen wird; nach Absetzen von *Moclobemid* ist ein Wechsel auf *Venlafaxin* am übernächsten Tag möglich). Keine Kombination mit *Linezolid* (Antibiotikum, schwacher, reversibler, nichtselektiver MAOH).
- Vorsicht bei Kombination mit serotonergen AM, z. B. Triptanen, *Tryptophan*, *Ondansetron*, TZA, *Johanniskraut*-Präparaten, *Tramadol*, *Tryptophan* (Risiko eines zentralen Serotoninsyndroms).
- QTc-Zeit-Verlängerungen können vorkommen: Keine Kombination mit *Thioridazin* und *Pimozid*. Vorsicht mit anderen die QTc-Zeit verlängernden AM.
- Vorsicht bei Kombination mit AM, die eine Hypokaliämie/Hypomagnesiämie verursachen können (Risiko für Arrhythmien).
- Vorsicht bei Kombination mit (Thiazid-)Diuretika und ACE-Hemmern (Hyponatriämierisiko).
- Keine pharmakokinetischen oder -dynamischen Interaktionen mit Alkohol bekannt, dennoch sollte auf gleichzeitigen Alkoholkonsum möglichst verzichtet werden.
- Wenn neben *Venlafaxin* NSAID, Thrombozytenaggregationshemmer oder orale Antikoagulanzien verordnet werden müssen, sollten Substanzen mit fehlender relevanter Affinität zum Serotonintransporter wie *Mirtazapin* vorgezogen werden.

- Vorsicht bei der Kombination mit **CYP2D6-Inhibitoren** (▶ **Anhang INT**), z. B. *Fluoxetin, Metoprolol*, oder bei Kombination mit **CYP2C19-Inhibitoren** (▶ **Anhang INT**), z. B. *Felbamat* oder *Fluconazol*, Plasmaspiegelkontrolle von *Venlafaxin* und seinem aktiven Metaboliten *O-Desmethylvenlafaxin* empfohlen.

Bewertung

⊕ Nicht sedierend. Geeignet zur Kombination mit *Mirtazapin*. In einigen Fällen wirksam bei Versagen von SSRI. Für die Rezidivprophylaxe, wie auch *Sertralin*, zugelassen. In einer Metaanalyse wird *Venlafaxin* – neben *Citalopram, Escitalopram, Mirtazapin, Sertralin* – als Mittel der 1. Wahl genannt. Wirksam auch bei Schmerzsyndromen (*off label*).

⊖ *Venlafaxin* induziert nach einer Studie häufiger Manien als *Sertralin* oder *Bupropion*. Absetzsymptome möglich. Relativ viele Interaktionen.

Ⓡ Routinelabor. Elektrolyte. EKG empfohlen. RR häufiger bei höherer Dosis. Risiko für Hämorrhagie abklären. Anfallsanamnese. Mögliches erhöhtes Osteoporoserisiko unter Langzeitmedikation bei älteren Menschen wie unter SSRI prüfen.

⚠ Vorsicht bei schweren Leber- und Nierenfunktionsstörungen, schlecht eingestellter Hypertonie und kardialen Risikofaktoren. Zu Beginn der Therapie, besonders bis zum Alter von 24 J.: engmaschiges Monitoring der Suizidalität (wie bei allen Antidepressiva). **Cave:** Letalität bei Überdosierungen höher als unter SSRI.

Ⓢ **RS 4:** Die Verordnung während der Schwangerschaft sollte vermieden werden.

Yohimbin

- Medikament zur Behandlung erektiler Dysfunktion.
- α_2-Antagonist.

Yohimbin Spiegel (DESMA)[1]
Tbl. 5 mg (40, 100 Tbl.)

[1] Es wurde ein Generikum ausgewählt, da der Erstanbieter nicht mehr feststellbar ist.

Indikationen

- *Erektile Dysfunktion.*

Dosierung

- 3 × 5–10 mg/Tag für 6–8 Wochen oder *on demand* 10–15 mg etwa 1 h vor der gewünschten sexuellen Aktivität.

Bewertung

⊖ *Yohimbin* ist zwar zur Behandlung der erektilen Dysfunktion zugelassen, aber aufgrund der begrenzten Wirksamkeit, möglicher NW (häufig Unruhe, Zittern, Palpitationen, Ängstlichkeit, Schlafstörungen), Anwendungsbeschränkungen (Hypertonie, Herz-Kreislauf-Erkrankungen, eingeschränkte Nieren- oder Leberfunktion, Glaukom, psychiatrische Erkrankungen, insbesondere affektive Störungen und Angstzustände), Wechselwirkungen (mit *Clonidin*, Antihypertonika, Antidepressiva, Opioiden) und Risiken (hypertone Kreislaufreaktionen) **keine Alternative zu PDE-5-Inhibitoren** (*Sildenafil*, *Tadalafil*, *Vardenafil*).

Zaleplon ⊛

- Hypnotikum.
- Non-Benzodiazepin, HWZ 1 h.

Sonata (MEDA)
Kps. 5/ 10 mg (14 Kps.)

Indikationen

- *Schwerwiegende Einschlafstörungen.*

Dosierung

- Empfohlene und max. Dosis 10 mg vor dem Schlafengehen. Möglichst 1 h vor Einnahme keine Nahrungsaufnahme mehr, um die Schlafinduktion zu erleichtern.
- Ältere Patienten und bei Leberstörungen: max. 5 mg.

Nebenwirkungen

Es werden nur die wichtigsten NW genannt:
Häufig: Dysmenorrhö, Parästhesien, anterograde Amnesie (assoziiert mit unangemessenem Verhalten), Benommenheit.
Gelegentlich: Sprechstörungen, Koordinationsstörungen, Verwirrtheit, Depression, Depersonalisation, Halluzinationen, verändertes Sehvermögen, Doppelbilder, Unwohlsein, Lichtempfindlichkeit, Appetitlosigkeit, Sensibilitätsstörungen.
Sonstige NW: Unter *Zolpidem* können alle der den BZD eigenen NW auftreten.
Bei hohen Dosen sind, besonders bei älteren Patienten, Hang-over-Effekte mit verminderter psychomotorischer Leistungsfähigkeit und Reaktionsbereitschaft (eingeschränkte Verkehrstüchtigkeit, eingeschränkte Leistungsfähigkeit bei Alltagstätigkeiten), Hang-over-Effekte und Rebound-Phänomene bekannt, aber sehr viel seltener als unter BZD-Hypnotika.

Selten paradoxe Disinhibitionsphänomene: Agitiertheit, Euphorisierung, Erregungszustände, Schlaflosigkeit und Aggressivität. Sie treten unter höherer Dosierung und besonders bei älteren Menschen häufiger auf.
Selten: Transaminasen erhöht. Schlafwandeln.

Interaktionen: IRis 3

- Vorsicht bei Kombination mit anderen zentral dämpfenden Subbstanzen einschließlich Alkohol.
- Anstieg der Wirkspiegel bei Kombination mit **CYP3A4-Inhibitoren** (z. B. *Cimetidin* oder *Erythromycin*) (► **Anhang INT**). Bei Kombination mit **Induktoren** von **CYP3A4** (z. B. *Carbamezepin*, *Phenytoin*, *Rifampicin*) Abnahme der Wirkspiegel von *Zaleplon* (► **Anhang INT**).

Bewertung

⊕ Kein Kumulationsrisiko. Relativ gutes Sicherheitsprofil. Aufgrund der HWZ für Einschlafstörungen gut geeignet.
⊖ Abhängigkeitsrisiko, aber sehr viel seltener als unter BZD-Hypnotika. Interaktionsrisiken.
Ⓡ Aufklärung über BZD-Risiken, u. a. Abhängigkeitsentwicklungen, Entzugssyndrome, Toleranzentwicklung. Zur Vermeidung von Hang-over-Effekten mindestens 4 h Schlaf erforderlich.
⚠ Vorsicht bei leichter Leberinsuffizienz: Dosisreduktion. **Keine Verordnung** bei schwerer Leberinsuffizienz, Myasthenia gravis, Schlafapnoe-Syndrom, schwerer Ateminsuffizienz.
Ⓢ **RS 5:** Es gibt zu wenige Daten zur Risikoeinschätzung. Von einer Verordnung während der Schwangerschaft wird abgeraten.

Ziprasidon ⊛

- Atypisches Antipsychotikum.
- Blockade von 5-HT_{2A}- und 5-HT_{2C}-Rezeptoren, mittelstarke Affinität zu D_2-, D_3- und H_1-Rezeptoren, geringe Affinität zu D_1- und α_1-Rezeptoren; keine Affinität zu mACh-Rezeptoren. 5-HT- und NA-Wiederaufnahmehemmung. Agonismus an 5-HT_{1A}-Rezeptoren.

Zeldox (Pfizer)

Kps.	20/ 40/ 60/ 80 mg (30, 100 Kps.)
Suspension	10 mg/1 ml (60-ml-Flasche mit Applikationsspritze für Zubereitungen)
Trockensubstanz für Inj.-Lsg.	20 mg/ml (1 Amp.) (**nur i.m.**)

Indikationen

Oral

- *Schizophrenie.*
- *Manische oder gemischte Episoden bis zu einem mäßigen Schweregrad bei bipolaren Störungen.*

Parenteral i.m. akut

- *Schnelle Beherrschung von Erregungszuständen bei Patienten mit Schizophrenie für die Dauer von bis zu 3 aufeinanderfolgenden Tagen, wenn eine orale Behandlung nicht angezeigt ist.*

Dosierung

Oral

- Akutbehandlung initial 2 × 40 mg → 2 × 80 mg/Tag; Steigerung auf max. Dosis von 160 mg/Tag innerhalb von 3 Tagen möglich. Zur Langzeitbehandlung reichen oft 2 × 20 mg/Tag aus.

Parenteral i.m. akut

- Einzeldosis 10 mg i.m. alle 2 h bis max. 40 mg/Tag; Umsetzen auf orale Medikation innerhalb von 3 Tagen.

Die Einnahme sollte mit einer Mahlzeit (Essen/Trinken) von mindestens 500 kcal erfolgen (die Bioverfügbarkeit sinkt deutlich, wenn die Einnahme außerhalb der Mahlzeiten oder mit geringerer Menge erfolgt).

Nebenwirkungen

Häufig: Kopfschmerzen, Schwindel, Unruhe, Müdigkeit, Somnolenz, Sedierung, Asthenie, gastrointestinale Beschwerden, Dyspepsie, Mundtrockenheit, Speichelfluss, EPS (Dystonie, Akathisie, Parkinsonismus, Tremor), muskuloskeletale Rigidität, verschwommenes Sehen, Brennen/Schmerzen an der Injektionsstelle (parenteral).

Gelegentlich: Aufmerksamkeitsstörungen, Hypersomnie, Agitiertheit, Angst, Engegefühl im Hals, Albträume, gesteigerter Appetit, Dysphagie, Zungenschwellung, okulogyre Krisen und andere Frühdyskinesien, Spätdyskinesien, Dysarthrie, Gelenksteifigkeit, Palpitationen, Tachykardie, hypertensive Krise, Hypotonie, orthostatische Dysregulation, Dyspnoe, Tinnitus, Photophobie, Halsschmerzen, Hypästhesie, Parästhesie, Urtikaria, makulopapulöser Ausschlag, Akne, Schmerzen in den Extremitäten, Leberenzymerhöhung, Speichelfuss, Lethargie, Schwindel, Diarrhö, Gastritis, Magen-Darm-Beschwerden, Gefühl einer dicken Zunge, Flatulenz, muskuloskeletale Beschwerden, Muskelkrämpfe, Brustkorbbeschwerden, Schmerzen, Durst, Störung des Gangbildes. **Cave:** Krampfanfälle.

Sonstige NW: Selten oder in Einzelfällen Paresen, Bradyphrenie, flacher Affekt, Schlafstörungen, Depression, Panikattacken, Hitzegefühl, Eosinophilie, Hypokalzämie, LDH-Anstieg, Gesichtsschwellung, Rhinitis, Sehstörungen, Psoriasis, Harninkontinenz, sexuelle Störungen, Priapismus, Galaktorrhö, Gynäkomastie, Anorgasmie, Lymphopenie, QTc-Zeit-Verlängerung,

Amblyopie, Augenjucken, trockene Augen, Ohrenschmerzen, systolische Hypertonie, diastolische Hypertonie, Blutdruckschwankungen, gastroösophagealer Reflux, dünner Stuhl, allergische Dermatitis, Gesichtsschwellung, Erythem, papulöser Ausschlag, Hautreizungen, Trismus, Dysurie, pathologischer Leberfunktionstest, Fieber, Hitzegefühl.

Ziprasidon verursacht **dosisabhängig** eine **Verlängerung des QTc-Intervalls** (in klinischen Studien Anstieg von 30–60 ms bei 12,3%, von > 60 ms bei 1,6%, > 500 ms bei 0,1% der Patienten); bei Vorliegen oder auftreten kardialer Symptome ist eine kardiologische Abklärung notwendig. Auch TdP und Synkopen möglich.

In Langzeitstudien zur Erhaltungstherapie bei schizophrenen Patienten wurden gelegentlich erhöhte Prolaktinspiegel gefunden, entsprechende NW waren selten.

› *Ziprasidon* verursacht dosisabhängig, häufiger als die meisten anderen Antipsychotika, eine leichte bis mäßige Verlängerung des QTc-Intervalls. Bei Vorliegen oder Auftreten kardialer Symptome kardiologische Abklärung. Auch TdP und Synkopen möglich.

Interaktionen: IRis 4

- Keine Kombination von *Ziprasidon* i.m. mit anderen zentral wirksamen Arzneimitteln und besonders auch mit BZD; **keine Kombination** mit **BZD i.v.**
- Vorsicht bei Kombinationen mit AM, die die QTc-Zeit verlängern oder zu Hypokaliämie führen können, z. B. *Amantadin*, *Cisaprid*, *Mefloquin*, *Moxifloxazin*, *Pimozid*, *Sertindol*, *Sparfloxazin* oder *Thioridazin*, besonders wenn zusätzliche Risikofaktoren bestehen.
- Vorsicht in Kombination mit Lithiumsalzen, serotonergen Pharmaka, auch SSRI (Einzelfälle eines zentralen Serotoninsyndroms bekannt).
- Bei Kombination mit *Carbamazepin* Abfall der Plasmakonzentrationen von *Ziprasidon* um ca. 30%.

Bewertung

⊕ Minimale Gewichtszunahme und relativ geringes Risiko für metabolische Veränderungen (Lipide, BZ) und Prolaktinerhöhungen (im Vergleich zu anderen AAP, außer *Aripiprazol*). Geringes EPS-Risiko. Als kurz wirksames i.m.-Präparat verfügbar.

⊖ Dosisabhängige Verlängerung des QTc-Intervalls.

Ⓡ Routinelabor. BZ, Gewicht, EKG (QTc). Anfallsanamnese. *Acamprosat* ist **nicht** zur Behandlung des Alkoholentzugs Vorsicht bei Bradykardie, Hypokaliämie und Hypomagnesiämie, Krampfanfällen in der Vorgeschichte. Besondere Vorsicht bei schweren Leberfunktionsstörungen. **Cave parenteral:** Schwindelgefühl, Tachykardie, Hypertonie, orthostatische Dysregulation. **Keine Verordnung** bei kardiovaskulären Erkrankungen, Herzrhythmusstörungen, Anfallsanamnese.

Ⓢ **RS 5:** Bisherige Daten erlauben keine Einschätzung. Von einer Verordnung während der Schwangerschaft wird abgeraten.

Unter allen Antipsychotika kann das Risiko für plötzliche kardial bedingte Todesfälle erhöht sein. Vorsichtsmaßnahmen: geringstmögliche wirksame Dosis, besonders bei kardialen Risiken und im höheren Alter; regelmäßige EKG- und Elektrolytkontrollen (QTc < 480 ms); keine die QTc-Zeit verlängernde Komedikation.
Verordnung bei psychotischen Symptomen im Rahmen von Demenzerkrankungen **nur nach sehr sorgfältiger Nutzen-Risiko-Abwägung**, besonders bei kardiovaskulären und zerebrovaskulären Risiken bei Patienten > 65 J. (*off label*).

Zolpidem

- Hypnotikum.
- Non-Benzodiazepin, HWZ 1–3,5 h.

Stilnox (Sanofi Aventis)
Tbl. 10 mg (10, 20 Tbl.)[1]

[1] Es gibt auch Generika mit 5-mg-Tbl. (z. B. Zoldem)

Z

Indikationen

- *Kurzzeitbehandlung von Schlafstörungen von bedeutsamem Schweregrad.*

Dosierung

- Initial 5 mg → 10 mg; nur in Ausnahmefällen 20 mg vor dem Schlafengehen. Möglichst 1 h vor Einnahme keine Nahrungsaufnahme, um die Schlafinduktion zu erleichtern.
- Ältere Patienten und Patienten mit eingeschränkter Leberfunktion: 5 mg.

Nebenwirkungen

Es werden nur die wichtigsten NW genannt:
Häufig: Schläfrigkeit, emotionale Dämpfung, verminderte Aufmerksamkeit, Kopfschmerzen, Schwindel, verstärkte Schlaflosigkeit, Albträume, gastrointestinale Störungen.
Gelegentlich: Innere Unruhe, Agitiertheit, Reizbarkeit, Aggressivität, Wahnvorstellungen, Wutanfälle, Halluzinationen, Psychosen, Schlafwandeln und damit assoziierte Verhaltensweisen, anterograde Amnesie (assoziiert mit unangemessenem Verhalten), Durchfall, Übelkeit, Erbrechen.
Sonstige NW: Unter *Zolpidem* können alle der den BZD eigenen NW auftreten.
Bei hohen Dosen sind, besonders bei älteren Patienten, Hang-over-Effekte mit verminderter psychomotorischer Leistungsfähigkeit und Reaktionsbereitschaft (eingeschränkte Verkehrstüchtigkeit, eingeschränkte Leistungsfähigkeit bei Alltagstätigkeiten), Hang-over-Effekte und Rebound-Phänomene bekannt, aber sehr viel seltener als unter BZD-Hypnotika.
Selten paradoxe Disinhibitionsphänomene: Agitiertheit, Euphorisierung, Erregungszustände, Schlaflosigkeit und Aggressivität. Sie treten unter höherer Dosierung und besonders bei älteren Menschen häufiger auf.
Weiterhin Gangunsicherheit, Erhöhung der Transaminasen, Abnahme der Libido.

Interaktionen: IRis 3

- Vorsicht bei Kombination mit anderen zentral dämpfenden Substanzen einschließlich Alkohol, Narkoanalgetika, Muskelrelaxanzien.
- Anstieg der Wirkspiegel von *Zolpidem* bei Kombination mit **CYP3A4-Inhibitoren** (z. B. *Cimetidin, Erythromycin, Ketoconazol*) (► **Anhang INT**). Bei Kombination mit **Induktoren** von **CYP3A4** (z. B. *Carbamazepin, Phenytoin, Rifampicin*) Abnahme der Wirkspiegel von *Zolpidem* (► **Anhang INT**).

Bewertung

⊕ Kein Kumulationsrisiko. Relativ gutes Sicherheitsprofil. Aufgrund der HWZ für Einschlafstörungen gut geeignet.

⊖ Abhängigkeitsrisiko, aber sehr viel seltener als unter BZD-Hypnotika. Interaktionsrisiken.

Ⓡ Aufklärung über BZD-Risiken, u. a. Abhängigkeitsentwicklungen, Entzugssyndrome, Toleranzentwicklung.

⚠ Vorsicht bei eingeschränkter Leber- und Nierenfunktion, Ateminsuffizienz (niedrigere Dosis). **Keine Verordnung** bei schwerer Leberfunktionsstörung, Myasthenia gravis, Schlafapnoe-Syndrom, schwerer Ateminsuffizienz.

Ⓢ **RS 5:** Es gibt zu wenige Daten zur Risikoeinschätzung. Von einer Verordnung während der Schwangerschaft wird abgeraten.

Zopiclon

- Hypnotikum.
- Non-Benzodiazepin, HWZ 5 h.

Ximovan (Sanofi Aventis)
Tbl. 7,5 mg (10, 20 Tbl.)[1]

[1] Es gibt auch Generika mit 3,75-mg-Tbl. (z. B. Zopiclon-CT)

Z

Indikationen

- *Kurzzeitbehandlung von Schlafstörungen von bedeutsamen Schweregrad.*

Dosierung

- Empfohlene und max. Dosis 7,5 mg vor dem Schlafengehen. Möglichst 1 h vor Einnahme keine Nahrungsaufnahme mehr, um die Schlafinduktion zu erleichtern.
- Ältere Patienten: 3,75 mg.

Nebenwirkungen

Es werden nur die wichtigsten NW genannt:
Unter *Zopiclon* können alle der den BZD eigenen NW auftreten; sie sind aber relativ selten. Gelegentlich bitterer bis metallischer Geschmack.
Weiterhin Schläfrigkeit, Kopfschmerzen, Schwindel, verstärkte Schlaflosigkeit, anterograde Amnesie (assoziiert mit unangemessenem Verhalten), Halluzinationen, Agitiertheit, Albträume, gastrointestinale Störungen, bitterer Geschmack, Störungen der Libido, Hautreaktionen, Muskelschwäche, Gangunsicherheit, Doppeltsehen.
Bei hohen Dosen sind, besonders bei älteren Patienten, Hang-over-Effekte mit verminderter psychomotorischer Leistungsfähigkeit und Reaktionsbereitschaft (eingeschränkte Verkehrstüchtigkeit, eingeschränkte Leistungsfähigkeit bei Alltagstätigkeiten), Hang-over-Effekte und Rebound-Phänomene bekannt, aber sehr viel seltener als unter BZD-Hypnotika.
Selten paradoxe Disinhibitionsphänomene: Agitiertheit, Euphorisierung, Erregungszustände, Schlaflosigkeit und Aggressivität. Sie treten unter höherer Dosierung und besonders bei älteren Menschen häufiger auf.

Interaktionen: IRis 3

- Vorsicht bei Kombination mit anderen zentral dämpfenden Substanzen einschließlich Alkohol.

- Anstieg der Wirkspiegel von *Zopiclon* bei Kombination mit **CYP3A4-Inhibitoren** (z. B. *Erythromycin* oder *Ketoconazol*) (► **Anhang INT**).Bei Kombination mit **Induktoren** von **CYP3A4** (z. B. *Carbamezepin* oder *Johanniskraut*) Abnahme der Wirkspiegel und Wirksamkeit von *Zopiclon*) (► **Anhang INT**).

Bewertung

+ Kein Kumulationsrisiko. Aufgrund der HWZ für Einschlafstörungen geeignet.

− Abhängigkeitsrisiko, aber sehr viel seltener als unter BZD-Hypnotika. Interaktionsrisiken.

R Aufklärung über BZD-Risiken, u. a. Abhängigkeitsentwicklungen, Entzugssyndrome, Toleranzentwicklung.

⚠ Vorsicht bei leichter Leberinsuffizienz, Nierenerkrankungen und chronischen Atemwegserkrankungen: Dosisreduktion. **Keine Verordnung** bei schwerer Leberinsuffizienz, Myasthenia gravis, Schlafapnoe-Syndrom, schwerer Ateminsuffizienz.

S **RS 5:** Es gibt zu wenige Daten zur Risikoeinschätzung. Von einer Verordnung während der Schwangerschaft wird abgeraten.

Z

Zuclopenthixol ⊛

- Trizyklisches konventionelles Antipsychotikum, mittelpotent.
- Hohe Affinität zu D_2-, 5-HT_{2A}-, H_1- und α_1-Rezeptoren.

Ciatyl-Z (Bayer Schering Pharma)
Tbl. 2/ 10/ 25 mg (50, 100 Tbl.)
Trpf. 20 mg = 20 Trpf. = 1 ml (30 ml)
Depotpräparat (nur i. m.):
Zuclopenthixolacetat
Ciatyl-Z Acuphase (Bayer Schering Pharma)
Amp. 50 mg = 1 ml (1 Amp.)
Zuclopenthixoldecanoat
Ciatyl-Z Depot (Bayer Schering Pharma)
Amp. 200 mg = 1 ml (1,5 Amp.)

Indikationen

Oral

- *Akute und chronische Schizophrenie.*
- *Manie.*
- *Psychomotorische Erregungszustände und aggressive Verhaltensweisen bei Demenz.*
- *Psychomotorische Erregungszustände bei geistiger Behinderung.*

Parenteral (*Zuclopenthixolacetat*) (i.m.-Injektion)

- *Initialbehandlung von akuten Psychosen, Manien und Exazerbationen chronischer Psychosen.*

Depotpräparat (*Zuclopenthixoldecanoat*) (i.m.-Injektion)

- *Langzeitbehandlung chronischer Schizophrenien, bei denen eine adäquate orale Therapie mit Antipsychotika nicht möglich ist.*

Dosierung

Oral

- **Schizophrenie und Manie:** 2-6 mg → 10-50 mg, max. 75 mg/Tag. Einmalige abendliche Dosis möglich.
- **Erregungszustände bei Demenz, geistiger Behinderung und** ältere Patienten: nur 2–6 mg/Tag.

Parenteral

- *Zuclopenthixolacetat* (i.m.-Injektion, Ciatyl-Z Acuphase): 50–150 mg i.m. 1- bis 2-malige Wiederholung alle 2–3 Tage.
- *Zuclopenthixoldecanoat* (i.m.-Injektion, Ciatyl-Z Depot): 100–400 mg alle 2–3 Wochen i.m. (200 mg *Zuclopenthixol* entsprechen etwa 25 mg *Fluphenazin*).

Nebenwirkungen

Initial insbesondere bei i.m.-Injektionen (Acetat) Sedierung (häufig erwünscht) und orthostatische Hypotonie.

Sehr häufig: Müdigkeit, Schwindel, Unruhe, EPS (Tremor, Akathisie, Hypokinese), Akkommodationsstörungen, Mundtrockenheit.

Häufig: Kopfschmerzen, orthostatische Dysregulation, Tachykardie, EKG-Veränderungen, Erhöhung des Augeninnendrucks, gastrointestinale Störungen, Gewichtszunahme, Anorexie, Hautreaktionen und Photosensibilität, Menstruationsstörungen, sexuelle Funktionsstörungen, Depression, Gefühl der verstopften Nase, Erregung, Dystonie, Parästhesie, Aufmerksamkeitsstörung, Amnesie, Gangstörung, Insomnie, Angst, anormale Träume, gestörtes Sehvermögen, Palpitationen, Dyspnoe, Obstipation, Diarrhö, Dyspepsie, Miktionsstörungen, Harnretention, Polyurie, Myalgie, Appetitzunahme, Blutdruckerniedrigung, Asthenie, Unwohlsein, Schmerzen.

Gelegentlich: Zerebrale Krampfanfälle, Hypotonie (herabgesetzter Muskeltonus), Spätdyskinesien, Hyperreflexie, Dyskinesie, Ataxie, Sprachstörung, Apathie, Albträume, Migräne, Zeichen von Erregung und Verwirrtheit, Hyperakusis, Tinnitus,

Abdominalschmerzen, Flatulenz, Gewichtsverlust, Durst, Regulationsstörungen der Körpertemperatur, erektile Dysfunktion, vulvovaginale Trockenheit.
Sonstige NW: Selten oder in Einzelfällen Benommenheit, Exazerbation psychotischer Symptome, Verwirrtheit, malignes neuroleptisches Syndrom, passagere Leberfunktionsstörungen, Ikterus, Temperaturregulationsstörungen, Ileus, Thrombosen, Blutbildveränderungen (auch Agranulozytose), Störungen des Glukosehaushalts, Hyperlipidämie, Lupus-erythematodes-ähnliche Syndrome, Hirnödem, Larynxödem, Asthma, Bronchopneumonie, Pigmenteinlagerungen in Kornea und Linse, Hyperprolaktinämie, Galaktorrhö, Gynäkomastie, Priapismus, Lethargie, Hirnödem, QTc-Zeit-Verlängerung, anaphylaktische Reaktion, Allergie, Abflussstörungen der Galle, cholestatische Hepatitis.

Interaktionen: IRis 4
- Keine Kombination mit MAOH.
- Vorsicht bei Kombination mit zentral dämpfenden Substanzen und Alkohol.
- Vorsicht bei Kombinationen mit AM, die die QTc-Zeit verlängern oder zu Hypokaliämie führen können, nur unter sorgfältiger Kontrolle.
- Die anticholinergen Wirkungen von *Zuclopenthixol* können bei Kombination mit anderen Anticholinergika verstärkt werden.
- Die Wirkung von Dopaminagonisten, z. B. *Bromocriptin*, *Amantadin* oder *L-Dopa*, wird abgeschwächt.
- Vorsicht bei Kombination mit Lithiumsalzen. Erhöhtes Risiko von EPS oder toxischen Effekten (Delir).

Bewertung

⊕ Alternative zu *Risperidon* bei Erregungszuständen bei Demenz. Möglicherweise Vorteile bei Erregungszuständen bei geistiger Behinderung. Als Acetat mit der Möglichkeit der Applikation eines Kurzzeitdepots mit schnellem Wirkungseintritt indiziert besonders bei hochakuten psychotischen Zuständen und Manien.

⊖ Initiale Sedierung (oft auch erwünscht), EPS, orthostatische Dyregulation. Risiko für QTc-Zeit-Verlängerung.

Ⓡ Routinelabor. BZ, Blutfette. Gewicht, RR, EKG (QTc). Anfallsanamnese.

⚠ Vorsicht bei Leber- und Nierenfunktionsstörungen, kardiovaskulären Störungen, Hypokaliämie, Hypertonie, Hypotonie, Glaukom, Prostatahypertrophie, Harnverhalt, Krampfanfällen in der Anamnese, prolaktinabhängigen Tumoren. **Cave:** Bei psychotischen Symptomen bei Demenz, insbesondere bei kardio- und zerebrovaskulären Risiken bei Patienten > 65 J., trotz Zulassung **sehr sorgfältige Nutzen-Risiko-Abwägung (Alternativen:** *Melperon, Risperidon*). **Keine Verordnung** bei Störungen des hämatopoetischen Systems, M. Parkinson.

Ⓢ **RS 4:** Bei einer kleinen Fallzahl zeigten sich keine Fehlgeburten. Dennoch sollte die Verordnung während der Schwangerschaft vermieden werden.

Unter allen Antipsychotika kann das Risiko für plötzliche kardial bedingte Todesfälle erhöht sein. Vorsichtsmaßnahmen: geringstmögliche wirksame Dosis, besonders bei kardialen Risiken und im höheren Alter; regelmäßige EKG- und Elektrolytkontrollen (QTc < 480 ms); keine die QTc-Zeit verlängernde Komedikation.

Anhang

A1: Anleitung zu den Interaktionstabellen (► Anhang INT und ► Anhang SUB)

Im ersten Teil der Interaktionstabellen (► Anhang INT) sind Inhibitoren und Induktoren von Cytochrom-P450(CYP)-Isoenzymen aufgelistet.

Das pharmakokinetische Wechselwirkungsrisiko kann mittels dieser Tabellen zusammen mit den Angaben im Abschnitt ► Interaktionen bei jedem einzelnen Präparat überprüft werden. Die relevanten pharmakodynamischen Wechselwirkungen sind für alle Psychopharmaka ebenfalls dort vermerkt.

1. Wenn es im Abschnitt ► Interaktionen **keinen blau hervorgehobenen Verweis** auf die Anhang-INT-Tabelle oder die Substrattabelle im ► Anhang SUB (zweiter Teil der Interaktionstabellen) gibt, ist davon auszugehen, dass mit keiner klinisch relevanten pharmakokinetischen Wechselwirkung zu rechnen ist und das Psychopharmakon sicher mit anderen AM kombiniert werden kann.

Beispiel

Es gibt keinen hervorgehobenen Verweis im Abschnitt ► Interaktionen bei *Amisulprid*. Somit besteht kein pharmakokinetisches Wechselwirkungsrisiko bei Kombination mit anderen AM.

2. **AM mit identischen oder überlappenden Cytochrom-P450-Substrateigenschaften** (► Anhang SUB) können dann ohne Risiko von pharmakokinetischen Wechselwirkungen kombiniert werden, wenn sie nicht in der Anhang-INT-Tabelle aufgelistet sind (z. B. *Venlafaxin* plus *Aripiprazol* oder *Quetiapin* plus *Zolpidem*).
3. Wenn es in dem Abschnitt ► Interaktionen einen **blau hervorgehobenen Hinweis** auf eine Wechselwirkung bei Kombination mit einem **Inhibitor** bzw. **Induktor** von einem **Cytochrom-P450-Isoenzym** gibt, sollte das mögliche Interaktionsrisiko unter Verwendung der Tabelle in ► **Anhang-INT** überprüft werden.

- Wenn ein solches Psychopharmakon mit einem der aufgelisteten Inhibitoren oder Induktoren kombiniert wird, ist mit einer pharmakokinetischen Wechselwirkung zu rechnen,
- bei Kombination mit einem Inhibitor mit einer Wirkverstärkung und/oder vermehrten Nebenwirkungen,
- bei Kombination mit einem Induktor mit einer Wirkabschwächung.

Beispiel

Für *Nortriptylin* besteht ein Risiko bei Kombination mit **CYP2D6-Inhibitoren** (**► Anhang-INT**). Kein Risiko besteht dagegen bei Kombination mit Induktoren oder Inhibitoren anderer Enzyme.

4. Wenn es in dem Abschnitt ► Interaktionen einen **blau hervorgehobenen Hinweis** auf eine mögliche Wechselwirkung mit **Substraten** von **Cytochrom-P450-Isoenzymen** gibt, ist das Wechselwirkungsrisiko unter Verwendung der Substrattabelle in **► Anhang SUB** zu prüfen.
   - Wird ein solches Psychopharmakon mit einem AM kombiniert, das ein bevorzugtes Substrat des gleichen Isoenzyms ist, sollte das AM möglichst nicht kombiniert werden.
   - Gibt es aber dennoch wichtige Gründe für eine Kombination, ist Vorsicht geboten, und Wechselwirkungen bzw. Nebenwirkungen müssen sorgfältig beachtet werden; ggf. Dosisanpassung mit Kontrolle der Plasmakonzentrationen.
   - Ist das kombinierte AM aber kein Substrat (und in der Substrattabelle von ► Anhang SUB unter dem entsprechenden Isoenzym nicht gelistet), kann eine Kombination dann risikolos erfolgen, wenn das AM auch ein Psychopharmakon ist (weil nur Psychopharmaka im ► Anhang SUB vollständig aufgeführt sind). Die Auflistung der großen Zahl von Nichtpsychopharmaka kann dagegen nicht vollständig sein. Es ist deshalb bei Kombination mit Nichtpsychopharmaka dann die Fachinformation zu nutzen,

wenn das Nichtpsychopharmakon im ▶ Anhang SUB nicht eingetragen ist.

Beispiel

Melperon ist ein CYP2D6-Inhibitor. Daher Vorsicht bei Kombination mit AM, die **Substrate von CYP2D6** sind, z. B. *Codein, Nortriptylin, Risperidon, Tamoxifen, Tramadol* oder *Venlafaxin* (▶ **Anhang SUB**). Dagegen sind keine Probleme zu erwarten bei Kombination mit Substraten von z. B. CYP3A4 oder CYP2C19.

Das Wechselwirkungsrisiko ist bei einer Kombinationsbehandlung immer unter Beachtung aller verordneten AM zu überprüfen.

Hilfreich ist für den Anwender die Überprüfung per Datenbankabfrage, z. B. über PsiacOnline (*www.psiac.de*), insbesondere bei Polypharmazie. PsiacOnline ist ein Internet-basiertes Nachschlagewerk zu Wechselwirkungen von Medikamenten mit Schwerpunkt in der Psychiatrie, welches nach Angaben der Fachinformationen und wissenschaftlicher Publikationen erstellt wurde.

A2: Anhang INT

Inhibitoren und Induktoren von Cytochrom-P450(CYP)-Isoenzymen		
CYP-Enzyme	**Inhibitoren**	**Induktoren**
CYP1A2	*Cimetidin, Ciprofloxacin, Enoxacin, Fluvoxamin, Isonazid, Mexiletin, Norfloxacin, Perazin, Propafenon*	*Carbamazepin,* Rauchen, *Rifampizin, Ritonavir*
CYP2B6	*Clopidogrel, Clotrimazol, Itraconazol, Ticlopidin*	*Carbamazepin, Phenytoin, Rifampicin*
CYP2C9	*Amiodaron (Desethylamiodaron), Fluconazol, Fluvoxamin, Miconazol, Ritonavir, Sulfaphenazol, Ticlopidin, Valproat, Voriconazol*	*Carbamazepin, Rifampicin, Ritonavir, Johanniskraut*
CYP2C19	*Cimetidin, Esomeprazol, Felbamat, Fluconazol, Fluvoxamin, Miconazol, Moclobemid, Modafinil, Omeprazol*	*Ginkgo biloba* (wahrscheinlich nur bei einzelnen Präparaten), *Phenytoin, Rifampicin, Johanniskraut*
CYP2D6	*Amiodaron, Bupropion* (nur in vivo durch Metabolit), *Chinidin, Cimetidin, Diphenhydramin, Duloxetin, Fluoxetin* und *Norfluoxetin, Levomepromazin, Melperon, Metoclopramid, Metoprolol, Moclobemid, Paroxetin, Perphenazin, Propafenon, Propranolol, Thioridazin*	Induktoren unbekannt CYP2D6-Aktivität bei Schwangerschaft erhöht
CYP2E1	*Disulfiram*	*Ethanol, Isoniazid*
CYP3A4	*Cimetidin, Cisaprid, Clarithromycin, Erythromycin, Indinavir, Itraconazol, Ketoconazol, Mifepriston, Nelfinavir, Ritonavir, Saquinavir, Simvastatin, Troleandomycin, Verapamil*	*Carbamazepin, Dexamethason, Efavirenz, Johanniskraut, Oxybutynin, Phenobarbital, Phenytoin, Primidon, Rifabutin, Rifampicin*

A3: Anhang SUB

Substrate von Cytochrom-P450(CYP)-Isoenzymen

CYP-Enzyme	Substanzgruppe	Substrate
CYP1A2	Psychopharmaka und psychotrop wirksame Substanzen	*Agomelatin, Amitriptylin, Asenapin, Chlorpromazin, Clomipramin, Clozapin, Coffein, Cyamemazin, Duloxetin, Fluphenazin, Fluvoxamin, Imipramin, Melatonin, Mirtazapin, Olanzapin, Ropinirol*
	Internistische und sonstige Arzneimittel	*Amiodaron, Flutamid, Frovatriptan, Naproxen, Paracetamol, Phenacetin, Propranolol, Rasagilin, Riluzol, Ropivacin, Theophyllin, Tizanidin, Zolmitriptan*
CYP2B6	Psychopharmaka und psychotrop wirksame Substanzen	*Bupropion, Clomethiazol, Diazepam, Disulfiram, Methadon, Sertralin*
	Internistische und sonstige Arzneimittel	*Cyclophosphamid, Efavirenz, Ifosfamid, Propofol, Selegelin, Tamoxifen*
CYP2C9	Psychopharmaka und psychotrop wirksame Substanzen	*Amitriptylin, Cannabinol, Fluoxetin, Perazin, Phenytoin, Sertralin, Tetrahydrocannabinol*
	Internistische und sonstige Arzneimittel	*Celecoxib, Diclofenac, Fluvastatin, Glibenclamid, Glimeprid, Ibuprofen, Irbesartan, Losartan, Metoclopramid, Naproxen, Phenprocoumon, Piroxicam, Warfarin, Tamoxifen, Tolbutamid*
CYP2C19	Psychopharmaka und psychotrop wirksame Substanzen	*Amitriptylin, Cannabinol, Citalopram, Clomipramin, Clozapin, Cyamemazin, Desvenlafaxin (O-Desmethylvenlafaxin), Diazepam, Doxepin, Escitalopram, Flunitrazepam, Fluoxetin, Imipramin, Methadon, Moclobemid, Nordazepam, Perazin, Sertralin, S-Mephenytoin, Tetrahydrocannabinol, Trimipramin, Venlafaxin*
	Internistische und sonstige Arzneimittel	*Esomeprazol, Lansoprazol, Nelfinavir, Omeprazol, Proguanil, Propranolol, Ritonavir, Selegilin, Ticlopidin*

Substrate von Cytochrom-P450(CYP)-Isoenzymen		
CYP-Enzyme	**Substanzgruppe**	**Substrate**
CYP2D6	Psychopharmaka und psychotrop wirksame Substanzen	*Amitriptylin, Aripiprazol, Atomoxetin, Chlorpromazin, Chlorprothixen, Clomipramin, Codein, Desipramin, Dextromethorphan, Dihydrocodein, Diphenhydramin, Donepezil, Duloxetin, Flunarizin, Fluoxetin, Flupentixol, Fluphenazin, Fluvoxamin, Galantamin, Haloperidol, Imipramin, Levomepromazin, Trazodon, Methadon, Methylphenidat, Mianserin, Mirtazapin, Norfluoxetin, Nortriptylin, Opipramol, Paroxetin, Perphenazin, Risperidon, Sertindol, Sertralin, Thioridazin, Tramadol, Venlafaxin, Zuclopenthixol*
	Internistische und sonstige Arzneimittel	*Ajmalin, Alprenolol, Benztropin, Carvedilol, Diphenhydramin, Encainid, Flecainid, Hydroxyzin, Indoramin, Metoclopramid, Metoprolol, Mexiletin, Ondansetron, Penbutolol, Pindolol, Prajmalin, Propafenon, Propranolol, Tamoxifen, Timolol, Tropisetron, Urapidil*
CYP3A4/5/7	Psychopharmaka und psychotrop wirksame Substanzen	*Alprazolam, Amitriptylin, Aripiprazol, Bromazepam, Bromocriptin, Bromperidol, Brotizolam, Buprenorphin, Buspiron, Carbamazepin, Clomipramin, Clomethiazol, Clonazepam, Chlordiazepoxid, Chlorpromazin, Clozapin, Cyamemazin, Dextromethorphan, Diazepam, Disulfiram, Donepezil, Ethosuximid, Flunitrazepam, Fluoxetin, Galantamin, Haloperidol, Imipramin, LAAM, Levomethadon, Methadon, Midazolam, Mirtazapin, Nateglinid, Nimodipin, Nordazepam, Norfluoxetin, Perazin, Pimozid, Piolitazin, Prazepam, Quetiapin, Reboxetin, Repaglinid, Rimonabant, Risperidon, Ropinirol, Sertindol, Sertralin, Sibutramin, Sildenafil, Tadalafil, Trazodon, Triazolam, Vardenafil, Venlafaxin, Zaleplon, Ziprasidon, Zolpidem, Zopiclon, Zotepin*

Substrate von Cytochrom-P450(CYP)-Isoenzymen		
CYP-Enzyme	**Substanzgruppe**	**Substrate**
CYP3A4/5/7	Internistische und sonstige Arzneimittel	*Amiodaron, Androsteron, Astemizol, Atorvastatin, Chinidin, Chloroquin, Ciclosporin, Cyclophosphamid, Cortisone, Dapson, Dexamethason, Diltiazem, Doxycyclin, Erythromycin, Ethinyl-Estradiol, Felodipin, Fentanyl, Grapefruitsaft, Indinavir, Lidocain, Lisurid, Loratadin, Lovastatin, Nelfinavir, Nifedipin, Nimodipin, Omeprazol, Pantoprazol, Propafenon, Ritonavir, Saquinavir, Simvastatin, Tacrolimus, Tamoxifen, Terfenadin, Testosteron, Tramadol, Verapamil*
CYP2E1	Psychopharmaka und psychotrop wirksame Substanzen	Alkohol (*Ethanol*), *Disulfiram*
	Internistische und sonstige Arzneimittel	*Enfluran, Halothan, Isofluran, Sevofluran*

A4: Präparateverzeichnis

Ein Generikum mit einem ★ ist zumeist das Originalpräparat des Erstanbieters und im Text mit allen Darreichungsformen beschrieben. Generika, die den Wirkstoff im Namen enthalten, sind nicht gelistet. Die Handelspräparate sind in der Regel der Roten Liste entnommen. Handelsnamen aus Österreich (A) und der Schweiz (CH) sind mit Verweis auf den Wirkstoff aufgenommen, wenn sie von den in Deutschland gebräuchlichen Handelspräparaten abweichen.

A

Abilify★ ► *Aripiprazol*
Adartrel★ ► *Ropinirol*
Adepend ► *Naltrexon*
Adjuvin (A) ► *Sertralin*
Adumbran★ ► *Oxazepam*
Alcover (A) ► *Natriumoxybat*
Aleptan (A) ► *Risperidon*
Allenopar (A) ► *Paroxetin*
alli ► *Orlistat*
Allium Plus (CH) ► *Ginkgo biloba*
Amineurin ► *Amitriptylin*
Amioxid-neuraxpharm ► *Amitriptylinoxid*
Anafranil★ ► *Clomipramin*
Antabus★ (CH) ► *Disulfiram*
Anxut★ ► *Buspiron*
Aponal★ ► *Doxepin*
Ardeytropin ► *Tryptophan*
Aricept★ ► *Donepezil*
Arminol ► *Sulpirid*
Arterosan plus (CH) ► *Ginkgo biloba*
Atarax★ ► *Hydroxyzin*
Atosil★ ► *Promethazin*
Attentin★ ► *Amphetamin*
Aurorix★ ► *Moclobemid*
Axura★ ► *Memantin*

B

Bedorma (CH) ► *Diphenhydramin*
Benocten (CH) ► *Diphenhydramin*
Benylin Codein N (CH) ► *Diphenhydramin*
Betadorm D ► *Diphenhydramin*
Betamed (A) ► *Diazepam*
Bikalm ► *Zolpidem*
Bromazanil3/6► *Bromazepam*
Bromazep-CT ► *Bromazepam*
Buronil (A) ► *Melperon*
Busp ► *Buspiron*
BuSpar (A, CH) ► *Buspiron*

C

Caladryl Neu (CH) ► *Diphenhydramin*
Calmaben (A) ► *Diphenhydramin*
Campral★ ► *Acamprosat*
Carbabeta ► *Carbamazepin*
Carba-CT ► *Carbamazepin*
Carbadura ► *Carbamazepin*
Carbaflux ► *Carbamazepin*
Carbagamma ► *Carbamazepin*
Cassadan ► *Alprazolam*
Catanidin (A) ► *Clonidin*
Catapresan★ ► *Clonidin*

D

E

N

O

P

Q

R

S

T